大医传承文库·疑难病名老中医经验集萃系列

糖尿病全国名老中医
治验集萃

主编 高彦彬

全国百佳图书出版单位

中国中医药出版社

·北 京·

图书在版编目（CIP）数据

糖尿病全国名老中医治验集萃 / 高彦彬主编 .
北京 : 中国中医药出版社 , 2025. 7. -- (大医传承文库).
ISBN 978-7-5132-9559-8

Ⅰ. R259.871

中国国家版本馆 CIP 数据核字第 2025SL0836 号

中国中医药出版社出版

北京经济技术开发区科创十三街 31 号院二区 8 号楼
邮政编码　100176
传真　010-64405721
廊坊市佳艺印务有限公司印刷
各地新华书店经销

开本 710×1000　1/16　印张 16.5　字数 255 千字
2025 年 7 月第 1 版　2025 年 7 月第 1 次印刷
书号　ISBN 978 – 7 – 5132 – 9559 – 8

定价　79.00 元
网址　www.cptcm.com

服 务 热 线　010-64405510
购 书 热 线　010-89535836
维 权 打 假　010-64405753

微信服务号　zgzyycbs
微商城网址　https://kdt.im/LIdUGr
官 方 微 博　http://e.weibo.com/cptcm
天猫旗舰店网址　https://zgzyycbs.tmall.com

如有印装质量问题请与本社出版部联系（010-64405510）

《大医传承文库》
顾 问

顾 问 （按姓氏笔画排序）

丁 樱	丁书文	马 骏	王 烈	王 琦	王小云	王永炎
王光辉	王庆国	王素梅	王晞星	王辉武	王道坤	王新陆
王毅刚	韦企平	尹常健	孔光一	艾儒棣	石印玉	石学敏
田金洲	田振国	田维柱	田德禄	白长川	冯建华	皮持衡
吕仁和	朱宗元	伍炳彩	全炳烈	危北海	刘大新	刘伟胜
刘茂才	刘尚义	刘宝厚	刘柏龄	刘铁军	刘瑞芬	刘嘉湘
刘德玉	刘燕池	米子良	孙申田	孙树椿	严世芸	杜怀棠
李 莹	李 培	李曰庆	李中宇	李世增	李立新	李佃贵
李济仁	李素卿	李景华	杨积武	杨霓芝	肖承悰	何立人
何成瑶	何晓晖	谷世喆	沈舒文	宋爱莉	张 震	张士卿
张大宁	张小萍	张之文	张发荣	张西俭	张伯礼	张鸣鹤
张学文	张炳厚	张晓云	张静生	陈彤云	陈学忠	陈绍宏
武维屏	范永升	林 兰	林 毅	尚德俊	罗 玲	罗才贵
周建华	周耀庭	郑卫琴	郑绍周	项 颗	赵学印	赵振昌
赵继福	胡天成	南 征	段亚亭	姜良铎	洪治平	姚乃礼
柴嵩岩	晁恩祥	钱 英	徐经世	高彦彬	高益民	郭志强
郭振武	郭恩绵	郭维琴	黄文政	黄永生	梅国强	曹玉山
崔述生	商宪敏	彭建中	韩明向	曾定伦	路志正	蔡 淦
臧福科	廖志峰	廖品正	熊大经	颜正华	禤国维	

总 前 言

　　名老中医经验是中华医药宝库里的璀璨明珠，必须要保护好、传承好、发扬好。做好名老中医经验的传承创新工作，就是对习近平所提出的"传承精华，守正创新"的具体实践。国家重点研发计划"基于'道术结合'思路与多元融合方法的名老中医经验传承创新研究"项目（项目编号：2018YFC1704100）首次通过扎根理论、病例系列、队列研究及数据挖掘等定性定量相结合的多元融合研究方法开展名老中医的全人研究，构建了名老中医道术传承研究新范式，有效地解决了此前传承名老中医经验时重术轻道、缺乏全面挖掘和传承的方法学体系和研究范式等问题，有利于全面传承名老中医的道术精华。

　　基于扎根理论、病例系列等多元研究方法，项目研究了包括国医大师、院士、全国名中医、全国师承指导老师等在内的 136 位全国名老中医的道与术，在项目组成员的共同努力下，最终形成了系列专著成果。《名老中医传承学》致力于"方法学体系和范式"的构建，是该项目名老中医传承方法学代表作。本书首次提出了从"道"与"术"两方面来进行名老中医全人研究，并解析了道术的科学内涵；介绍了多元融合研究方法，阐述了研究实施中的要点，并列举了研究范例，为不同领域的传承工作提供范式与方法。期待未来更多名老中医的道术传承能够应用该书所提出的方法，使更多名老中医的道术全人精华得以总结并传承。《全国名老中医效方名论》汇集了 79 位全国名老中医的效方验方名论，是每位名老中医擅治病种的集中体现，荟萃了名老中医本人的道术大成。《走近国医》由课题组负责人、课题组骨干、室站骨干、研究生等组成的编写团队完成，阐述从事本研究工作中的心得体会，展现名老中医带给研究者本人的收获，以期从侧面展现名老中医的道术风采，并为中医科研工作者提供启示与思考。"大医传承文库·疑难病名老中医经验集萃系列"荟萃了以下重大难治病种著作：《脑卒中全国名老中医治验集萃》《儿科病全国名老中医治验集萃》《慢性肾炎全国名老中医治验集萃》《慢性肾衰竭全国名老中医治验集萃》《糖尿病全国名老中医治验集萃》《慢性肝病全国名老中医治验集萃》《慢性阻塞性肺疾病全国名老中医治验集萃》《免疫性疾病全国名老中医治验集萃》《失眠全国名老中医治验集萃》《高血压全国名老中医治验集萃》《冠心病全国名老中医治验集萃》《溃疡性结肠炎全国名老中医治验集萃》《胃炎全国名老中医治验集萃》《肺癌全国名老中医治验集萃》《颈椎病全国名老中医治验集萃》。这些著作集中体现了名老中医擅治病种的精粹，既包括学术思想、学术观点、临证经验，又有典型病例及解读，可以从书中领略不同名老中医对于同一重大难治病的不同观点和经验。在"大医传承文库·对话名老中医系列"中，我们邀请名老中医讲述成才故事、深入解析名老中医道术形成过程，让读者体会大医精诚，与名老中医隔空对话，仿佛大师就在身边，领略不同大医风采。"大医传承文库·名老中医经验传承系列"在扎根理论、处方挖掘、典型病例等研究结果的基础上，生动还原了名老中医的全人道术，既包含名老中医学医及从医过程中的所思所想，突出其成才之路，充分展现了其学术思想形成的过程及临床诊疗专病的经验，又讲述了名老中医的医德医风等经典故事，总结其擅治病种的经验和典型医案。"大医传承文库·名老中医带教问答录系列"通过名老中医与带教弟子一问一答的形式，逐层递进，层层剖析名老中医诊疗思维。在师徒的一问一答中，常见问题和疑难问题均得以解析，读者如身临其境，深入领会名老中医临证思辨过程与解决实际问题的思路和方法，犹如跟师临证，印象深刻、领悟透彻。"大医传承文库·名老中医特色诊疗技术系列"展示了名老中医的特色诊法、推拿、针灸等特色诊疗技术。

期待以上各个系列的成果，为读者生动系统地了解名老中医的道术开辟新天地，并为名老中医传承事业作出一份贡献。

以上系列专著在大家协同、团结奋斗下终得以呈现，在此，感谢科技部重点研发计划的支持，并代表项目组向各位日夜呕心沥血的作者团队、出版社编辑人员一并致谢！

总主编 谷晓红

2023 年 3 月

编写说明

    《糖尿病全国名老中医治验集》是"国家重点研发计划——基于'道术结合'思路与多元融合方法的名老中医经验传承创新研究"（NO.2018YFC1704100）之一"东部地区名老中医学术观点、特色诊疗方法和重大疾病防治经验研究"（NO.2018YFC1704102）的重要成果。

    名老中医是中医理论和临床实践的杰出代表，兼收并蓄前人经验，善于抓住疾病本质，思维严谨，用药精准，是中医从业人员的学习楷模。继承发扬名老中医的学术思想，提高中医临床疗效势在必行。为系统呈现名老中医群体治疗糖尿病的经验，本书荟萃了来自全国4个地区的6位名老中医，分别是国医大师吕仁和、南征，全国名中医张发荣、林兰，以及名老中医冯建华、高彦彬。他们的诊疗经验在糖尿病治疗领域独具特色，在全国享有盛誉。他们的学术经验荟萃，将会对中医从业人员诊治糖尿病有重要的指导作用。

    本书分别从医家简介、学术观点、临床特色、病案精选四方面进行了阐述。医家简介部分介绍了名医的学术背景、地位以及成就。学术观点部分展现了名医独特的学术观点，以及其源流与发展过程。临床特色部分展现了医家诊治的特色，如特色诊疗、常用方药、特殊药物剂量、药物配伍等。糖尿病属于中医消渴、消渴病范畴，名老中医也认为西医糖尿病与中医消渴、消渴病类似，本书尊重名老中医的观点，保留了消渴、消渴病的病名。名老中医诊治糖尿病精要部分，如吕仁和创立糖尿病"二五八"诊治方案，糖尿病微血管并发症"微型癥瘕"病理学说；南征提出"消渴病位在散膏"及"一则八法"综合管控方案；林兰创立糖尿病三型辨证理论，倡导益气养阴、活血化瘀治疗糖尿病血管病变；张发荣提出富有新意的三消论治纲领及糖尿病并发症"治消渴，补脾肾；益气阴，清虚热，通瘀络"的治法；冯建华倡导"脾虚致消、理脾愈消"

及糖尿病并发症"清热解毒、化痰活血"治法；高彦彬提出"络病是糖尿病及并发症病理基础，通络是糖尿病并发症防治大法"，强调"糖尿病预防须从儿童抓起，主张四级预防、分期辨证综合治疗"。或发皇经典之古义，或融汇现代之新知，蔚为大观。

验案精选部分选取了反映医家临床的经典案例，体现了老中医特有的诊疗思维。该部分通过专家按语的形式对验案进行点评，辨析患者脉证，详解诊断依据，阐释立法思路、药物加减变化等。全案例整体分析与各诊次解读相结合，体现诊次之间的动态变化，展现名医的临证思维方法。此外，书中还实景再现展示了名老中医临床诊疗与弟子跟诊记录的全貌，体现了"道术结合"的传承内涵。本书是中医从业人员学习名老中医辨治糖尿病道术的专业书籍。

在本书出版之际，衷心感谢各位名老中医的大力支持，衷心感谢吕仁和、南征、张发荣、林兰、冯建华、高彦彬工作室站的同心协力与密切配合！并向为本项工作提供支持的所有人士表示衷心的感谢！

高彦彬
2024 年 12 月

目 录

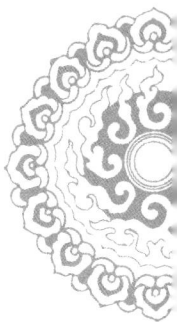

第一章 ◇ 吕仁和

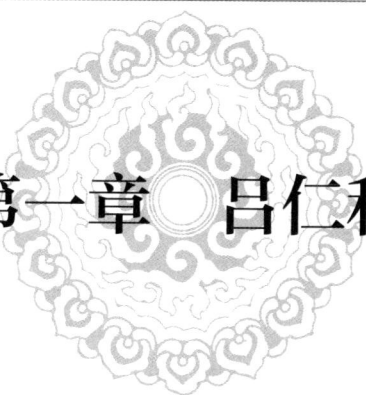

一、医家简介

吕仁和（1934—2023），男，山西原平人，北京中医药大学教授，主任医师，博士研究生导师，博士后合作导师。国医大师，第三、第六批全国老中医药专家学术经验继承工作指导老师，首都国医名师。北京中医药大学东直门医院首席教授、肾病内分泌中心顾问，享受国务院政府特殊津贴，为国家中医药管理局中医肾病重点专科、中医内分泌重点学科学术带头人，首届临床传承博士后导师，中国中医科学院学部委员。曾任世界中医药学会联合会糖尿病专业委员会首届会长，中华中医药学会糖尿病分会首届主任委员、肾病专业委员会顾问，北京中医药学会肾病专业委员会和糖尿病专业委员会首届主任委员，药品审评委员会委员。

吕仁和为北京中医学院首届毕业生，师从施今墨先生、秦伯未教授和祝谌予教授，并在西医专家张乃峥、汪家瑞教授的指导下从事医、教、研工作8年，临床主张对糖尿病及其神经血管并发症、肾病等进行分期辨证、综合治疗；提出消渴病"脾瘅""消渴""消瘅"分期辨证思想、糖尿病微血管并发症"微型癥瘕"病理假说与化结消癥治法、"二五八"防治方案、"六对论治"方法、"三自如意表"、"十八段锦"操等。临床善于治疗内分泌代谢病及慢性肾脏病，疗效显著。

二、学术观点

（一）糖尿病"脾瘅""消渴""消瘅"分期辨证论治

国医大师吕仁和重视《黄帝内经》（简称《内经》）等中医经典理论的学习，结合西医知识和诊疗方法，在中医药防治糖尿病及其并发症方面形成了独特的学术思想，积累了丰富的临床经验。吕仁和根据《内经》"脾瘅""消渴""消瘅"相关论述，遵照糖尿病自身发生、发展和演变规律，临床上主张将消渴病分为脾瘅、消渴、消瘅三期，进行辨证论治。其中，脾瘅期指糖尿病前期，包括代谢性疾病病前状态，如代谢综合征、肥胖之类；消渴期指临床糖尿病发病期；消瘅期则类似糖尿病并发症和伴发病阶段。吕仁和遵照《内经》的论述将消渴病分为脾瘅、消渴、消瘅三期的观点，"发前人之所未发"，为中医药防治糖尿病及其并发症提供了新思路。

吕仁和认为，脾瘅即脾热，脾瘅由于"津液在脾"，因而"五气之溢"，出现"口甘"。《素问·奇病论》云："有病口甘者，病名为何？何以得之？岐伯曰：此五气之溢也，名曰脾瘅。夫五味入口，藏于胃，脾为之行其精气，津液在脾，故令人口甘也；此肥美之所发也，此人必数食甘美而多肥也。"这段论述指出饮食过盛可造成"脾瘅"的发生。脾运受伤，脾转输五谷之气的能力下降，津液停滞在脾，促使脾热转输加快，使胃纳增加，食欲增强，导致肥胖加重。脾胃有热、转输纳入加快，从而出现易饥多食、肥胖的恶性循环。这种现象，类似高胰岛素血症出现肥胖，肥胖又加重高胰岛素血症的恶性循环状态，即糖尿病前期的表现。此期的治疗原则是恢复脾运、减轻体重，具体治疗措施包括控制饮食、适度运动，中医治法多以健脾助运、祛除痰湿为主。脾瘅期因"数食甘美而多肥"，脾经有热，食物转输加快，加上胃结化热，长此以往则呈现能食、能化、能运的食多善饥状态。《素问·奇病论》指出："……此人必数食甘美而多肥也，肥者令人内热，甘者令人中满，故其气上溢，转为消渴。治之以兰，除陈气也。"对脾瘅转为消渴的病理过程进行了相关论述。"肥者令人内热"，指在肥胖的基础上，诸多因素能使体内化热成病，如胃肠结滞内生结热，饮食积滞化生痰热，脾胃积滞化生湿热，肺胃积滞化生实热，肝气郁滞化生郁热，烟酒过度成为毒热，诸热伤阴内生燥热等。"甘者令人中满"，结合糖尿病血糖代谢异常的基本病理特征，"中满"即血糖达到一定高度，此时合热，则"甘气上溢，转为消渴"。"甘气"指甘甜之气，即超常的血糖，"上溢"指达到糖尿病的诊断标准。此时，病情"转为消渴"，可出现多饮、多食、多尿、疲乏、消瘦等诸多因血糖过高导致的临床症状。此期常见的证候有二阳结热证、脾胃湿热证、食积痰热证、酒伤毒热证、肺胃实热证、阴伤燥热证、气滞郁热证等。溢出来的

"甘甜之气"，即高血糖，称之为"陈气"。吕仁和指出，"治之以兰，除陈气也"是消渴期的重要治疗法则。"兰"指醒脾助运、祛除痰湿的药物，如香橼、佛手、佩兰、苍术等理气行滞或醒脾化湿之品，可促脾运化，祛除体内停积之痰湿。有效治疗措施将"陈气"除去，可以预防糖尿病并发症的发生、发展。《素问·通评虚实论》指出："凡治消瘅、仆击、偏枯、痿厥、气满发逆，肥贵人则高粱之疾也……"吕仁和认为，脾瘅为"肥美之所发"，进一步可"转为消渴"，消瘅则为"肥贵人膏粱之疾"，可见消瘅与脾瘅、消渴一脉相承，脾瘅、消渴渐进发展，最终导致消瘅。《灵枢·五变》指出："帝曰：人之善病消瘅者，何以候之？少俞答曰：五脏皆柔弱者，善病消瘅。黄帝曰：何以知五脏之柔弱也？少俞答曰：夫柔弱者，必有刚强，刚强多怒，柔弱易伤也。黄帝曰：何以知柔弱之与刚强？少俞答曰：此人薄皮肤，而目坚固以深者，长冲直扬，其心刚，刚则多怒，怒则气上逆，胸中蓄积，血气逆留，髋皮充肌，血脉不行，转而为热，热则消肌肤，故为消瘅。此言其暴刚，而肌肉弱者也。"这段论述，不但指出先天禀赋不足、五脏柔弱者易进入消瘅期，更加清楚指出，消瘅的形成是由"怒气上逆"，使血气逆留，髋皮充肌，致血脉不行、瘀滞化热而成的。"血脉不行""血气逆留"，是消瘅期的主要病机。《灵枢·本脏》又指出："心脆，则善病消瘅，热中。""肺脆，则善病消瘅，易伤。""肝脆，则善病消瘅，易伤。""脾脆，则善病消瘅，易伤。""肾脆，则善病消瘅，易伤。"张隐庵注释："五脏主藏精者也，五脏脆弱则津液微薄，故皆成消瘅。"吕仁和认为，消瘅期不同并发症出现的原因与各个脏腑的脆弱程度有关，先天脆弱之脏易先发病。消渴期"治之以兰，除陈气也"，若治疗不当，陈气（糖毒）不除，复加怒气上逆，致血脉不行，转而为热，热则消肌肤，成为消瘅。此时病至血脉，故全身皮、肌、脉、筋、骨、五脏六腑、诸窍均可被累及而受损害。此期与糖尿病并发症期所出现的经络瘀阻、血脉不活的表现相似。治疗时宜标本兼顾，补脆弱之脏器，同时应尤其注重活血通络、化瘀消癥、通活血脉。

（二）糖尿病微血管并发症"微型癥瘕"病理学说

国医大师吕仁和将中医临床实践与糖尿病肾病久病致虚、久病成瘀的中医理论相结合，提出了糖尿病肾病"微型癥瘕"病机学说。消渴病的病因为"壮火食气"，气阴两虚，阴损及阳，以致阴阳俱虚。《金匮要略·血痹虚劳病脉证并治》载："五劳虚极羸瘦，腹满不能饮食……内有干血，肌肤甲错。"强调了因虚致瘀的病机变化。《素问·调经论》谓："五脏之道，皆出于经隧，以行血气，血气不和，百病乃变化而生，是故守经隧焉。"至清代，叶天士更明确提出"久病入络，久瘀入络"的观点。吕仁和提出，所谓癥瘕，源于积聚，"聚者，聚也，聚散而无常也""瘕者，假也，假物以成形也""积者，积也，积久而成形也""癥者，征也，有形而可征也"，气、血、痰、食、水、邪气皆可积聚内结而为癥瘕，因络脉细小，故所成之癥瘕亦极其微小，称"微型癥瘕"。此为糖尿病微血管并发症"微型癥瘕"病理学说的具体内容。吕仁和在整理古代文献的基础上，参照西医相关认识，结合临床实际，提出糖尿病肾病"微型癥瘕"病理假说，认为糖尿病肾病的发生、发展实质是消渴病治不得法，迁延不愈，伤阴耗气，痰、郁、热、瘀互相胶结，积聚于肾之络脉，形成微型癥瘕，由瘕聚渐成癥积的过程。糖尿病肾病的肾脏病理改变主要呈弥漫性或结节性肾小球硬化，利用现代科技的检查方法观察到肾脏组织发生了多种多样的改变：肾小球肥大，系膜基质增多，肾小球基底膜和肾小管基底膜增厚，Kimmelstiel-Wilson 结节，肾小囊玻璃滴状改变，肾小球毛细血管微血管瘤形成，肾小球出球小动脉、入球小动脉玻璃样变，小动脉硬化等。这些病理改变符合中医聚而成形，久而成积的病理变化，可归属于中医"癥瘕"的范畴，但与中医传统四诊中宏观看到或触及的有形结块有别，是借助于光镜、电镜等仪器观察到的微观病理改变，所以称为"微型癥瘕"。以"微型癥瘕"理论为指导，在辨证施治的基础上，吕仁和强调活血化瘀、软坚散结治法，常随证加用赤芍、川芎、桃仁、红花、水红花子、当归、丹参、刘寄奴、夏枯草、鬼箭羽、三棱、莪术、水蛭、土鳖虫等药。

（三）"二五八"防治方案

糖尿病具有发病率高、并发症多、病因复杂、根治困难的特点，糖尿病及其并发症的防治工作十分不易。国医大师吕仁和主张遵循"古为今用、洋为中用""与时俱进、开拓创新"的原则，着眼于患者的长远利益，重视整体认识疾病和评价疗效，综合治疗，并在长期的临床实践中，总结出一套防治糖尿病及其并发症的综合方案，又名"二五八"治糖方案。

"二"即两项治疗目标：健康和长寿。糖尿病是一种终身性疾病，"治愈"不易。但如果早发现、早治疗，特别是一旦找到规律后坚持治疗，仍然可以像正常人一样生活，享受正常人的寿命。吕仁和提出将"健康、长寿"作为糖尿病治疗的两个目标。简单理解就是改善患者症状，提高患者生存质量；减少、延缓糖尿病并发症的发生发展。糖尿病及其并发症防治目标，就是要努力控制糖尿病，让患者不发生、少发生并发症，降低糖尿病并发症的致死率、致残率。不仅要让糖尿病患者能够长期存活，还要相对健康地生活。

"五"即五项观察指标：血糖、血脂、血压、体重和症状。糖尿病患者要想达到"健康、长寿"的防治目标，就要做到血糖、血脂、血压平稳降低，并让体重达到或接近标准。对于糖尿病患者的临床症状，既要整体考虑，又要抓住重点；既要积极，又要稳妥。对于糖尿病急性并发症的处理，应给予足够的重视。吕仁和明确提出，看待这五种指标应有全局观念，不可为了使血糖降低，少吃粮食，多喝牛奶，吃鸡蛋、鸡鸭鱼肉，导致血糖降低而血脂增高，要保持合理均衡膳食，做到血糖、血脂、血压平稳降低，体重达到或接近标准。发生临床症状或指标有所波动时，要努力寻找产生症状的原因，以便及时解除。通过此五种指标对糖尿病患者血糖、血脂、血压、体重、症状进行全面、系统、整体地观察，监测糖尿病慢性并发症的发生、发展，从而采取相应的防治措施，以保证糖尿病患者的"健康、长寿"。

"八"即八项治疗措施。包括三项基本治疗——辨证施膳、辨证施动、辨证施教，五项选择治疗——口服西药、应用胰岛素、口服中药、针灸按摩和气功。辨证施膳的基本原则是使体重向标准方向发展。计算标准体重和判断体型，根据标准体重和劳动强度计算每日热量供应量。体重偏胖者应选用低限千卡（1kcal=4.184kJ）计算总热量，使体重缓慢下降；偏瘦者应选用高限千卡计算总热量，使体重缓慢上升。辨证施动应根据患者的基础活动量、喜欢的活动方式，而决定运动方式和运动量，应注意要循序渐进。活动量是否适当，要以患者的感受和是否有利于五项指标的改善为标准。运动不适当则会带来一些不良后果。所以，起始最好在医生的指导下逐渐摸索适合自己病情和体质的运动方式。辨证施教即应使患者和家属了解，随着病程的延长，糖尿病各种并发症的发生概率会随之增加，患者的生活质量随之下降。严格控制血糖、早期合理防治是防治糖尿病病情进展的最有效方法。应注意不要向患者施加过重的心理压力，鼓励患者正确认识疾病，修身养性，保持心情舒畅，调畅气机；树立战胜疾病的信心和乐观主义精神，配合医生进行合理的治疗和监测。五项选择措施包括口服西药如降糖药、降脂药、降压药及其他对症药物，应用胰岛素及其他注射类药物，口服中药，针灸，按摩及气功锻炼。

（四）"六对论治"的辨证论治方法

"六对论治"是吕仁和在长期诊治疾病的实践中逐渐形成的常用的六种方法，是在"整体观"和"辨证论治"总体思想指导下产生的具体化应用。主要包括对症状论治，对症辨证论治，对症辨病与辨证论治相结合，对病论治，对病辨证论治，对病分期辨证论治。这六种方法简称为"六对论治"，是"整体观"和"辨证论治"总体思想在中医临床的具体体现。对症状论治是中西医临床常用治疗手段，当患者出现一定的症状时，使用直接手段如利尿、降压、止血等，使患者的主要症状得到缓解或消除，作用明确而快捷。如糖尿病患者出现大便干结的症状，可用生大黄、玄明粉、枳实等；出现口渴，可用葛根、天花粉、石斛、麦冬、黄连、生石膏等。对症辨证论治是临床最常用的治疗大法，主要针对症状、体征或实验室指标异常，尤其是某些不易解除的复杂症状进行辨证论治的方法。如针对消渴病患者的便秘症状，可进一步辨为胃肠实热、肺脾气虚、血虚阴亏证，分别投以清热润肠、补气健脾、养血滋阴法。对症辨病与辨证结合论治：症指疾病的主客观表现，心理和生理两方面的因素，是诊断疾病的线索或主要依据，也是确定证型和证候的依据；证是疾病过程中不同阶段和层次所表现的综合性特征，分为证型和证候；而疾病本身，则具有特定的病因、病机、病理、症状、证型和（或）证候，有其自身的发生、发展、转化和预后规律。证型和证候，是疾病过程中不同阶段和层次所表现的综合性特征，某一症状或某一证型可以出现在不同的疾病中，而各种疾病的疗效和预后相差很大，所以在临床诊疗的逻辑程序中，对症辨病为首要任务，其次为辨证，对于复杂病证往往需要辨病与辨证相结合论治。可见，对症辨病与辨证结合论治是中医临床更高层次的一种诊治方法，即遇到某一症状，首先确定由什么疾病引起，再按照中医理论辨证用药。对病论治分两个层次：首先要辨病，每一种疾病都具有特定的病因、病机、病理、症状、证型和（或）证候，有其自身的发生、发展、转化和预后规律，只有弄清诊断，治疗针对性才强。其次针对主要病因和关键性病机进行治疗，目标明确。因为对病论治主要针对病因或病机，所以适用于病因或病机比较明确的、可取得良好疗效的疾病。糖尿病的病因病机主要为胰岛素分泌或作用缺陷，因此，采用促进胰岛素分泌及改善胰岛素利用、减轻胰岛素抵抗的方法，即是对病论治的方法。对病辨证论治也是目前临床最常用的方法，即对某一种病进行辨证分型，按照不同证型论治，也包含两层意义：抓住本病的辨证要点和制订辨证分型论治方案。如针对糖尿病神经病变，可辨为气血亏虚、气滞血瘀、肝肾亏虚等证，分别予调补气血、益气活血通络和补肝益肾、宣痹和络等法。对病分期辨证论治多用于对慢性、复杂性疾病的诊治。分期，一般多以现代理化检查指标为依据，用于确定疾病的阶段性，了解病情的轻重程度；辨证则需根据每一时期的病因病机特点，按照中医理、法、方、药程序进行诊疗。如糖尿病肾病各阶段的临床表现有别，病机特点不同，所以应以糖尿病肾病各期的具体病情和病机特点为根据确定治法。为便于临床实际应用，可将其分为早中期、中晚期两大期进行分期辨证论治。目前，针对糖尿病、糖尿病肾病、糖尿病周围神经病变、糖尿病胃肠自主神经病变等疾病，吕仁和形成了较为成熟和完善的分期辨证论治经验。

三、临床特色

（一）运用"二五八"方案诊治糖尿病

糖尿病作为常见的内分泌代谢疾病，是终身性疾病，与高血压、冠心病一样不能治愈，只能够控制。吕仁和从临床的战略高度，提出了临床应着眼于患者的结局指标，将"健康"和"长寿"作为防治糖尿病的首要的治疗目标，将得到患者认可、维护患者的生命质量作为医疗行为的最高价值判断标准。糖尿病是一种发病率高、增长速度快、危害严重的慢性疾病，过去对糖尿病的治疗目标、病情监控及疗效判断主要依靠生化指标如血糖水平、糖化血红蛋白等，但是糖尿病的危害主要在于慢性并发症。糖尿病慢性并发症的发生不只与血糖有关，还与血脂、血压、肥胖等有密切的关系，即使血糖控制良好，也并不能完全阻止慢性并发症的产生。所以，糖尿病的治疗目的不单纯是控制血糖水平，更要防治并发症、缓解疾病的症状、帮助患者心理适应和改善生活质量。

"二五八"方案中的五项观察指标，明确提出对疾病的把握应有全局观念，全面、系统、整体地观察，有利于监测糖尿病及其慢性并发症的发生与发展，从而及时采取相应的防治措施，保障糖尿病患者的"健康""长寿"。在糖尿病的临床治疗方面，吕仁和重视发挥中医药特色，按照中医药自身的规律，在"二五八"方案中的八项治疗措施中，突出"以人为本"的中医临床思维，倡导据情辨证饮食、据情辨证运动、据情辨证调整心态。强调根据患者的体重、体质、生活习惯，安排饮食的质和量；根据患者的生活方式、喜欢的活动，制订运动方式和运动量；并强调患者应修身养性，保持积极乐观的人生态度，树立战胜疾病的信心。临床辨证论治糖尿病方面，吕仁和立足于中医药理法方药理论体系，针对糖尿病的病、证、症，综合糖尿病患者宏观和微观的病损状态来治疗糖尿病，并倡导临床治疗糖尿病应广泛吸纳中药内服、外用、推拿、按摩、针灸、拔罐、膏药、药浴、保健气功、药膳食疗等丰富多彩的治疗方法，力求延缓糖尿病各种慢性并发症的产生，达到治疗的目的。吕仁和一向重视西医的研究进展和治疗手段，认为中西医结合治疗可达到优势互补的效果，因此在"二五八"方案中的八项治疗措施中，重点提出使用口服西药、胰岛素来控制血糖。在临床实践中应用西药控制血糖，辨证应用中药改善患者身体的功能状态，提高生活质量，防止和延缓慢性并发症，调节机体内环境，更有利于西药发挥效用，减轻长期应用西药而导致的药物耐受，甚至可逐渐停减西药的用量；另外，中医药的补益调节疗法，不仅能保护患者的肝、肾功能，还能减轻或避免长期服用西药引起的肝、肾损害及其他毒副作用。

（二）运用"六对论治"辨证方法诊治糖尿病

"六对论治"是吕仁和在长期诊治疾病实践中逐渐总结形成的常用的六种方法，是在"整体观"和"辨证论治"总体思想指导下的具体化，包括对症状论治、对症辨证论治、对证辨病与辨证论治相结合、对病论治、对病辨证论治、对病分期辨证论治。这六种方法简称为"六对论治"。

1. 对症论治

糖尿病某一症状出现时，使症状很快得到缓解或消除的论治方法，即对症论治。如糖尿病患者出现口干渴，可用葛根、天花粉、石斛、麦冬、黄连、玄参、生石膏；多食易饥，可用大生地黄、黄连、玉竹；大便干结，可用生大黄、玄明粉、枳实；血压高，可用钩藤、川牛膝、生石决明；血脂高，可用泽泻、茵陈、山楂；咽部红肿热痛，可加山豆根、板蓝根、锦灯笼、牛蒡子、生甘草；腰背酸痛，可用狗脊、木瓜、续断、牛膝；四肢麻痛，可用蜈蚣、全蝎、地龙、秦艽；水肿，可用猪苓、茯苓、泽泻、泽兰、石韦、大腹皮、桑白皮等；眼底出血，可加三七粉、青葙子、谷精草、昆布；尿失禁遗尿，可用覆盆子、益智仁、诃子、白果、金樱子、芡实等。

2. 对症辨证论治

对症辨证论治是临床最常用的治疗大法，是对不易解除的复杂症状，或对无有效治疗办法的症采用辨证用药的治疗方法。如针对消渴病患者出现咳嗽、腹泻、便秘等症状，应辨证论治。出现糖尿病咳嗽，应根据咳嗽症状进行辨证论治。风热犯肺拟疏风清热、宣肺化痰，用金银花、连翘、芦根、竹叶、黄芩等。热毒壅肺拟清肺止嗽、化痰平喘，用桑白皮、黄芩、黄连、苏子、瓜蒌、贝母、炒杏仁、金银花、鱼腥草、地骨皮、知母、芦根、桔梗、连翘等。热伤肺阴拟养阴清肺、化痰止咳，用沙参、麦冬、玉竹、天花粉、生地黄、地骨皮、三七粉、百合、川贝母、炒杏仁、侧柏。气阴两伤拟益气养阴、润肺止咳，用太子参、炙黄芪、熟地黄、五味子、桑白皮、沙参、麦冬、川贝母、地骨皮、木蝴蝶、马兜铃、阿胶。

3. 对症辨病与辨证论治相结合

症状指疾病的主、客观表现，包括心理和生理两方面，常是疾病诊断的线索或主要依据，也是确定证型和证候的依据；而疾病本身，具有特定的病因、病机、病理、症状、证型和（或）证候，有其自身的发生、发展、转化和预后规律。证型和证候，是疾病过程中不同阶段和层次上所表现的综合性特征。一种症状或一种证可以出现在若干种疾病中，而各种疾病的预后相差甚大。在治疗中，对症辨病为首要，辨证为指导立法处方，所以对不少症状需要辨病与辨证相结合来进行治疗。

以血尿为例，从疾病来分，有糖尿病合并泌尿系感染、糖尿病合并泌尿系结核、糖尿病合并泌尿系肿瘤、糖尿病合并肾囊肿、糖尿病合并紫癜、糖尿病合并狼疮、糖尿病合并肾炎等。不同疾病引起的血尿治疗各不相同，因此对症辨病非常重要。同时，从中医辨证来讲，每种疾病各有自己不同的证型或证候，在没有成熟的对病治疗方药前，必须按中医理法方药的诊治原则，依证立法，依法处方，依方选药。如糖尿病合并泌尿系感染常见证候有：①湿热伤络：拟清利湿热，用小蓟饮子加减。②肾虚火旺灼络：拟滋阴降火，用知柏地黄丸加减。③气郁化热伤络：拟疏郁清热，用四逆散加味。④湿热下注伤络：拟化湿清热，用四妙散加味。同时，不论哪一种证候类型，治疗均可加入金钱草、生地榆、连翘、泽兰等。在治疗泌尿系感染的同时，要常规治疗糖尿病，将血糖控制到理想水平。必要时还需加用相应的抗生素。

4. 对病论治

对病论治主要是针对病因或病机，对病因或病机比较明确的疾病有良好疗效的方法。或促进胰岛素分泌，或改善胰岛素利用，减轻胰岛素拮抗，旨在解决糖尿病（消渴病）高血糖的基本病理生理改变。现代中药药理研究提示，玉竹甲醇提取物和番石榴叶中的黄酮苷能通过提高胰岛素敏感性而达到降血糖的目的，其中后者已用于临床。借鉴现代药理研究成果，可以为中药治疗糖尿病提供参考。

5. 对病辨证论治

对病辨证论治是指将疾病进行辨证分型、分证候，按照不同证型和证候论治。如对糖尿病的不同并发症进行辨证论治。以糖尿病周围神经病变为例，其常见证型有：①气血亏虚：拟调补气血。用黄芪、桂枝、白芍、当归、秦艽、桑枝、牛膝。②气滞血瘀：拟益气活血通络。用柴胡、枳壳、枳实、白芍、甘草、地黄、川芎、当归、桃仁、红花、丹参。③肝肾亏虚：拟补肝益肾，宣痹和络。用龟甲、黄柏、知母、熟地黄、当归、白芍、锁阳、木瓜、狗脊、牛膝。

6. 对病分期辨证论治

对病分期辨证论治多用于对慢性、复杂性疾病的诊治。分期，一般多以现代理化检查指标为依据，来明确疾病的阶段性；辨证，则采用中医四诊合参的方法进行辨证论治。如糖尿病肾脏病（DKD）各阶段的临床表现有别，病机特点不同，所以治疗应以糖尿病肾脏病各期的具体病情和病机特点为根据。为便于临床实际应用，可将其分为早中期、中晚期两大期进行分期辨证论治。

（三）患者自我调护的"三自如意表"

糖尿病的病程漫长，充分调动患者的积极性，对糖尿病的相关指标进行监测，是控制病情的重要环节。吕仁和设计的"三自如意表"，是帮助糖尿病患者进行自我监测的良好工具，可有效指导糖尿病患者进行自我治疗。"三自"，包括三方面：自查、自找、自调。自查，即自己要学会查血糖。随着检测手段与医疗仪器的发展，家庭血糖仪已经普及，在家即可便捷、准确地检测血糖。通过查血糖，体会血糖波动的自身感觉和症状变化，寻找影响血糖变化的因素，再认真对找到的因素进行多次调控和验证，则可探索到个体化的血糖波动规律，从而达到不检查或少检查就可以感知和了解自己的血糖高低，以及用什么方法可以调理到如意的程度。除了自查血糖，还应关注血脂、血压及体重的变化情况。自找，即根据血糖低或高，自己找原因。如饮食的量和质是否合理；运动的量和方式是否适当；自己的情绪是否波动，心态是否失调，工作压力是否过大；用了什么药，是否有效；有无感冒、感染、过热、过疼、受惊等不良因素刺激。一旦患者找到了可能的原因，要通过实践来调理验证，久之则可找到规律。自调，即找的原因是否准确，需要验证，一次不算，二次不定，多次则成。找到的原因，则可以作为自我调理的根据。总之，通过自查、自找、自调，久而久之便可用意识来了解自身变化规律，并可用意识指导自身调节，选用相应的措施予以解决，直到如意的程度。

（四）"十八段锦"操

运动对疾病的调养十分有益，尤其对于糖尿病等代谢性疾病来说，运动更是重要的治疗方法之一。适当运动能够疏通经络、调和气血、改善血流、强筋壮骨，有利于降低血糖、血脂、血黏度，软化血管，并可调整因血糖高引起的蛋白、脂肪等代谢紊乱，减轻胰岛素抵抗等。吕仁和十分推崇气功调养的方法，并吸取了八段锦、太极拳及近代一些健身运动方法，编制了一套"十八段锦"，还总结出了糖尿病分阶段保健操，灵活运用于临床。"十八段锦"能帮助实现全身各部位轻缓而有力度的活动，起到健身防病的作用，特别适合体质较弱、难以承受重体力活动的群体，或没有条件进行锻炼的脑力劳动者练习，对糖尿病患者尤为适用。"十八段锦"既可以整体练习，又可以分级、分段来练习，因为每段都有着各自的治疗和健身作用。锻炼时可急可缓，可快可慢，可多可少，可轻可重，根据个人合适的规律、节奏进行即可，不受他人影响。练习时不需要专门的设备，只要有 2 平方米的场地，在空气不污浊的情况下即可进行。

（五）脾瘅期（糖尿病前期）饮食治疗方案

脾瘅期是消渴病的第一阶段，就西医学而言，脾瘅期包括糖尿病前期、代谢综合征、肥胖病等若干疾病和代谢异常状态。脾瘅的主症可用"吃多、动少、肥胖"来概括，其病因病机是"数食甘美而多肥"。脾行五谷精气的能力受影响，因此中医辨证病位主要在脾。与消渴期、消瘅期相比，脾瘅期的病情相对较轻，病位局限在脾、胃，因此，适当的饮食治疗可以顾护脾胃，延缓消渴病的进展，是脾瘅期重要的治疗方法之一。吕仁和提出，应根据病情进展特点，将脾瘅期分为初、中、后三期辨证论治。脾瘅期饮食治疗，通常选用药食两用的中药，或作为菜肴，或为茶饮，或为粥饭，根据情况可各自选用，长期服食，充分发挥食品的生理调节功能。以下重点介绍脾瘅期的饮食治疗原则和具体方法。

1. 以促使体重向标准方向发展为原则

（1）标准体重（kg）的计算方法

40 岁以下者：标准体重（kg）= 身高（cm）–105

40 岁以上者：标准体重（kg）= 身高（cm）–100 或 ［理想体质量（kg）= 身高（cm）–100 ］×0.9（Broca 改良公式）

体质指数（BMI）= 实际体重（kg）÷ 身高 ^{2}（m^2）

（2）衡量体重的简单计算方法

正常：在标准体重（S）±10%S 范围内。

丰满：超出体重 ≥ S 的 10%，≤ S 的 20%。

肥胖：超出体重 >S 的 20%。

苗条：不足体重 >S 的 10%，≤ S 的 20%。

消瘦：<S 的 20%。

在临床实践中，使中至重度肥胖的糖尿病患者的体重达到并维持"理想状态"比较困难。为此，ADA 提出"合理体重"（reasonable weight，RW），指的是糖尿病患者及其主管医师或营养师认为的在短期内能实现并能长期维持的体重水平。该水平对有效控制血糖、血压和血脂同样有意义。

2.控制总热量

总热量指 1 日内摄取的所有食物能提供的热量。

原则：维持或略低于标准体重。

热量来源：糖、脂肪、蛋白质。米、面、葡萄糖、果糖等都属于糖类；各种油脂为脂肪的主要来源，分为动物脂肪和植物脂肪；肉类、蛋所含的主要是动物蛋白，各种豆制品所含的是植物蛋白。脾瘅期患者总体应当做到控制热量，少吃脂肪。建议糖尿病前期患者的日常饮食应选择瘦肉、去皮和肥膏的家禽、脱脂或低脂奶，避免煎炸食物和西式快餐。植物油中含有大量的不饱和脂肪酸，但同样要限制植物油的摄入。因为植物油提供的热量和动物油一样，过多摄入不利于体重控制。

热量换算：1g 糖 =4 cal 热量（1cal=4.184J）；1g 蛋白质 =4 cal 热量；1g 脂肪 =9 cal 热量；1g 乙醇 =7 cal 热量。

热量构成：每天健康饮食热量的 25% ～ 30% 来源于脂肪，55% ～ 65% 来源于碳水化合物，15% 来源于蛋白质［《中国糖尿病防治指南》］。"胖人不吃主食只吃肉就能健康减肥"是一种错误说法。营养物质的构成基本为高碳水化合物、高纤维素、低脂肪饮食。每天甚至每餐摄入的三大营养素，以及无机盐、膳食纤维、维生素、微量元素等均应符合生理需要。合理饮食，均衡营养，避免"饥饿疗法"。饥饿虽然可能使自身的物质被消耗，导致体重下降，但能引起代谢紊乱，时间过长，会导致营养失衡，反而不利于糖代谢紊乱的控制，甚至会加重病情。

热量计算：计算标准体重，评估体型（标准、胖、瘦）和劳动量（休息状态、轻体力劳动、中体力劳动、重体力劳动），计算每日所需总热量。肥胖者及 60 岁以上患者适当减少，儿童、妊娠及哺乳期妇女，慢性消耗性疾病可适当增加。以碳水化合物为例，低活动量者如办公室一族，每顿要吃 50 ～ 75g 米或面；中等活动量者每顿要吃 75 ～ 100g；重体力劳动者消耗量大，每顿饭就要吃 150g 以上主食。糖尿病患者的主食量一般不宜少于 150g。注意：食谱中的主食指的是生米、生面的重量，而不是制熟后的米饭和馒头的重量。

热量分配：一日三餐比例分配为 1/3、1/3、1/3 或 1/5、2/5、2/5。也可一日四餐分配:1/7、2/7、2/7、2/7。少吃多餐，将正餐的主食分出 1/4 作为加餐，利于饮食控制。

3. 其他营养成分的摄入

盐：限制钠盐的摄入。世界卫生组织建议每人每日食盐用量以不超过 6g 为宜。糖尿病患者，特别是已合并高血压者应严格限制盐量，每日食盐限量在 6g 以内。膳食钠的来源除食盐外，还包括酱油、咸菜、味精等高钠食品，以及含钠的加工食品等。应从幼年起就养成吃少盐膳食的习惯，控制咸味食物的摄入。

膳食纤维：属于碳水化合物的多糖类，主要包括纤维素、半纤维素、木质素和果胶等，是植物细胞被人体摄入后不易或不能被消化吸收的物质。膳食纤维有更强的饱腹感，并可使口味变清淡，帮助降低食欲。生理功能包括：促进肠蠕动，防止便秘；抑制淀粉酶的作用，延缓糖类吸收，稳定血糖水平；吸附胆固醇，抑制其吸收，加速其排出。多纤维膳食体积大，能量密度相对低，利于控制体重，防止肥胖。玉米、糙米、全麦粉、燕麦等粮食、干豆类及各种蔬菜和水果都富含膳食纤维。供给量可以根据种族、年龄、饮食习惯等多方面的因素来计算。但膳食纤维也不宜摄入过多，可能会妨碍钙、磷、铁、锌和一些维生素的吸收与利用。山楂、南瓜、山药等具有降糖功效的食品也不能毫无限制，因为只要是食物都会提供热量，都应纳入摄取的总热量计算。

维生素和微量元素：蔬菜、水果中富含各种维生素和矿物质。水果还富含膳食纤维（果胶）。蔬菜的糖和蛋白含量少，热量低，易产生饱腹感，也是膳食纤维的主要来源，可作为糖尿病患者的主要副食品。每人蔬菜量可摄入 250～500g。水果的含糖量在 6%～20%，所含糖类主要是葡萄糖、果糖、蔗糖等单、双糖，吸收快，易造成血糖升高。采用合理的方式食用水果：将水果的热量计入每日总热能之内，选用时减去相应的碳水化合物的量；水果在两餐之间作为加餐，既不会使血糖升太高，又能防止低血糖的发生；选择苹果、橘子、梨、猕猴桃等相对含糖较少的水果，避免香蕉、山楂之类含糖较多的水果。

饮食控制的同时，不提倡用零食解馋或充饥。市售的零食多半含油脂多，热量较高，不利于体重的控制。限制饮酒，禁止吸烟。

（六）糖尿病分期分型辨证方法

糖尿病分期分型辨证方法是吕仁和创立的一种辨证方法。吕仁和基于《内经》有关"脾瘅""消渴""消瘅"的论述，结合临床实际提出，应该根据糖尿病及其并发症不同阶段的病机特点，把糖尿病分为糖尿病前期、糖尿病临床期、并发症期三期，并在分期的基础上辨证治疗。

1. 糖尿病前期（脾瘅期）

（1）阴虚肝旺

临床表现：食欲旺盛，怕热汗多，便干尿黄，口苦咽干，急躁易怒，舌红苔黄，脉弦细数。

治法：养阴柔肝，行气清热。

方药：养阴柔肝汤（验方）化裁。生地黄20g，玄参10g，麦冬10g，赤芍、白芍各15g，何首乌10g，丹参20g，枳壳10g，枳实10g，黄连10g，栀子10g。每日1剂，水煎分2次服。

临床应用：此证由胃热导致阴伤，阴虚更易气郁，气郁化热所致。大便常干者，可配合通便止消丸，或加熟大黄等。

（2）阴虚阳亢

主症：饮食多，怕热喜凉，急躁易怒，便干尿黄，头晕目眩，舌质暗红，苔黄，脉弦。血压偏高。

治法：滋阴潜阳，少佐清热。

方药：滋阴潜阳汤（验方）加减。生地黄30g，玄参15g，麦冬10g，何首乌15g，生石决明30g，珍珠母30g，牛膝20g，黄芩10g，黄柏6g，葛根10g，天花粉20g。每日1剂，水煎分2次服。

临床应用：此类患者多素体阳盛阴虚，阴虚不能制阳，多见血压高。大便干结者，可配用通便止消丸，或加熟大黄等。血压高显著者，可配合西药降血压药物。

（3）气阴两虚

主症：疲乏无力，不耐劳作，怕热自汗，或有盗汗，时有烦热，便干尿黄，舌胖暗红，苔粗薄黄，脉细无力。

治法：益气养阴，活血清热。

方药：益气养阴汤（验方）化裁。沙参 15g，黄精 20g，生地黄 20g，赤芍 15g，地骨皮 30g，首乌藤 20g，黄连 8g。每日 1 剂，水煎分 2 次服。

临床应用：患者多素体气阴两虚。大便干结者，治当清泄热结，可加用大黄等。

2. 临床期糖尿病（消渴期）

（1）阴虚燥热

主症：常见症状如便干尿黄，鼻干少涕，多尿，多食易饥，目干少泪，咳嗽少痰，舌红有裂，苔黄粗糙，脉象细数。

治法：滋阴润燥，清热生津。

方药：滋阴润燥汤（验方）加味。沙参 15g，生地黄 30g，玄参 20g，玉竹 15g，枸杞子 10g，石斛 20g，生石膏 30g（先煎），知母 10g。每日 1 剂，水煎分 2 次服。

临床应用：此证由阴虚内热化燥，进一步伤阴耗气所致，可见疲乏无力、体重下降。兼气虚者，益气养阴；大便干结者，加生大黄 10g（后下），玄明粉 3g（分冲），通便作用甚佳。

（2）肝郁化热

主症：常见症状如胸闷太息，胸胁苦满，口苦咽干，急躁易怒，舌瘦暗红，舌苔薄黄，脉弦细数。

治法：疏肝清热。

方药：舒肝清热汤（验方）化裁。柴胡 10g，黄芩 10g，黄连 10g，厚朴 10g，枳壳 10g，枳实 10g，赤芍、白芍各 20g，天花粉 20g，葛根 10g，玄参 20g，生大黄 8g（另包后下）。每日 1 剂，水煎分 2 次服。

临床应用：此证由素体阴虚肝旺加以情志郁结所致，治以清解郁热为主，一般不可过用滋腻之药。乃四逆散加清热药而成。

（3）二阳结热（胃肠结热）

临床表现：常有症状如消谷善饥，大便干燥，舌红苔黄厚粗，脉洪而数。

治法：清泄胃肠，兼顾气阴。

方药：清疏二阳汤加味。生大黄 10g（后下），黄连 10g，黄芩 10g，柴胡 10g，枳壳 10g，枳实 10g，厚朴 10g，玄明粉 3g（分冲），赤芍、白芍各 20g，生地黄 15g，玄参 20g，玉竹 20g。每日 1 剂，水煎分 2 次服。

（4）肺胃实热

主症：除常见症状口干口渴、怕热汗出、烦躁不宁、痰涕黄稠、小便短赤、大便干结外，表现突出的为烦渴喜凉。

治法：清泄实热，生津止渴。

方药：肃降肺胃汤（验方）加减。沙参 20g，麦冬 10g，天冬 10g，生石膏 30g（先煎），寒水石 30g（先煎），葛根 10g，天花粉 30g。每日 1 剂，水煎分 2 次服。

临床应用：若大便干结者，可加用生大黄 10g，玄明粉 3g（分冲），大便则通。但毕竟寒凉之剂，一般不可过用、久用。

（5）湿热困脾

主症：常见症状如胸脘腹胀，纳后饱胀，肌肉酸胀，四肢沉重，舌质嫩红，舌苔黄腻，脉象滑数。

治法：清化湿热，理气健脾。

方药：清化湿热汤（验方），或四妙清利汤化裁。苍术 10g，黄连 10g，黄芩 10g，生甘草 6g。每日 1 剂，水煎分 2 次服。

临床应用：素体脾虚体质，常有湿热内蕴中焦证候，可用清化湿热汤。四妙清利汤药用苍术 10g，黄柏 10g，薏苡仁 10g，牛膝 20g，葛根 10g，主要适用于湿热下注之证。大便干结者，可加番泻叶后下。

（6）肺热化毒

主症：常见症状如发热恶寒，胸闷咳嗽，痰黄黏稠，肢体酸痛，头晕头痛，便干尿黄，舌红苔黄，脉象浮数。

治法：清宣肺气，生津解毒。

方药：清宣肺气汤（验方）化裁。桑白皮 10g，黄芩 10g，桃仁 10g，杏仁 10g，桔梗 6g，甘草 3g，沙参 20g，葛根 10g，天花粉 20g，黄连 10g，金银花 30g，连翘 30g，鱼腥草 30g。每日 1 剂，水煎服。

临床应用：素体阴虚，外受风寒，郁而化热，热而生毒，则成本证。病在肺卫，治疗重在清宣。

（7）气阴虚损，经脉失养

主症：常见症状如神疲乏力，肢体酸痛，舌质暗红，脉细弦数。

治法：益气养阴，通经活血。

方药：益气养阴通活汤（验方）化裁。黄精 20g，生地黄 30g，山茱萸 10g，猪苓 20g，泽泻 10g，鸡血藤 20g，黄连 6g。每日 1 剂，水煎服。

临床应用：气阴素虚，内热伤气，则可成气阴虚损，无力滋养经脉，气血不活之证。治疗一方面益气养阴，另一方面通经活血，兼以清利。

3.糖尿病并发症期（消瘅期）

糖尿病发展至并发症阶段，可出现心、脑、肾、眼底、足等多种血管神经并发症。常见多种并发症并存的局面，或以一种并发症为主，同时兼有另一种或几种并发症。临床当根据具体情况，进一步进行分期分型辨证治疗。

（七）"药对""药串"治病经验及其临床应用

北京名医施今墨先生重视消渴病健脾助运和补肾滋阴治法，他提出了降糖药对黄芪与山药，玄参与苍术。祝谌予师承施今墨，重视糖尿病的血瘀病机，在继承施今墨药对的基础上，提出降糖药对，即生黄芪配生地黄、苍术配玄参，以及活血药对葛根配丹参。吕仁和继承施今墨、祝谌予之学术，也非常重视药对的应用。"药对"是两味中药的配对应用，可以说是中药配伍的最小单位。药对是针对一定病证，从提高临床疗效的目的出发，从历代用药经验中提炼出来、并经过临床应用被证明确实行之有效、有一定的理论依据和一定组合法度的两种药物的配对，并不是两味药物的简单组合。吕仁和的经验药对如黄芪、当归，猪苓、茯苓，泽泻、泽兰，陈皮、半夏，芦根、白茅根，枸杞子、菊花，大蓟、小蓟，桃仁、红花，枳壳、枳实，香橼、佛手，丹参、牡丹皮，赤芍、白芍，苏子、苏梗，荔枝核、橘核，芡实、金樱子，三棱、莪术，冬虫夏草、藏红花，珍珠粉、羚羊角粉等。另外，吕仁和临床还常将三味药、四味药一起应用，如荆芥炭、防风、炒栀子、蝉蜕，金银花、连翘、黄芩，狗脊、木瓜、续断、杜仲，蜈蚣、刺猬皮、土鳖虫等，一般称为"药串"，与药对的临床用意相似。下面列举吕仁和的常用药对及临床应用举例以述之。

1. 枳实、枳壳药对

吕仁和临床上常用枳实、枳壳药对治疗多种气滞证。常用炒枳实、枳壳，用量一般为 6～9g。

如枳实、枳壳药对入四逆散加减方，配合柴胡、芍药、香附等可疏肝理气，临床常用于糖尿病胃轻瘫和糖尿病伴发脂肪肝患者，女性糖尿病患者伴经前紧张综合征、月经不调患者，糖尿病和慢性肾脏病患者有抑郁倾向，表现为性喜抑郁，胸胁满闷、胀痛，脘腹、少腹胀满，乳房胀痛，善太息，嗳气，舌苔边多浊沫，脉弦者。

枳实、枳壳药对入香苏散加减方，配合陈皮、木香、苏梗等可调中理气，临床常用于慢性胃炎、糖尿病自主神经病变胃肠蠕动功能减弱、糖尿病性胃轻瘫患者，表现为脘腹胀满、痞塞满闷，食后尤甚，嗳气，大便不畅，恶心甚或呕吐，舌苔腻者。

枳实、枳壳药对入瓜蒌薤白半夏汤加减方，配合瓜蒌、苏梗、降香等可宽胸理气，常用于冠心病、糖尿病伴发冠心病患者，表现为心胸痞闷，或胸闷疼痛，发作与情绪波动有关，得太息稍舒，舌暗有瘀滞之象者。应用范围十分广泛。

另外，对于脾胃气虚下陷胃下垂、脱肛以及肾下垂、子宫脱垂等脏器下垂者，也可随证加用枳实、枳壳药对治疗。

临床上常用枳实、枳壳药对治疗多种气滞证，特别是胃肠疾病、糖尿病合并胃肠病变以及慢性肾衰竭消化道症状突出者。治疗因年高体虚，或因跌打损伤，或脑力劳动者久卧、久坐，活动减少所致的习惯性便秘、腹满者，可重用枳实、枳壳各 9～15g，或配合生当归、肉苁蓉、生白术等润肠通便，或配合大黄等泄下通便。糖尿病性心脏病心肌缺血或合并心功能不全，临床表现为胸闷或痛，或兼腹满，或气短不能接续，脉短，或三五不调者，中医辨证属宗气虚陷，治疗当益气升陷，方剂可用《医学衷中参西录》升陷汤加丹参、沙参和枳实、枳壳药对等。糖尿病合并体位性低血压，时时头晕，神疲，甚至发生晕厥者，也可随证选用补中益气汤加枳实、枳壳药对，剂量可适当加大至 9～15g。

2. 橘核、荔枝核药对

吕仁和临床常用橘核、荔枝核药对治疗多种气结少腹之证。常用剂量一般为 12～15g。如橘核、荔枝核药对入四逆散加减方，配合柴胡、芍药、香附等可疏肝理气散结，临床常用于糖尿病自主神经病变，女性糖尿病患者伴经前紧张综合征、月经不调、妇女盆腔炎患者，糖尿病合并泌尿系感染和慢性肾脏病患者有抑郁倾向，表现为性喜抑郁，胸胁满闷、胀痛，少腹胀满疼痛，乳房胀痛，善太息，嗳气，舌暗有瘀滞之象者。其中，慢性泌尿系感染久治不愈，脘腹胀满，少腹胀满疼痛，小便不畅，病情发作与情绪波动有关者，用四逆散合橘核、荔枝核药对，还可随证加入生地榆、鱼腥草、白花蛇舌草等。对于泌尿系感染治疗不及时，后遗留尿道刺激症状，临床表现为尿频、尿急、尿痛，少腹胀满或满痛的患者，随证加用橘核、荔枝核药对，也常常可取得良好疗效。

3. 香橼、佛手药对

吕仁和临床上常用香橼、佛手药对，配合香附、苏梗、陈皮、枳壳等治疗糖尿病自主神经病变、糖尿病性胃轻瘫，而见脘腹痞满、胀痛、恶心、呕吐、腹胀等症状者，取肝胃同调之意；也常用于糖尿病性心脏病缺血性心绞痛或心功能不全见胸闷、脘腹胀满等症状者，有心胃同治之意。另外，香橼、佛手药对还常配合大黄等，用于糖尿病肾病、肾功能不全，肾元虚衰，气化不行，湿浊邪毒内停，阻滞气机升降所致的腹满、食少、恶心、呕吐等，体现了和胃泄浊治疗大法。但总的来说，香橼、佛手两药，药性和平，所以尤其适合于气滞轻证，而对于气郁、气滞重证，则须配合其他陈皮、枳壳、木香、槟榔等理气药物。其实，也正因为其药性平和，与砂仁、豆蔻等相比，无温燥助火之弊，所以才适合以阴虚内热为基本病机特点的糖尿病及其并发症等慢性病患者长期服用。

4. 黄芪、生地黄药对

吕仁和师从施今墨、祝谌予教授，临床也常用黄芪、生地黄药对治疗糖尿病及多种糖尿病并发症。吕仁和治疗糖尿病肾病的名方止消通脉宁的药物组成就包括了黄芪、生地黄配伍，当然，基于糖尿病微血管并发症"微型癥瘕形成"机理，配伍使用了鬼箭羽、三七粉等化瘀散结之品。可以说，对于糖尿病及其并发症患者，无论是气阴两虚证，还是阴阳俱虚证，无论是兼有内热，还是兼有血瘀，皆可随证加用黄芪、生地黄对药治疗。用量一般掌握在黄芪 10 ～ 30g，生地黄 10 ～ 30g。表实邪盛、湿盛中满、气滞湿阻、食积内停、内有实热、阴虚阳亢、疮疡初起或溃后热毒尚盛等证均不宜用。

5. 葛根、天花粉药对

吕仁和临床常用此药对治疗糖尿病及其并发症内热伤阴病机比较突出者。葛根可生津补液，疏通经络；天花粉可养阴增液，清热生津。两药合用，养阴清热，生津止渴，主要用于热病发热、烦渴、喜饮者。糖尿病患者阴虚内热，热结较甚，热伤津液，口渴多饮，便干尿赤，舌红苔少津液者，用葛根、天花粉药对治疗，更可谓切合病机。

临床上，如果兼大便干结者，证属胃肠热结，可加生地黄、麦冬、大黄等，增液行舟；心烦失眠，小便黄赤，舌尖红者，证属心火内炽，可加用生地黄、竹叶、栀子、莲子心等。

用量一般掌握在葛根 15 ～ 30g，天花粉 15 ～ 30g。脾虚湿盛，腹泻便溏，里寒证者，应慎用。

6. 女贞子、墨旱莲药对

吕仁和临证常用女贞子、墨旱莲药对治疗糖尿病及其并发症存在肝肾阴虚证者。女贞子补肾滋阴，养肝明目，强筋骨，乌须发；墨旱莲养肝益肾，凉血止血，乌须发。女贞子冬至之日采，墨旱莲夏至之日收，两药合用，有交通节气、顺应阴阳之妙；两药相须为用，则补肝肾、强筋骨、凉血止血、清虚热、乌须发之力增强。主要用于治疗肝肾不足虚热诸症；肝肾阴亏，血不上荣所致的头昏、目眩、失眠、健忘、腿软无力、头发早白等症；以及阴虚火旺，迫血妄行所致的鼻衄、齿衄、咯血、吐血、尿血、便血、崩漏下血等症。另外，吕仁和还常用该药对治疗糖尿病合并泌尿系感染尿血、慢性肾炎血尿、隐匿性肾炎血尿等，也可配合生地榆、白茅根、小蓟、白花蛇舌草等利尿通淋和凉血止血的药物。用量一般掌握在女贞子 6～12g，墨旱莲 6～15g。临床上常用该药对治疗糖尿病视网膜病变、糖尿病性白内障视物模糊，可配合夏枯草、谷精草、草决明、枸杞子、菊花等，清肝火、养肝阴以明目。该药对有滋阴血、清劳热、治咳血三方面作用，可用于治糖尿病合并肺结核。若配合地骨皮、桑白皮、百部、黄芩、夏枯草、仙鹤草等，则取效更佳。

7. 丹参、牡丹皮药对

丹参、牡丹皮药对是吕仁和经验药对。丹参味苦微寒性泄，既能通行血中之滞，又能凉散血中之热，并能清心营安心神，祛瘀而生新；牡丹皮辛苦而寒，功善活血凉血，气清芳香，既能入血清热化滞，又善清透阴分伏火。两药配伍，相须为用，共奏凉血活血、祛瘀生新、清透邪热之功。临床主要适用于糖尿病及其并发症夹有血瘀、血热，或瘀热互结者。用量一般掌握在牡丹皮 10～30g，丹参 10～30g。血虚有寒、月经过多慎用，孕妇应忌用。

8. 狗脊、木瓜、杜仲、续断药串

吕仁和临床常用狗脊、木瓜、杜仲、续断药串，他治疗糖尿病周围神经病变、糖尿病合并骨质疏松症、老年退行性病变骨关节炎以及多种肾脏病所致的腰腿疼痛、屈伸不利、筋骨酸痛的经验方——脊瓜汤就包含了狗脊、木瓜药对的基本配伍。其中，狗脊补肝肾、强腰膝、祛风湿、坚筋骨；木瓜养脾胃、舒筋活络、祛湿热。两药伍用，为相须配伍，可提高补肝肾、强腰膝、舒筋活络、通痹止痛之功。所以常用于治疗肝肾不足所致头晕耳鸣、腰膝酸痛、足软无力等症，风湿为患所致腰痛酸痛、膝足无力等症。

吕仁和临床上常用狗脊、木瓜药对配伍，也主要是着眼于其滋补肝肾、强筋壮骨的功用。如用于治疗糖尿病周围神经病变肢体麻木疼痛、腰腿酸软

无力甚至肌肉萎缩，属久病络脉病变，可选用本组药串，配伍全蝎、土鳖虫、蜈蚣等活血通络之品。

治疗糖尿病合并骨质疏松、腰腿酸痛、筋骨无力，则肝肾亏虚、筋骨失养病机突出，选用本药串组合，临证可配伍桑寄生、牛膝、龙骨、牡蛎、赤芍、白芍等，以加强其滋补肝肾、强筋壮骨之力。

对于女性糖尿病患者有习惯性流产等，需要保胎治疗者，多用杜仲、续断，常可配伍白术、黄芩、桑寄生等，健脾气、清胎热、补肾安胎。

对于糖尿病合并高血压，阴虚肝旺，头晕目眩、腰酸膝软、颜面潮红、性急易怒、脉弦者，应用杜仲、续断药对，一般配伍天麻、钩藤、牛膝、夏枯草、草决明、珍珠母等，以加强平肝凉肝、息风潜阳之力。

若糖尿病周围神经病变，或糖尿病合并骨质疏松，腰腿酸软，筋骨酸痛，肢体麻木冷凉疼痛，下肢乏力甚至步履艰难，或兼见阳痿、性欲减退等，可加用刺猬皮、全蝎、蜈蚣、刺猬皮等。

用量一般掌握在狗脊 6 ～ 15g，木瓜 6 ～ 15g。阴虚有热者慎服。

（八）糖尿病微血管并发症散结消聚治法

糖尿病微血管并发症的共同病机为"微型癥瘕"形成，故临床应用散结消聚治法。糖尿病肾病、糖尿病视网膜病变、糖尿病周围神经病变等病均属于糖尿病微血管并发症的范畴，病因、体质、并发其他疾病等因素导致病机复杂，热结、气滞、血瘀、痰湿、寒凝、浊毒常交杂出现，而又各有侧重，治疗一般在消癥软坚散结的基础上，佐以清热、解郁、活血、化痰、温阳等，可归纳为清热散结、理气散结、活血散结、化痰散结、温阳散结等治法。

清热散结法临证多选用四妙勇安汤、银翘散、五味消毒饮等方剂，用药可酌选夏枯草、玄参、苦参、白花蛇舌草、连翘等。

理气散结法临证多选用小柴胡汤、四逆散、加味逍遥丸等方剂，用药可酌选柴胡、枳实、郁金、香附、木香、厚朴、槟榔等。

活血散结法临证可选用下瘀血汤、丹参饮、桂枝茯苓丸、当归补血汤合升降散等方剂，用药又细分为祛瘀生新药、破血消癥药配伍咸寒软坚药、搜剔通络药，可酌选当归、赤芍、丹参、桃仁、卫矛、大黄、姜黄、莪术、土鳖虫、水蛭、地龙、全蝎、蜈蚣等。

化痰散结法临证可选用二陈汤、三子养亲汤、当归贝母苦参丸等方剂，用药可酌选僵蚕、贝母、半夏、陈皮、天南星、白芥子、皂角刺等。

温阳散结法临证可选用当归补血汤、阳和汤、当归四逆汤等方剂，用药可酌选桂枝、肉桂、吴茱萸等。若阴阳俱虚，水饮、正虚加重瘀结，临证可运用利水消滞散结治法，方选五苓散、猪苓汤、泽泻汤等，药选猪苓、茯苓、泽泻、石韦、车前子等。

若气血虚损，湿困脾土，临证可运用补虚祛瘀散结治法，方选香砂六君子汤、二陈汤，药选陈皮、半夏、砂仁、薏苡仁、白术等。

四、验案精选

（一）2型糖尿病验案

王某，男，54岁。2017年10月20日初诊。

主因发现血糖升高8年余就诊。现病史：患者于2009年确诊为2型糖尿病，既往未服用任何降糖药物，未规律监测血糖。2017年4月查空腹血糖10.8mmol/L，HbA1c8.7%，尿糖（++++），就诊于北京某医院，考虑为2型糖尿病，予口服二甲双胍1日3次，1次0.5g口服降糖。现寻求中医治疗。刻下症见乏力，怕热，偶有汗出、腰部酸困，左手麻木，嗳气，自觉口臭，无心悸、胸闷，纳、眠可，大便调，小便有泡沫，夜尿1次。患者平素嗜烟，20～40支/天。辅助检查（2017年4月20日，外院）：空腹血糖示10.8mmol/L，糖化血红蛋白8.7%，尿常规示尿糖4+。中医望、闻、切诊：舌暗红，苔黄腻，脉弦滑。家族史：父母均有2型糖尿病病史。西医诊断：2型糖尿病。中医诊断：消渴病。中医辨证：肝肾阴亏、湿热血瘀。治法：滋补肝肾，活血清热。处方以二丹汤加减。具体药物：枸杞子10g，女贞子

30g，丹参 30g，牡丹皮 20g，赤芍 20g，川芎 10g。14 剂，每日 1 剂，水煎，早晚分服。医嘱：低盐低脂糖尿病饮食，每日牛奶 500mL 分早晚服，每日 1 个鸡蛋，轻巧活动，规律作息，保持情绪稳定。

2017 年 12 月 15 日二诊：患者诉服上方后，乏力、怕热等症状明显减轻，仍有汗出，腰酸，左手麻木，饭后偶有嗳气，纳、眠可，大便黏滞不爽，2～3 日 1 行，小便未见明显泡沫，夜尿 1 次。舌暗红，苔黄腻，脉弦滑。辅助检查（2017 年 12 月 10 日，北京中医药大学东直门医院）：空腹血糖 6.5mmol/L。效不更方，守方再进，加鸡内金 10g，生山楂 10g，蒲公英 30g。14 剂，服法同前。

2018 年 1 月 2 日三诊：患者诉服上方后大便通畅，无明显黏滞不爽，平素性情急躁，余未有明显不适。纳眠可，舌暗红，苔白腻，脉弦。自测指尖血糖空腹在 7mmol/L 上下波动。在前方基础上加茵陈 30g，炒山栀子 10g，片姜黄 10g，水红花子 10g，去牡丹皮、赤芍、枸杞子、女贞子。14 剂，服法同前。

随访患者 3 个月余，病情稳定，血糖控制尚可，空腹血糖波动在 6～7mmol/L。

【按语】

《灵枢·本脏》曰"肝脆，则善病消瘅易伤"，说明肝体柔弱者易出现消渴病。《灵枢·五变》曰："怒则气上逆，胸中蓄积，血气逆留，髋皮充肌，血脉不行，转而为热，热则消肌肤，故为消瘅。"指出了肝气郁结、上逆化火可导致消渴病。清代黄元御的《四圣心源》曰："消渴者，足厥阴之病也。"清代叶天士《临证指南医案》记载一则"肝风厥阳，上冲眩晕，犯胃为消"病案，明确了肝阳犯胃可致消渴。明代李梴《医学入门》云："周身掣痛麻者……肝气不行也。"消渴病的并发症也与肝失条达、气血瘀滞密切相关。肝主疏泄，调畅气机，五脏病变均可从肝入手治疗。

分析此病例，本案消渴病患者平素喜食甘美之物，损伤脾胃，脾主运化水液，脾胃气机损伤，水液聚积则化湿成痰，痰湿日久蕴热，湿热内生，致体内病理产物堆积，又遇忧思恼怒，肝火上逆，或湿热影响肝之疏泄，气机升降失常。消渴病日久，气阴耗伤，肝肾亏虚故出现乏力、怕热、胸闷等症，治疗宜滋补肝肾、活血清热。故初诊时以吕氏补血二丹汤加减化裁。其中牡丹皮、丹参与赤芍同用，取清热凉血、活血降糖之意。川芎辛温香燥，走而不守，为血中之气药，可行血活血。枸杞子与女贞子取二至丸之意，滋阴不碍邪，诸药配伍，共奏降糖活血之用。二诊时结合患者舌暗红、苔黄腻、脉弦滑以及大便黏滞的症状，考虑患者体内有膏脂浊邪积聚，湿热胶结于体内，故在前方基础上加鸡内金、生山楂、蒲公英消食积，清除蓄积在体内或肝脏表面的油脂浊气等，从而达到降糖、降脂、减轻体重、降低血液黏稠度的目的。三诊时考虑到患者平素性格急躁，肝火素旺，故治法仍以清肝气、泻肝火、祛湿热为主，将清热滋阴活血药物牡丹皮、赤芍、枸杞子、女贞子调整为清肝泻火祛湿药物茵陈和栀子，又加入姜黄和水红花子起到活血通络之用。

【跟诊手记】

糖尿病是体内胰岛素分泌绝对缺乏和（或）相对不足而引起的一种以高血糖为主要表现的代谢性疾病。其临床表现为"三多一少"，即多饮、多食、多尿和身体消瘦。与中医"消渴病"相对应。吕仁和认为，肝与消渴病关系密切，从肝治疗 2 型糖尿病在清除肝脏代谢废物、增强人体代谢能力、增加胰岛素敏感性、保护胰岛 β 细胞功能、改善血液黏稠度及微循环等方面效果显著。消渴病患者多因平素饮食不节、嗜食肥甘厚味导致脾胃受损，不能运化水湿，湿邪化热壅滞肝胆，再加上生活节奏加快或生活压力较大，肝主疏泄功能失常，气机逆乱，影响脾胃的升降功能，同时气行则血行，气滞则血瘀，后期因气郁化火又可累及肝阴。而肝肾精血同源，阴阳互滋互滞，肝阴不足可累及肾阴，日久阴损及阳，使消渴病变得复杂难治。由此可知，肝与 2 型糖尿病及其并发症的发生、发展均有很大的相关性。调肝法可贯穿 2 型糖尿病治疗的始终，尤其适用于伴有胰岛素抵抗的患者。此外，肝藏血，同时可以调节全身血液代谢，降低血液黏稠度；肝主疏泄，以利于全身代谢废物的排泄。而糖尿病的发生与体内代谢废物蓄积及糖脂代谢紊乱密切相关，治以清泻肝火、清利湿热，以此清除体内代谢废物。吕仁和常用龙胆泻肝汤中的龙胆草 10～20g，木通 6g，栀子 10g，泽泻 10g 等辨证加减及茵陈 30g，栀子 10g 药对加减以清除体内代谢产物；此外，山楂 10～15g，鸡内金 6～10g 等药可以加快体内的代谢。肝以疏通为要，疏通肝气恢复其升发、疏泄的功能，更好地调节全身代谢，常用药物有香橼 10g，佛手 10g，苏梗 10g，香附 10g，郁金 10g 等。肝体阴而用阳，肝之体宜柔宜敛宜补，保护胰岛 β 细胞功能，减少糖尿病并发症，常用药包括生地黄 10～30g，黄精 20g，女贞子 15～30g，墨旱莲 10～20g，枸杞子 10～15g，五味子 10～20g 等。同时配合活血通脉药物丹参 15～30g，牡丹皮 10～30g，赤芍 15～30g，川牛膝 20～30g，水红花子 10g，川芎 10～15g，当归 10g，桃仁 10g，红花 10g，莪术 10g，鬼箭羽 15g 改善血液循环，从而达到改善糖脂代谢、保肝护肝、减轻胰岛素抵抗、增加胰岛素敏感性的目的。

（二）糖尿病肾脏病验案

李某，男，65 岁。2015 年 5 月 16 日初诊。

主因发现血糖升高 3 年，尿中泡沫 2 年就诊。现病史：患者 3 年前体检时发现空腹血糖 12.6mmol/L，于当地医院诊断为"2 型糖尿病"，自行口服消渴丸改善症状，血糖控制不佳，未规律服用西药。2 年前发现尿中蛋白升高，2 个月前加用阿卡波糖片，餐前 1 片控制血糖。现空腹血糖 7.4mmol/L 左右，餐后 10.6mmol/L。2015 年 3 月复查糖化血红蛋白 7.7%，现为求中医治疗来诊。刻下症见双下肢乏力明显，双目干涩模糊，怕热，盗汗，晨起口苦，大便不成形，质黏，小便有泡沫。脉细弦，舌红嫩胖，有齿痕，苔水滑。辅助检查：24 小时尿蛋白定量 2.56g，尿常规示尿蛋白（++）。自测空腹血糖波动在 8mmol/L，餐后 2 小时血糖波动在 11mmol/L。西医诊断：糖尿病性肾脏病。中医诊断：消渴病肾病。中医辨证：肝肾气阴两虚，湿热血瘀。治法：补益肝肾，活血化瘀，清利湿热。处方：菊花 10g，枸杞子 10g，丹参 30g，牡丹皮 10g，龟甲 20g，鹿角片 15g，木香 10g，黄连 15g，猪苓 30g，茯苓 30g。14 剂，每日 1 剂，水煎，早晚分服。

二诊、三诊、四诊、五诊、六诊、七诊随症加减，治则、治法同前。

2015 年 8 月 22 日八诊：与家人争吵后出现右眼底出血，伴牙龈间断出血，视物模糊，双眼干涩，口苦，纳少，眠可，大便日 1～2 次，不成形，小便深黄。辨证：热伤营血。治法：凉血止血。处方：银柴胡 10g，赤芍 30g，牡丹皮 30g，木贼 30g，枳实 10g，枸杞子 15g，黄芩 10g，炒山栀 10g，龙胆草 10g，白芍 60g，生甘草 10g，三七粉 6g（分冲）。14 剂，每日 1 剂，水煎，早晚分服。

2015 年 9 月 5 日九诊：未见眼底、牙龈出血，双目干涩好转，大便每日 2～3 次，偶有不成形，纳可，眠可，小便色深黄，有泡沫，夜尿 1 次，舌淡苔黄腻，脉滑数。辅助检查：24 小时尿蛋白定量 1.9g。自测空腹血糖 5.6mmol/L，餐后 2 小时血糖 8.7mmol/L。辨证：肝肾阴阳两虚，湿瘀互阻。治法：补益肝肾，活血利水。处方：菊花 10g，枸杞子 10g，木贼草 30g，山茱萸 15g，川牛膝 30g，猪苓 20g，茯苓 20g，丹参 30g，郁金 10g，泽兰 20g，川芎 10g。14 剂，每日 1 剂，水煎，早晚分服。

【按语】

《灵枢·本脏》云"肾脆则善病消瘅易伤"，说明消渴病患者肾脏虚弱容易出现肾脏并发症，强调了发病的内因。肾元亏虚，藏精失司，肾病及脾，脾失统摄，则精微下泄，故可出现尿蛋白；肾之气化不行，脾之运化失司，则水湿内停，出现水肿；随着病情的进一步发展，肾元受损的程度逐渐加深，肾主一身气化的功能失常，水湿久蓄而不能正常排出。《素问·六微旨大论》云："出入废则神机化灭。"停蓄之水湿变生为浊毒，内伤气血，进一步损伤肾元，败坏五脏，即可进展为气血阴阳俱虚，五脏同病，三焦闭塞，气机升降失司，终可形成"关格"。若脾气虚弱，胃失和降，可见神疲乏力、纳呆食少，甚则呕逆不能食、大便不通或腹泻。肾病及肝，肝肾阴虚，可见眩晕、头痛，甚则引动肝风，出现手足抽搐或惊厥。肾病及心，心肾阳衰，水饮凌心射肺，症见心悸、气短、胸痛，甚至出现神昏、喘脱之变。

分析此病例，本案患者发现血糖升高的时间虽不长，但已出现明确的肾脏损害和眼底病变，表明其体内积蓄的糖毒对机体已造成了广泛的损害，疾病进入消渴病肾病中期。消瘅期的基本病机是五脏柔弱，正气损伤，气血阴阳亏虚，导致"微型癥瘕"形成，又进一步加重了气血阴阳亏虚。因此，散结消聚、益气扶正是消渴病肾病的重要治法之一。该患者出现乏力、眼干涩、视物模糊、盗汗、大便不成形等症状，均是肝肾气阴两虚、正气不足的表现，治疗宜补益肝肾、活血化瘀、清利湿热。故初诊时以龟甲、鹿角片滋养肝肾，填髓益精；枸杞子、菊花补益肝肾，滋阴明目。丹参、牡丹皮为吕仁和治疗消渴病肾病的核心药对，辅以赤芍，三味药物均可活血化瘀，入血又可凉血散血，与糖尿病肾病"热伤气阴""微型癥瘕"的病机相契合。木香、黄连有清利肠腑湿热之功。八诊时，患者因怒气上逆，肝失疏泄，出现动血之变，见眼底、牙龈急性出血，热证明显，故急则治其标，以清热凉血、清肝泻火、化瘀止血为主。故加大牡丹皮的用量，银柴胡善清营血之热，木贼入足厥阴、足少阴经血分以止血散热；枳实、黄芩、炒山栀、龙胆草取龙胆泻肝汤之意，清泻肝火，平上逆之气；白芍柔肝；三七粉化瘀止血。除此之外，还可用犀角地黄汤、大黄黄连泻心汤等方化裁。该患者在稳定期的治疗以补益肝肾、清热泄浊、活血化瘀为主，标本兼顾，攻补兼施。九诊时，动血之证缓解，仍用山茱萸、牛膝、枸杞子、菊花补养肝肾，郁金、川芎疏肝活血化瘀，猪苓、茯苓、泽兰利水泄浊。以鹿角片、龟甲等血肉有情之品滋养肝肾，补其不足，枸杞子、菊花补肝肾明目，山萸肉、川牛膝填补肝肾不足，护肾培元思想贯穿治疗始终。体现了"间者并行，甚者独行"的治疗特点。

【跟诊手记】

吕仁和将消渴病分为脾瘅期、消渴期、消瘅期，糖尿病肾脏病属于消瘅期范畴。消渴病日久，治不得法，热伤气阴，久病入络，在气阴两虚、阴阳两虚的基础上，内热、痰湿、气滞、血瘀相互胶结，导致络脉病变，形成"微型癥瘕"。"微型癥瘕"是将古代文献和现代病理相结合的创新性理论。"微型"既指病变隐匿，发生于机体的微小部位；又提示病变处于早期，微不可见。"癥瘕"反映病变从无形可查到有形可征的特点，同时也提示糖尿病存在一定的可控性和可逆倾向。消渴病肾病病机复杂，症状多变，疾病在进展过程中也可能会出现变证。因此，临床治疗相对复杂，需要分阶段分期论治。

消渴病肾病早期即尿微量蛋白尿期主要包括气阴虚血瘀证、阳虚血瘀证、阴阳俱虚血瘀证，治法主要以益气养阴、活血化瘀为主。消渴病肾病中期即临床显性蛋白尿期，其与早期分型类似，但兼夹证还包括水湿证、饮停证，故临床常见面目及肢体浮肿，小便量少，四肢沉重，治宜用五苓散、五皮饮等方。吕仁和在临床上将猪苓、茯苓、泽兰、泽泻等药物同用，以增强利水泄浊之效。水饮过多可留于胸膈胁下，出现胸闷喘憋、咳逆引痛等症状，治疗则在当归补血汤、生脉散的基础上配合泻肺利水、理气行水等药，以缓解患者的临床症状。

消渴病肾病晚期即肾衰阶段，主要包括气阴虚血瘀湿浊证、阳虚血瘀湿浊证、气血阴阳俱虚血瘀湿浊证，益气养血、活血化瘀、利湿泄浊是此期的常用治法，应着重扶正，正如《医宗必读》中所载："积之成也，正气不足而后邪气踞之……初、中、末之三法不可不讲也。初者，病邪初起，正气尚强，邪气尚浅，则任受攻；中者，受病渐久，邪气较深，正气较弱，任受且攻且补；末者，病魔经久，邪气侵凌，正气消残，则任受补。盖积之为义，日积月累，匪伊朝夕，所以去之亦当有渐，太亟伤正正气，正气伤则不能运化，而邪反固也。"常用方剂有当归补血汤、八珍汤、六味地黄丸、芪归地黄汤等，常用药物有红景天、灵芝、人参等，以取其大补元气、益气补肾之力。此期湿浊也开始占据主要地位，多采用大黄泄浊解毒，给邪以出路；猪苓、茯苓、泽泻、土茯苓等药物利水祛湿。除此之外，还要注意顾护胃气，使用生姜、吴茱萸、紫苏叶、甘草等药物温中和胃健脾。如更有甚者，出现动风、动血、关格、伤神等急症，还应进一步中药灌肠、静脉滴注，或使用肾脏替代治疗。

数据挖掘吕仁和治疗糖尿病肾脏病的处方，发现其使用最多的药物为补虚药，气阴双补常用太子参、黄芪、熟地黄、当归、枸杞子等，肝脾肾同补常用山茱萸、女贞子、白术、续断等。活血化瘀药位列第二，常用丹参、牡丹皮、赤芍、莪术、川芎、鬼箭羽、大黄、夏枯草、牡蛎、穿山甲、土鳖虫、水红花子等。清热药位居第三，其中太子参、生黄芪补气，牡丹皮、生地黄、炒山栀、赤芍、黄连、白花蛇舌草清热凉血，同时配以丹参、茯苓、猪苓、茵陈等活血利水之品，使补气不碍邪，祛邪不伤正。药物核心组合为丹参、赤芍、牡丹皮、太子参、猪苓。现代药理学研究表明，丹参具有抗炎、改善血液流变学、减轻肾脏细胞损害、抗肾纤维化等作用。丹参酮ⅡA能阻断 AGE-RAGE 信号通路，改善氧化应激水平，减缓糖尿病肾脏病的发生、发展。丹参酚酸可降低肾间质纤维化大鼠血肌酐、尿素氮和羟脯氨酸水平，可能与抑制肾组织 MMP-2 和 TIMP-2 的蛋白表达，从而改善肾间质纤维化水平有关。赤芍是常用的活血化瘀中药之一，具有抗氧化、改善神经系统损伤、抗肿瘤、抗炎镇痛的作用。现代研究表明，赤芍可降低糖尿病肾脏病大鼠血脂、尿素氮、血肌酐水平，其作用机制可能与抑制肾脏 ET-1 表达，降低 PKC 及 TGF-β1 水平相关。牡丹皮具有保肝、护肾、清热、降糖、激活机体免疫系统等多种药理作用，可显著增加谷胱甘肽过氧化物酶和过氧化氢酶的活性，并能下调肾组织中转化生长因子 β2 蛋白的表达。这些研究数据也进一步验证了吕仁和临床用药之有效性。

（三）糖尿病性视网膜病变验案

蔡某，男，62岁。1995年3月10日初诊。

主因发现血糖升高16年，伴视物模糊2年就诊。现病史：患者自诉消渴病史16年，近2年觉视物模糊，时觉眼前有黑点闪烁，口苦咽干，烦躁易怒。眼科会诊示消渴病眼底改变并有新鲜出血点。中医望、闻、切诊：舌质略暗，苔薄白而干，脉弦细。西医诊断：糖尿病视网膜病变。中医诊断：消渴病眼病。中医辨证：肝火上炎，气机郁滞。治法：疏肝理气，清肝明目。处方加味四逆散。具体药物：醋柴胡6g，赤芍、白芍各20g，枳壳、枳实各6g，甘草3g，栀子10g，生地黄12g，牡丹皮10g，枸杞子15g，石斛10g，谷精草12g，青葙子10g，葛根10g，天花粉20g。

1995年3月20日二诊：患者诉服药7剂后诸症缓解，仍有轻微视物模糊，续用前方。

1995 年 4 月 7 日三诊：患者诉服药 20 剂后，自行复查眼底，结果示眼底出血基本吸收，视物模糊等症状基本消失。

【按语】

《河间六书》云："夫消渴者，多变聋盲……"在中医眼部辨证中，多把出血、微血管瘤归为瘀血所致，渗出、水肿、棉絮斑归为痰湿所致，新生血管、纤维增殖为痰瘀互结，且"血积既久，亦能化为痰水"。痰湿停滞加重血液瘀滞，导致痰瘀互结。从整体辨证分析，糖尿病的发病过程先由阴虚到气阴两虚，最终出现阴阳两虚。因此，近年许多医家从阴阳气血论述糖尿病视网膜病变的病机，认为其病变的发生发展呈现由阴虚发展至气阴两虚终至阴阳俱虚的演变过程，血瘀证贯穿其病程始终。

分析此病例，本案患者素有烦躁易怒，肝气不舒，郁而化热，肝火上炎，血为热迫，溢于脉外，故应注重"调肝"治疗消渴病眼病。肝为刚脏，体阴而用阳，易动而难静，且喜条达，恶抑郁。若情志不畅，肝木失其条达之性，肝气郁于本经，可见胁肋胀痛或窜痛，胸闷不舒，也可加重消渴病眼病。故初诊时用四逆散为主方加减。四逆散由柴胡、枳实、芍药、甘草组成，善治肝胆气机郁滞、脾胃升降受阻所致中焦阻滞，升降失司，阳热内郁，不能通达四末而发之四逆。方中，柴胡既疏郁散结，又可升清阳，以使郁热外透；枳实下气破结，二药相合则疏利肝胆，解除郁滞；白芍柔肝缓急、养血敛阴，炙甘草益气健脾和中，二药相伍则可缓肝之急。四药相配，相得益彰，使郁滞解、升降复、气机畅，郁热自能通达。

【跟诊手记】

糖尿病眼病是糖尿病最为常见的慢性并发症之一，包括多种眼病，主要有糖尿病视网膜病变、白内障、青光眼、视网膜中央静脉闭塞、视网膜中央动脉闭塞和新生血管性青光眼等。其中，糖尿病视网膜病变较为常见。糖尿病视网膜病变是一种血管病变，以眼底出血、脂质渗出、新生血管形成和结缔组织增生病变为主要特征，是糖尿病患者致盲的主要原因。糖尿病视网膜的患病率与糖尿病病程、血糖的控制有关，常见于长期血糖控制差的糖尿病患者。吕仁和认为，糖尿病眼病的中医病名可以根据各种眼病的主要症状，分别称为"消渴病视物昏渺""消渴病圆翳内障""消渴病云雾移睛""消渴病暴盲"等。消渴病眼病的主要病机是消渴日久,肝肾阴亏,不能涵养瞳神,则视物不明;或由阴精亏损,血脉不充,血液运行不畅,或气虚不能推动血液运行,瘀血阻滞脉络;更或有肝胆气郁、肝窍脉络阻滞而成血管瘤。瘀久又可化热,加之肝肾阴虚、阴虚阳亢、肝火上炎,血为热迫,离经妄行,发为诸多眼疾。《素问·金匮真言论》言:"开窍于目,藏精于肝。"《灵枢·脉度》曰:"肝气通于目,肝和则目能辨五色矣。"《素问·五脏生成》言:"肝受血而能视。"以上论述表明,肝脏的精气通于目窍,视力的强弱和肝是有直接关系的。如肝血不足,目失所养,就会出现两眼干涩,视力减退或夜盲;肝火上炎,常见目赤多泪。因此,从脏腑辨证而言,不少眼病多被认为与肝有关,治疗眼病当从治肝入手。

吕仁和在长期的临床实践中发现,糖尿病眼病的病变与情志关系最为密切,多因情绪变化剧烈时出现视网膜病变或原有病变加重。因此,吕仁和对消渴病眼病的治疗,强调在综合治疗的基础上,注意对患者进行心理疏导和情绪调节。告知消渴病眼病患者,开朗、乐观的情绪态度有助于症状的缓解和疾病的治疗;循循善诱,引导患者找到自己的兴趣,如唱歌、跳舞、观看娱乐性强的节目如相声、小品等,或者说说笑话,等等。患者经过上述指导,往往能够改善不良情绪,利于包括血糖在内的各项指标的控制,对消渴病眼病的改善也很有益处。同时,由于糖尿病眼病关键在于预防和早期治疗,应告知患者注意以下几点:30岁以上的人群,在初次发现糖尿病时,应请眼科医生对眼睛进行全面检查,包括视力、晶状体、眼底等;患者要定期随访,了解眼部病变的情况,并及时听从医生的诊疗意见;若突然发现视力下降或失明,应尽快就医,不要延误诊疗时机。

同时,糖尿病眼病还应特别注意饮食治疗,如:①限制主食量,但不能过分,以免造成饥饿状态;②要少吃多餐;③忌食各类糖类和甜食食品;④多食茎叶类蔬菜,多食粗纤维类,低脂肪饮食;⑤限制食用油脂、动物脂肪及胆固醇较多食品;⑥禁止饮酒,特别是烈性酒;⑦枸杞子、山药、荠菜可煎汤代茶,经常服用,利于血糖、血压的控制和全身状况的改善。

消渴病是一种终生性疾病，其病程长、变化多，病久夹瘀且多气郁。肝开窍于目，肝主气。本例患者素有烦躁易怒，肝气不舒，郁而化热，肝火上炎，血为热迫，溢于脉外。吕仁和治疗此类患者常用四逆散加减。习用醋柴胡，因醋炒可加速入肝；赤芍、白芍同用，以既可柔肝，又可凉血活血；枳壳、枳实同用，使郁滞之气肃降，以免单用枳实下气破结而中、上焦之气不能下降形成下虚上实。组方为加味四逆散，药用醋柴胡 6～10g，赤芍、白芍各 15～30g，枳壳、枳实各 3～10g，炙甘草 3～6g。体弱便溏者用较小量，体壮便干者用较大量。

（四）糖尿病性周围神经病变验案

张某，男，59岁。1999年6月16日初诊。

主因发现血糖升高4年，双下肢麻木疼痛1个月余就诊。现病史：患者1995年血糖升高，明确诊断为2型糖尿病，服用盐酸二甲双胍肠溶片和美吡哒各1片，每日3次。未规律监测血糖。1个月前出现双下肢麻木伴疼痛，现寻求中医治疗。刻下症见口干，乏力，双下肢麻木、疼痛伴有烧灼感，手颤，视物昏花，肝区时疼痛不适。大便干稀不调。既往患高血压病、高脂血症、眼底动脉血管瘤。吸烟史20余年。查体：身高178cm，体重77kg。中医望、闻、切诊：舌暗，苔黄，脉弦。西医诊断：2型糖尿病，糖尿病性周围神经病变，高血压病，高脂血症，眼底动脉血管瘤。中医辨证：肝肾亏虚，瘀血阻络。治法：调补肝肾，消癥通络。处方以脊瓜汤加减。具体药物：狗脊10g，续断10g，木瓜10g，牛膝15g，鬼箭羽10g，夏枯草10g，莪术10g，女贞子10g，生黄芪20g，当归10g，赤芍10g，牡丹皮15g，刺猬皮10g，蜈蚣3条。30剂，每日1剂，水煎，早晚分服。医嘱：①调整饮食结构：少食鸡、鸭、鱼、肉、海鲜等，多食萝卜、豆芽菜、绿豆。②调整生活习惯：减少烟酒，最好戒掉。③保持心情愉悦。

2000年2月10日二诊：患者自述8个月来严格遵守医嘱，进行饮食调整，少食肉类，多食蔬菜，并戒断烟酒，保持心情舒畅，体重已降至74kg。面红、口唇干、双下肢麻木疼痛、手抖、视物模糊等症状均明显缓解。肝区不适感较前明显减轻。自服四神丸后大便正常，量稍多则便干。舌淡红，苔黄，脉略沉。调整处方：茵陈30g，栀子10g，丹皮15g，丹参15g，赤芍15g，白芍15g，木香10g，苍术10g，玄参30g，知母10g，夏枯草10g，鬼箭羽20g。14剂，服法同前。

2000年3月10日三诊：患者自诉服药后诸症缓解，无明显口干、肢体麻木，续服前方。

随访患者2年余，血糖控制较平稳，空腹血糖波动在6mmol/L左右，症状稳定。

【按语】

《类证治裁》云"气血凝涩，久而成痹"，指出"消渴痹证"是消渴病迁延不愈，久病入络所致。《证治汇补》言："麻木因荣卫之行涩，经络凝滞所致，其症多见于手足者。"表明糖尿病日久络脉不通，肢体失养故有手足麻痛等症。《外台秘要》言"风湿毒气与血气相搏……故疼痛"，病邪入于血络，影响气的正常运行，表现为气血瘀滞后的麻木、疼痛等症状。《素问·通评虚实论》把消瘅与痿、厥、仆击、偏枯等并称，《古今录验方》更明确指出肾消病"但腿肿脚先瘦小"，这些皆为糖尿病周围神经病变的有关记载。综观古今所论，本症当属于消渴病继发于麻木、痿、厥等病证，吕仁和习惯统称为"消渴病痹痿"。中医有"久病入络"之说，在糖尿病日久、正虚的基础上，痰湿瘀血等病理产物聚集于肢体络脉，导致气血不能达于四末，因而络脉痹阻是糖尿病周围神经病变的典型病变。

分析此病例，本案患者消渴病日久，内热伤阴耗气，阴虚、气虚、气阴两虚，甚至阴阳俱虚，气虚帅血无力、阴虚脉络不荣、阳虚温通无力均能导致血瘀，经络痹阻，气血不能濡养四肢，阳气不能布达四末而致下肢麻木。又因消渴病日久，损伤肝肾，故亦与肝肾亏虚、筋骨失养有关。治宜调补肝肾，消癥通络。故初诊时以脊瓜汤加减化裁。方中重用狗脊、续断、牛膝、木瓜补益肝肾，强壮腰膝，通活督脉、任脉、冲脉、带脉和足太阳膀胱经、足少阴肾经、足太阴脾经等周身脉络，续断、川牛膝兼有活血化瘀之功用；鬼箭羽素有"鬼箭、神箭"之称，破血通经效力非常；莪术功善破气消坚而消癥通络；虫类药物刺猬皮、蜈蚣搜剔络脉，消散瘀血。生黄芪、当归、牡丹皮、赤芍共用也为益气活血之意。夏枯草入肝、胆二经，可息肝风，引经络，清上补下；女贞子滋阴补肾，强腰壮骨。诸药合用，消渴病痿痹之症状减轻。后方继以清热活血，并增强滋阴之力，巩固疗效。

【跟诊手记】

糖尿病周围神经病变是糖尿病常见的并发症之一，以四肢末梢对称性麻木、疼痛、感觉异常或肢体软弱无力、步履困难等为主要表现。吕仁和称本病为"消渴病痹痿"，表明本病由消渴病而起，同时概括其临床表现以痹证、痿证，或两者并见。其病机为消渴期上溢之甘气（血糖）不能解除，久之转为陈气。陈气不除，复加怒气上逆，胸中蓄积，血气逆留，髋皮充肌，血脉不行，络脉瘀阻，"不通则痛"。消瘅期病性为虚实夹杂，根据"以虚定型，以实定候"之法，肝肾阴虚则应益肾、柔肝以治本虚，瘀血阻络则应破血消癥以去标实。吕仁和主张将"消渴病痹痿"分为早、中、晚三期，在明确分期的基础上辨证论治。早期治疗以益气养阴、活血通络为重点，药物可用太子参15g，麦冬10g，五味子10g，丹参30g，赤芍30g等加减；中期治疗以补益肝肾、破血逐瘀为重点，药物可用桑寄生10g，狗脊15g，川续断10g，川芎15g，土鳖虫3g，蜈蚣6g等加减；晚期治疗以温补脾肾、化痰消瘀通络为主，药物可用生黄芪20g，肉桂3g，附子6g，地黄20g，牛膝30g，蜈蚣6g，土鳖虫3g等加减。基于对病分型辨证论治思路，本病可分为三证，并随病情轻重及证候加减用药。气阴两虚、风湿痹阻证，治当益气养阴、祛风除湿，方用生脉散加味；肝肾阴虚、血脉瘀阻证，治当补益肝肾、破血逐瘀、搜剔经络，方用脊瓜汤加味；脾肾阳虚、痰瘀阻络证，治当温补脾肾、化痰消瘀通络，方可用肾气丸加益气活血通络之药。另外，配合中药外治溻渍疗法以及针灸治疗等，也有一定疗效。

（五）糖尿病足验案

陈某，男，70岁。1996年5月16日初诊。

主因发现血糖升高20余年，伴双足趾紫暗4个月余就诊。现病史：患者于1975年发现并诊断为"1型糖尿病"，规律使用胰岛素控制血糖，其血糖、血脂、体重基本正常，但自觉有口渴多饮、手足心热等症状。患者于1996年1月开始出现手足麻木，怕冷，逐渐双足小趾紫暗并有间歇性跛行发生，现寻求中医治疗。刻下症：口渴多饮、手足麻木，双足皮肤色暗、发凉，双足小趾紫暗但未破溃，纳可，眠一般，二便正常。辅助检查：空腹血糖7.6mmol/L，餐后2小时血糖10.6mmol/L，下肢体位试验（＋）。查体：双足皮肤色暗、发凉，双足小趾紫暗但未破溃，双足背动脉搏动减弱。中医望、闻、切诊：舌暗有裂纹、苔黄，脉沉细涩。西医诊断：1型糖尿病，糖尿病足。中医诊断：消渴病坏疽。中医辨证：阴伤化热，瘀阻寒凝。治法：内服以养阴清热、化瘀通络，外用以温通散寒。内服方：细生地黄30g，玄参30g，黄柏10g，牛膝30g，木瓜30g，丹参30g，莪术10g，三七粉3g（冲服），水煎服，每日1剂，分2次服。外洗方：川乌30g，草乌30g，伸筋草30g，芒硝30g，苏木30g。水煎外洗，每日1剂，熏洗3次。继续用胰岛素控制血糖，带药回家治疗。

1996年10月28日二诊：患者诉上方内服及外用各12剂后，口渴多饮、手足心热等减轻，双足小趾紫暗部分脱厚皮一层，但无破溃。继续内服及外洗10剂后，双小趾又脱厚皮一层，紫黑部分全部消失，双小趾呈嫩红色，此后间歇性跛行、手足麻木、怕冷等症均明显好转。自己停用外洗药。坚持服用内服药共45剂，双足小趾皮色完全恢复正常，间歇性跛行消失，双足背动脉搏动增强，经多普勒超声检查：左、右足背动脉内径分别为0.18cm、0.20cm，左、右足背动脉血流量分别为6.48mL/min、8.46mL/min。

随访患者5年余，嘱其坚持用胰岛素控制血糖，间断服用中药，以防其他并发症发生。

【按语】

《灵枢·痈疽》曰："发于足趾名脱疽，其状赤黑，死不治；不赤黑不死，不衰急斩之，不则死矣。"《金匮要略·血痹虚劳脉证并治》指出："血痹，阴阳俱微。""外证身体不仁，如风痹状。"《医宗金鉴》指出："未发疽之先，烦躁发热，颇类消渴，日久始发此患。"《中医临床诊疗术语》以"厉疽"对应称之，其险恶之候正如《疡科心得集》云："此证形势虽小，其恶甚大。"糖尿病足是本虚标实之症，本虚为气、血、阴、阳虚损，标实为瘀血、湿热、热毒、寒湿等病理产物为其标，瘀血在本病致病中有重要作用；且消渴患者素体禀赋不足，五脏柔弱，故临证辨治要注意整体辨证与局部辨证相结合。在临床实践中可以看到，糖尿病足患者的全身表现与患足局部症状有时并不统一，虽然全身表现为虚象，但局部表现却可能是实证，故对扶正药物与祛邪药物的选择，有时是并用，有时则根据正邪之轻重而有主次之分，或以祛邪为主，或以扶正为主，或扶正祛邪并重。

分析此病例，本案患者属于糖尿病足中晚期，因正气不足，阴阳俱虚，糖尿病的病程较长，耗伤正气，病性为虚实夹杂，以致后期阴损及阳，阴阳两虚，阳气不能敷布温煦，致肢端阴伤化热，寒凝瘀阻血脉而成。治宜养阴清热、化瘀通络。故初诊时以内服生地黄、玄参大补阴液，黄柏清热，牛膝、木瓜通经活络，丹参、莪术、三七粉、血竭粉、水蛭粉活血通经；外以川乌、草乌温经散寒，伸筋草、芒硝、苏木通经活络。内外同调使患者得到康复。

【跟诊手记】

糖尿病足属中医"消渴病"继发的"血痹""脱疽""筋疽"等范畴。其病机复杂，在气虚、阴虚、气阴两虚，甚至阴阳俱虚的基础上，脉络瘀结，是其发病基础。而热毒壅郁，或湿热邪毒壅滞，则致肢端坏疽。吕仁和治疗糖尿病足，重视在分期基础上，辨证论治。早期气阴两虚、脉络不和，治当益气养血、活血通络；阳虚血瘀，治当温经通阳、活血化瘀；热毒炽盛，治当清热解毒、消肿。中期气血亏虚、湿毒内蕴，治当益气养血、清化湿毒；热毒炽盛、胃肠结热，治当清热解毒、通腑泄热；阳气亏虚、脉络闭阻，治当温通阳气、化瘀通脉。晚期肝肾阴虚、痰瘀互阻，治当调补肝肾、活血化瘀祛痰；脾肾阳虚、经脉不通，治当调补脾肾、活血通脉；气血阴阳俱虚，痰瘀湿毒互阻，治当补益气血阴阳、化痰祛瘀、解毒祛湿。其他治疗，包括外敷法、箍围、溻渍、熏洗等中药外治，局部清创等外治技术，也值得重视。另外，吕仁和强调要重视运用外治法治疗糖尿病足溃疡。其中，常用的中医外治法以清热解毒法为主，其次为理气活血化瘀法，也有清热解毒及收敛生肌法同时应用者。应用药物以大黄、黄柏为多，紫草、苦参为次。所采用的剂型，有外洗剂、湿敷剂、散剂等。

（六）糖尿病性心脏病验案

芦某，女，43 岁。2005 年 11 月 20 日初诊。

患者主因发现血糖升高 14 年，水肿反复发作 5 年，胸闷 7 日就诊。现病史：患者于 1991 年明确诊断为糖尿病，2000 年因下肢水肿，查血肌酐升高，诊断为糖尿病肾病，2003 年始行腹膜透析治疗。7 日前无明显诱因出现胸闷、憋气，动后尤甚，无咳嗽、咯痰。现寻求中医治疗。刻下症：胸闷、憋气，活动后气短，乏力，面色㿠白，视物模糊，皮肤瘙痒，尿少，下肢轻度水肿。辅助检查：尿常规示尿蛋白（＋），血肌酐 469μmol/L，尿素氮 19.14mmol/L。中医望、闻、切诊：舌淡胖，苔薄白，脉沉。西医诊断：糖尿病，糖尿病肾病Ⅴ期，慢性肾功能不全，衰竭期；糖尿病性心肌病，慢性心功能不全。中医诊断：消渴病肾病，消渴病心病。中医辨证：气血阴阳俱虚，浊毒内停。治法：泻肺利水，调补心肾。处方：葶苈大枣泻肺汤加味。具体药物：酒大黄 10g（后下），菊花 10g，枸杞子 10g，泽兰 30g，泽泻 30g，车前子 30g（包），葶苈子 30g，狗脊 10g，川牛膝 20g，川芎 15g，太子参 30g，香附 10g，乌药 10g，生甘草 10g，14 剂，水煎服，早晚分服。医嘱：少进肉食，多食牛奶、蛋清。并避免劳累，保持良好的心态。

2005 年 12 月 26 日二诊：患者自行服前方 1 个月后，水肿减退，胸闷、憋气减轻。血肌酐下降至 313μmol/L。疗效明显，继用前方治疗，14 剂，煎服法同前。

2006 年 1 月 10 日三诊：患者自诉服药后症状好转，血肌酐波动在 300μmol/L，继用前方。

随诊 3 年余，患者规律服药，未诉明显不适。

【按语】

《灵枢·本脏》云："心脆则善病消瘅热中。"《灵枢·邪气脏腑病形》云："（心脉）微小为消瘅。"指出先天禀赋不足，心脏脆弱，可能是消渴病心病发病的重要内在因素。如果素体"心脆",就容易继发心病。《素问·通评虚实论》云:"凡治消瘅、仆击、偏枯、痿厥,气满发逆,肥贵人则高粱之疾也。"指出过食肥甘厚腻,饮食不节,伤及脾胃,旁及他脏,可发生消瘅,"气满发逆"可见于心脏病心功能不全患者。《灵枢·五变》云:"怒则气上逆,胸中蓄积,血气逆留,髋皮充肌,血脉不行……故为消瘅。"指出消瘅发病与急躁易怒相关,发病有"血脉不行"的机制。另外,张仲景《金匮要略·消渴小便利淋病脉证并治》指出:"厥阴之为病,消渴,气上撞心,心中疼热。"巢元方在《诸病源候论·消渴候》中更指出:"厥阴之病,消渴重,心中疼。"提示消渴病可有心疼表现。此"心中疼"不排除是消渴病心病症状的可能。消渴病心病是消渴病日久,失治误治,病情发展的结果,属于"消渴病"之消瘅期,即糖尿病并发症阶段。其病位在心,发病与肝、肾、脾(胃)诸脏有关,是在气血阴阳失调基础上,出现心气、心阴、心阳不足,甚至阴阳俱虚,以致心阳虚衰,导致气滞、血瘀、痰浊、寒凝等痹阻心脉。病机特点是"热""虚""瘀"相兼,证候以气阴两虚、痰瘀互结、心脉痹阻证最为多见。

分析此病例,本案患者因消渴病久治不愈,邪热耗气伤阴,久病必瘀,久病必虚,心气阴两虚,心肾之络脉瘀阻,心体、肾体皆受损,心用失常导致消渴病心病,肾用失常则导致消渴病肾病。气阴不足,心气虚衰,日久心阴心阳俱虚,又可出现水气不化、饮邪内停的证候,从而表现为咳逆倚息不能平卧、面目肢体水肿等支饮水肿危候。该病属本虚标实、虚实夹杂之证,本虚为阴阳俱虚,标实多为浊毒内停兼夹水饮。治宜泻肺利水,调补心肾。故初诊时取葶苈大枣泻肺汤之意,以泻肺利水,去其标实而养心。川芎活血益气以养心,香附、乌药行气消滞以养心肾,酒大黄泄浊保肾以益心,应用川牛膝通畅肾经、膀胱经等经络以解上下不通、隔塞闭绝之弊。再用枸杞子滋补肝肾、益精明目,生甘草调和、补中。药后血肌酐显著下降、诸症缓解,正是调补得法、经络疏通、浊毒清利之功。

【跟诊手记】

糖尿病性心脏病,包括糖尿病性冠心病、糖尿病心脏周围神经病变、糖尿病性心肌病，可表现为心胸憋闷疼痛、心悸、水肿等，吕仁和主张统称为"消渴病心病"。其证候特点是本虚标实。早期本虚证多表现为阴虚、气阴两虚，标实证包括血瘀、气滞、湿热、热毒等四候；晚期本虚证多表现为阳虚，或阴阳俱虚，标实证除了可见早期四候，还可见痰浊中阻、水饮内停、阴寒凝滞等七候。其中，气阴两虚、痰瘀阻滞心脉证候最为多见。所以关于临床诊治，吕仁和将消渴病心病分为早、晚两期，主张在分期辨证的基础上，以本虚定证型，以标实定证候，强调针对患者具体病情进行分期辨证论治。早期主要病理改变，包括心脏自主神经病变和心肌、心内微血管病变。针对早期的患者，吕仁和提出要加强心理教育，使患者及家属了解，本期虽自觉症状少，但已是心脏并发症的开始，而且容易伴发其他并发症，所以应该引起重视。运动方面，活动量以中等及轻体力劳动为主，应该避免重体力劳动和剧烈运动。饮食方面，应据体型供给合理热量，并依据肾功能情况，确定饮食中植物蛋白的摄入。降糖西药可酌情选用磺脲类药物、双胍类药物、葡萄糖苷酶抑制剂、胰岛素等。糖尿病合并心脏病患者，应特别注意避免低血糖发生，控制血糖的原则是"宁高勿低"。糖尿病心脏病晚期病理改变的主要特点是心脏大血管病变。对糖尿病心脏病晚期患者，应该进行病前宣教，使患者与家属了解大血管出现病理改变的潜在危险，同时劝服患者放下思想负担，鼓励其把生活安排好，经常保持乐观的情绪，如此必有利于生存质量的提高和生存时间的延长。活动量应以轻度活动为主，量力而行，绝不可强忍、硬撑，可选择内养功练习，从而调息运气，放松入静，使全身经络疏通，气血流畅。饮食方面，总热量可据体型和活动量而定，蛋白的摄入则依肾功能而定。使用口服降糖药物或胰岛素控制血糖，亦应注意避免低血糖的出现。

（七）糖尿病并发急性脑血管验案

李某，女，43 岁。2002 年 3 月 26 日初诊。

主因口渴 10 年，伴半身不遂、语言艰涩 3 周来诊。现病史：患者 10 年前无明显诱因出现口渴，就诊于当地社区医院，诊断为"2 型糖尿病"。后长期服用磺脲类、双胍类降糖药，血糖控制较差。3周前无明显诱因出现半身不遂、神志恍惚、时清时寐、不能言语等症状，查颅脑CT示多发性腔隙性脑梗死，前来就诊。刻下见半身不遂，神志恍惚，时清时寐，不能言语，低热，喉中有痰声，大便数日未行，小便自遗。既往史：高血压病史10年，长期服用降压药，血压控制不佳；冠心病、脑梗死病史3年。辅助检查：不详。中医望、闻、切诊：形体偏胖，颜面潮红，舌质暗红，苔黄厚腻，脉象弦滑略数。西医诊断：多发性腔隙性脑梗死，糖尿病，冠心病，高血压病。中医诊断：消渴病脑病。中医辨证：阴虚阳亢，痰热腑实，清窍不利。治法：滋阴潜阳，化痰清热，通腑开窍。处方以星蒌承气汤加减。具体药物：瓜蒌18g，胆南星12g，生地黄25g，沙参15g，玄参25g，丹参15g，葛根25g，生大黄12g，玉竹15g，豨莶草25g，桑枝25g，全蝎6g，地龙12g，水蛭12g，土鳖虫9g，蝉蜕9g，僵蚕9g，鲜竹沥水90mL（另兑），羚羊角粉3g（冲服）。3剂，每日1剂，水煎，早晚分服。配合静脉滴注醒脑静、吡拉西坦（脑复康）等西药对症治疗，调整降压药用量，并改用皮下注射胰岛素控制血糖。

2002年3月29日二诊：服药2剂后大便1次，后得畅泻，精神症状明显好转，对答切题，但语言艰涩。效不更方。

2002年4月12日三诊：服药后大便通畅，神志清楚，能正确对答，肢体症状也明显好转，可自己散步。原方去羚羊角粉，停鲜竹沥水，生大黄改熟大黄，加鸡血藤30g，木瓜15g，继用。

2002年4月16日四诊：患者因情绪激动，突发意识障碍，喃喃自语，反复重复一句话，目光呆滞，答非所问，舌暗红，苔腻略黄，急给予安宫牛黄丸1丸，并配合静脉滴注醒脑静等，又治疗1个月余，病情逐渐稳定，精神和肢体症状基本消失，语言略欠流利，多语。建议出院。

1年后来门诊随诊，病情平稳，唯因未能控制饮食，复查血糖仍欠满意。

【按语】

李杲的《兰室秘藏》指出，消渴病患者有"上下齿皆麻，舌根强硬、肿痛……四肢痿弱……喜怒健忘"等糖尿病脑血管病的表现。明代戴思恭的

《证治要诀·消瘅》更是指出："三消久之，精血既亏，或目无见，或手足偏废，如风疾非风。"消渴病阴虚燥热日久，伤阴耗气，加之劳倦内伤，忧思恼怒，嗜食肥甘厚味，变生痰瘀，痰热内蕴，风痰瘀血，上犯清窍，神气闭阻所致。消渴病日久，气阴两虚，气虚运血无力、运化无力，变生痰瘀阻于脑脉，窍络窒塞，气血不相续接，神机失用；或夹风动肝，风痰瘀血，上犯清窍，闭脑而卒中；或痰瘀蕴积日久酿生浊毒，毒损脑络，神机失用。

　　分析此病例，本案患者为多发腔隙性脑梗死，具有半身不遂、语言艰涩等典型中风症状，但发病 3 周后才就诊，已是失治，并继发肺部感染。从分期辨证方法认识其病情，属于中风急性期，病性为本虚标实，治疗主要以滋阴潜阳、化痰清热、通腑开窍为主，标本兼治，选用星蒌承气汤为基础方。痰热腑实证是缺血性中风急性期常见的证型之一，而化痰通腑法的代表方星蒌承气汤是治疗中风急性期痰热腑实证的代表性方剂。其组方中，芒硝、生大黄清热解毒、泻下攻积、软坚散结，胆南星息风定惊，全瓜蒌润肺化痰、润肠通便、清热散结。诸药合用，通腑化痰、行气通络、活血解毒。故初诊辨证为阴虚阳亢，痰热腑实，清窍不利；治以滋阴潜阳、化痰清热、通腑开窍的星蒌承气汤为基础方，加用生地黄、沙参、玄参等药育阴增液，丹参、葛根、地龙、水蛭、土鳖虫等活血化瘀通络。其中，桑枝最能舒筋活络，善走肢体，全蝎最能搜风通络，善走舌络，皆为吕仁和临床常用。至于治疗过程中出现病情反复者，与情绪波动有关，或为情志影响血压，再次发生脑血管病变加重，急投安宫牛黄丸等总归平复，实属不易。

【跟诊手记】

　　糖尿病脑血管病早期可表现为脑动脉硬化，一旦急性发作，则为急性脑血管病，中医称为"中风"，吕仁和称为"消渴病脑病"。作为消渴病并发症，本病归于"消瘅"范畴，失于治疗会导致偏瘫、失语、痴呆等一系列后遗症。糖尿病脑血管病的发病阶段不同，病机侧重点不同，吕仁和强调，治疗糖尿病脑血管病必须在分期的基础上辨证论治，他将中风分为中风先兆期、急性期和后遗症期，急性期又分为中经络和中脏腑。

　　中风先兆期常以眩晕为主症，病位在脑，是上盛下虚、本虚标实之证，常由脑髓空虚失养，或兼痰瘀痹阻脑络引起，与肝、脾、肾功能失调有关。常见证型有肝阳上亢证、痰湿内阻证、气虚血瘀证、肾虚精亏证。因于肝阳上亢者，应以天麻钩藤饮平肝潜阳；因于痰浊内阻者，施半夏白术天麻汤；若气虚血瘀者，应以补阳还五汤益气活血通络；肾虚精亏者，应以河车大造丸补肾益精通络。此外，若气血亏虚者，当用归脾汤补养气血；肝肾阴虚者，应以左归丸滋养填精；证属瘀阻脑络者，可选用通窍活血汤加减。

中风急性期，病位在脑，常涉及心、肝、肾、脾；其病机多为气血逆乱导致脑脉痹阻，或血溢脉外；其病性本虚标实，本为肝肾阴虚、气血衰少，标为风火相煽、痰湿壅盛、瘀血阻滞。临床按照脑髓神机受损的轻重和有无神识昏蒙分为中经络与中脏腑两大病类；辨证治疗应结合中经络还是中脏腑，分别予平肝息风、清化痰热、化痰通腑、活血通络、醒神开窍、育阴息风、益气活血等法。中经络期，常见风痰阻络、痰热腑实、气虚血瘀、阴虚风动之证，分别选用导痰汤、牵正散、星蒌承气汤、补阳还五汤、大定风珠等汤；中脏腑者，常选用镇肝熄风汤、导痰汤、安宫牛黄丸、至宝丹、涤痰汤、苏合香丸、参附汤等汤。

中风后遗症期常虚瘀并存，或后遗半身偏瘫，或后遗失语，口舌歪斜，痴呆，震颤，多为本虚标实、虚实夹杂之证，临床辨证施治首当分清标本虚实。常用方如补阳还五汤、地黄饮子等，吕仁和常随症加用全蝎、蜈蚣、地龙等搜风通络之药，并配合针灸、按摩等综合治疗。

吕仁和在临床上不仅重视分阶段分析病机，还非常重视明辨证候的标本虚实。中风病虚证以阴虚、气虚、肝虚、肾虚、脾虚证候出现率高，急性期以阴虚证多，后遗症期以气虚证多，恢复期兼而有之。实证以瘀血、气郁贯穿始终，早期多痰热、胃肠结热，晚期多痰湿；急性期应重视养阴，清热化痰，行气通腑；后遗症期则重视益气固本、温化痰湿、活血化瘀。

（八）糖尿病神经源性膀胱验案

黄某，女，72 岁。2009 年 11 月 13 日初诊。

主因发现肾积水 5 个月，伴排尿困难 2 个月余。现病史：患者 2009 年

6月体检发现左肾积水，无明显不适。9月24日于外院查腹部B超：左肾积水（大量）伴左侧输尿管扩张。9月28日查泌尿系MRI：神经源性膀胱。同时发现血糖升高，外院诊断为2型糖尿病、神经源性膀胱。2009年底查膀胱残余尿B超：排尿后残余尿约841mL，左肾盂轻度积水。建议膀胱造瘘并留置导尿，减轻肾脏负担。患者拒绝造瘘，寻求中医治疗，求治于吕仁和门诊。刻下症见小腹胀满，饭后尤甚，排尿困难，白天小便量少，夜尿频多，无腰酸、腰痛，咽痒，汗出，纳可，眠差，大便每日1行，双下肢轻度水肿。患者情绪急躁，焦虑不安，舌红，苔薄黄腻，脉细数。既往有风湿性心脏病病史10余年，高血压病史8年，甲状腺功能减退病史2年，房颤病史2年。辅助检查（具体时间不详）：血肌酐90μmol/L，尿素氮7.1mmol/L，尿酸475μmol/L。MRI：左肾输尿管积水，梗阻位于输尿管膀胱入口；神经源性膀胱。CT：左肾输尿管积水，神经源性膀胱，双肾囊肿。西医诊断：2型糖尿病，神经源性膀胱，双肾囊肿，风湿性心脏病，心房纤颤，高血压病，甲状腺功能减退。中医诊断：消渴病癃闭（早期）。中医辨证：湿热下注，气机郁滞，肝脾肾虚。治法：清利湿热，兼补脾肾。处方以八正散加减。具体药物：石韦30g，瞿麦10g，萹蓄10g，川牛膝30g，木瓜30g，荔枝核10g，橘核10g，狗脊10g，川续断10g，连翘30g，郁金10g，木蝴蝶10g，生甘草10g。14剂，每日1剂，水煎，早晚分服。医嘱：放松精神，避免劳累，应用"二五八"方案，定期监测血糖、尿量、B超和肾功能，赠言"智慧的沐浴，思辨的快乐"。

2009年11月24日二诊：白天小便量少，夜尿频多，残余尿为823mL。考虑脾肾气虚兼血瘀，调整处方：在初诊处方基础上去瞿麦、萹蓄、木瓜、连翘、郁金，加柴胡10g，刺猬皮10g，穿山甲10g，太子参30g，白芍30g。14剂，每日1剂，水煎，早晚分服。

2009年12月8日三诊：尿量少，小便不畅，残余尿585mL。上方加冬葵子20g，夏枯草10g，瞿麦10g，鬼箭羽20g，萹蓄10g。7剂，每日1剂，水煎，早晚分服。

2009年12月14日四诊：小便不利较前改善，情绪紧张时加重，12月

8 日方加生黄芪 30g，柴胡 10g，白术 10g。14 剂，每日 1 剂，水煎，早晚分服。

2010 年 2 月 1 日五诊：小便量少，排尿不畅，每天尿量 800～1000mL，乏力，口干口苦，无腹胀及双下肢水肿，纳可，眠差，大便三四日一行。舌暗红，苔黄，脉沉细。考虑为消渴病癃闭（中期），中气下陷、脾肾两虚。处方以补中益气汤加减。具体药物：生黄芪 30g，白术 15g，陈皮 10g，升麻 10g，柴胡 10g，太子参 30g，当归 10g，香附 10g，乌药 10g，荔枝核 10g，橘核 10g，石韦 30g，知母 10g，黄柏 10g，牡丹皮 30g，刺猬皮 10g，赤芍 30g，蜈蚣 5g。14 剂，每日 1 剂，水煎，早晚分服。

2010 年 2 月 25 日六诊：复查膀胱残余尿 B 超显示 209mL。2 月 1 日方去荔枝核、橘核、刺猬皮、蜈蚣。7 剂，每日 1 剂，水煎，早晚分服。

后以补中益气汤加减治疗多年，残余尿波动在 100～300mL。至 2016 年 3 月 24 日，膀胱残余尿 B 超显示 386mL。血肌酐 73.1μmol/L，尿素氮 6.17mmol/L，血尿酸 344μmol/L。病情平稳。

【按语】

《圣济总录》云："消渴日久，肾气受伤，肾主水，肾气衰竭，气化失常，开阖失司。"由此可见，消渴病日久、肾气受损是本病之内因。因患者年老体弱或久病体虚，劳欲过度，损耗肾阴，导致阴虚火旺，上蒸肺胃，发为消渴病。肾阴不足，湿热凝结，引起膀胱气化失常，发为癃闭。消渴病日久，久病及肾，肾阳不足，命门火衰，膀胱气化无权，则溺不得出，此所谓"无阳则阴无以生"。另外，消渴病日久，情志不畅，肝郁气滞，失于疏泄，以致膀胱气化不利，则少腹作胀，小便量少。故本病乃本虚标实之证，病位在肾与膀胱，与脾关系密切，以脾肾亏虚为本，湿热、气郁为标。

分析此病例，本案患者初诊时残余尿约 841mL，症见小腹胀满，饭后尤甚，排尿困难，白天小便量少，夜尿频多，情绪急躁，咽痒，汗出，纳可，眠差，双下肢轻度水肿。舌红，苔薄黄腻，脉细数。本病乃本虚标实之证，病位在肾与膀胱，与脾关系密切，以脾肾亏虚为本，湿热、气郁为标。故初诊时在八正散清热泻火、利水通淋的基础上，加川牛膝、荔枝核、狗脊、川续断滋补肝肾，连翘、木蝴蝶清热利咽，木瓜、橘核行气和胃，郁金理气解郁。二诊时考虑患者脾肾气虚兼气滞血瘀，调整处方。加柴胡、刺猬皮、穿山甲行气活血；太子参以补开塞、补气生津；白芍为佐，收敛气阴，以防行气耗气之力太过。三诊时。残余尿585mL，尿量少，小便不畅，上方加冬葵子利水通淋，鬼箭羽破血通经。四诊时。小便不利较前改善，情绪紧张时加重，故加柴胡、生黄芪、白术行气补气。四诊、五诊间隔两月，患者出现乏力，口干口苦，眠差，大便三四日一行，舌暗红，苔黄，脉沉细，考虑为脾肾两虚，以补中益气汤升阳举陷，加以凉血通经。六诊时复查膀胱残余尿示209mL，2月1日方去荔枝核、橘核、刺猬皮、蜈蚣，治以补益脾肾为主。后患者多年病情平稳。

【跟诊手记】

糖尿病神经源性膀胱表现为膀胱平滑肌麻痹，排尿功能异常，以致尿潴留或尿失禁，属于中医消渴病继发"癃闭"的范畴。糖尿病神经源性膀胱是糖尿病常见的慢性并发症之一，发病率为40%～80%，主要原因是糖尿病自主神经病变，即交感和副交感神经受损。副交感神经受损，可引起膀胱收缩力减弱；交感神经受损可影响膀胱三角肌和膀胱内括约肌，增加排尿阻力，导致患者排尿功能异常。本病以膀胱感觉损伤、膀胱容量增加、逼尿肌收缩减退、残余尿量增加为特点，起病隐匿。早期无明显症状，偶尔生气或着急时出现排尿间隔延长，中期会出现逼尿肌受累，尿流变弱，排尿费力，排尿时间延长，多次排尿后仍余沥不尽，残余尿为20～1000mL不等。晚期可出现尿潴留、反流性肾盂积液，以及因残余尿引流不畅导致的尿路感染，日久会引起肾衰竭。

吕仁和认为消渴病癃闭的病因不仅与膀胱湿热阻滞、气机不利有关，也与肝、脾、肾、三焦功能密切联系。随着病情进展，逐渐由邪气亢盛转为正气虚损，可表现为脾虚气陷、肾阴亏损，最终导致脾肾阳虚、肾元受损、气化无权，出现肾脏衰竭。邪气盛、标实证为主时，应先祛邪治标，但应注意固护根本、养护脾肾；病程日久，年迈体虚，则易转变为正气不足，应健脾补肾，兼以理气清热、利湿祛邪；气虚不运、阴虚血滞、湿热阻滞，日久则

50

累及络脉，导致血瘀，故治应活血通络。

对于本病，吕仁和比较注重热伤气阴、气滞血瘀的病机，提出清热、护阴、理气、通络治法。其采用对病论治，以益气养阴、行气化痰、活血通脉为法，组方"止消通脉宁"，此方对糖尿病微血管并发症有较好疗效。方用黄芪、玄参益气养阴，枳实行气化痰，葛根、莪术、大黄活血通脉，兼有解郁化痰、清热行滞之功。临证时根据病情灵活调整：有热者，表热用金银花、连翘解表清热，里热用黄连、大黄苦寒直折；阴伤者，护阴用芍药、鳖甲，养阴用生地黄、玄参；气滞者，升提用升麻、桔梗，降气用旋覆花、代赭石，通上焦用川芎、葛根，行中焦用香橼、佛手，理下焦用荔枝核、橘核，导滞用枳壳、枳实；瘀阻者，轻症用玫瑰花、川芎，中症用桃仁、红花，重症用三棱、莪术；水瘀互结者用泽兰、水红花子，络脉瘀结者用全蝎、蜈蚣。所以，一诊时予清利湿热，兼补脾肾，方以八正散加减。二诊时加刺猬皮温肾解郁，加穿山甲通经活络。穿山甲为通经要药。《本草纲目》云："穿山甲入厥阴、阳明经……盖此物穴山而居，寓水而食，出阴入阳，能窜经络，达于病所故也。"三诊时，更加鬼箭羽以破血通经，加夏枯草以清热散结，加冬葵子以利尿通淋。四诊时，因患者年老体虚，加黄芪、白术以助补气之力。五诊时，考虑患者虽诊断不久，但已有中晚期疾病表现，实为中期，遂改用补中益气汤加减。补中益气汤本为李东垣治疗中气不足、阴火内生证之方，吕仁和师其法而不泥其方，认为癃闭除了补肾，还需重视补益中气，以助"脾气散精"，使水道得通，水液下输膀胱，气化而出。以香附、乌药理气除胀，荔枝核、橘核行气散结，知母、黄柏以清余热，牡丹皮、赤芍以凉血活血，兼防化燥伤阴，用蜈蚣通经达络。诸药并用，虚实兼治，标本通调，方使病情平稳，取得较好的疗效。

（九）糖尿病合并尿路感染验案

刘某，女，48岁。2003年7月14日初诊。

主因发现血糖升高10余年，伴尿频、尿急、尿痛反复发作8年就诊。现病史：患者10余年体检时发现血糖升高，具体数值不详，患者无特殊不适，未予重视及诊治。8 年前无明显诱因出现尿频、尿急、尿痛，于当地医院就诊，诊断为"2 型糖尿病、泌尿系感染"，予口服抗生素及降糖药物治疗，具体药物不详。治疗后，患者自诉尿频、尿急、尿痛症状缓解，遂停用抗生素并间断服用降糖药物。此后患者尿频、尿急、尿痛情况常因过饱、进食辛辣及情志不畅而复发，自行口服抗生素后效果不佳，遂前来就诊。刻下见腰腿酸痛，心烦失眠，口干喜冷，尿频、尿急、尿痛，阴部瘙痒难忍，大便黏腻不爽，腹胀。既往史：高血压病史 5 年，血压最高达 170/90mmHg，现规律服用硝苯地平缓释片，血压控制尚可。辅助检查（2003 年 7 月 13 日）：尿常规示白细胞 2+，潜血 -，蛋白 -。中医望、闻、切诊：悲观失望面容，舌质暗红，苔黄厚腻，脉弦滑数。西医诊断：糖尿病合并尿路感染，高血压病。中医诊断：消渴病淋证。中医辨证：气滞血瘀，经络阻滞，湿热内蕴。中医治法：通经活络，行气活血，清热化湿。处方以脊瓜汤加减。具体药物：狗脊 10g，川续断 10g，川牛膝 10g，杜仲 10g，柴胡 10g，赤芍药 10g，白芍药 10g，香附 6g，乌药 6g，鱼腥草 30g，黄连 30g，大腹皮 10g，生甘草 6g。7 剂。每日 1 剂，水煎，分 2 次温服。因患者有阴痒，开外洗方：五倍子 30g，蛇床子 30g，地肤子 30g，白鲜皮 30g，刺蒺藜 20g，苦参 30g。7 剂，每日 1 剂，装布袋内，盆煮沸，放温时洗敷，每次 15～20 分钟，每日 3 次。

2003 年 7 月 22 日二诊：经以上内服加外洗治疗，自觉尿频、尿急、尿痛减轻，阴部瘙痒解除，腰腿酸痛好转，已能入睡，仍觉尿路不适，五心烦热，颈、腰时痛，腹胀不解，大便黏滞，舌红苔黄，脉数。初诊方去杜仲、大腹皮，加用盐知母 10g，盐黄柏 10g，地骨皮 30g，猪苓 30g，白花蛇舌草 30g，炒山栀 10g，黄芩 10g。14 剂，每日 1 剂，水煎，分 2 次服。

2003 年 8 月 17 日三诊：诸症减轻，排尿欠畅，尿色较深，大便转干，脘腹胀满，手足心热，二诊方加枳壳 10g，生大黄 10g（后下）。7 剂，每日 1 剂，水煎，分 2 次服。

2003 年 8 月 24 日四诊：脘腹胀满，全身略觉酸痛，睡眠不实，正值经期，月经量多有块，舌脉同一诊。三诊方加炒蒲黄 10g，五灵脂 10g。7 剂，每日1剂，水煎，分2次服。

2003年9月3日五诊：腹胀，反酸，睡眠差，尿道不适感，嗳气频作，尿常规检查阴性。使用初诊方加煅瓦楞子30g，吴茱萸3g，黄连6g。14剂，每日1剂，水煎，分2次服。

2003年9月14日六诊：劳累时腰酸腿痛，已2个月未用抗生素，尿频、尿急、尿痛等症未发，尿液检查阴性，其他症状消失，心情好转，已能正常工作生活，用初诊方14剂。1剂，水煎，分4份，分2日，早晚服，以巩固疗效。

【按语】

《素问·上古天真论》曰："女子七岁，肾气盛，齿更发长……七七任脉虚，太冲脉衰少，天癸竭，地道不通，故形坏而无子也。"金代医家刘完素提出"天癸既行，皆从厥阴论之"，意在强调肝与妇女生殖生理的密切关系，故有"女子以肝为先天"之说。天癸至则任通冲盛，天癸竭则任虚冲衰。天癸的至与竭决定着冲任二脉的通盛，督脉为"阳脉之海"，能调节诸阳经气血，且其脉气亦始于胞中，因其与女子胞、肾等内脏器官相连，所以督脉的功能与女子月经和生育息息相关，带脉绕身一周，冲、任、督三脉均络入带脉，受带脉的约制，直接影响月经和生育。而围绝经期的女性多肝肾不足、肝失疏泄，直接影响冲脉、任脉、督脉、带脉和肝经、脾经、肾经、膀胱经的通畅，是故肾虚肝郁、血脉不活、湿热不解是围绝经期女性泌尿系感染的主要病机。

分析此病例，本案患者系围绝经期妇女，肾气由盛渐衰，天癸渐竭，冲任二脉也随之衰少，冲任空虚，肝藏血，主疏泄，司血海，体阴而用阳，能调节情志，疏泄一身之气机，使气血条达，情志舒畅。临床上，围绝经期妇女情志异常甚为常见，此时的妇女处于肾虚肝郁的生理状态，热邪乘虚侵袭，膀胱和尿道气化不利而发为膀胱、尿道热。本病的病位在膀胱和尿道，其病因为肾虚肝郁，湿热之邪乘虚侵袭。因此，治宜通经活络、行气活血。故初诊时以脊瓜汤加减。二诊时，肾阴虚证较为突出，故取滋肾通关丸之意，助膀胱气化。三诊症见腹胀、便干则加枳壳、大黄行气通便。四诊症见月经量多则加炒蒲黄、五灵脂止血调经。五诊症见反酸、嗳气则加左金丸抑酸护胃，充分体现吕仁和"六对论治"思路。

【跟诊手记】

张仲景在《金匮要略》中提出淋家不可发汗。"太阳中暍者，发热恶寒，身重而疼痛，其脉弦细芤迟，小便已，洒洒然毛耸，手足逆冷，小有劳，身即热，口开，前板齿燥。若发汗，则恶寒甚；加温针，则发热甚；数下之，则淋甚。"《证治汇补》云："淋病发汗者死，轻者必便血，为重亡津液也，又淋症口渴多汗者，不可轻用淡渗。"《中藏经》提出淋证忌下。唐代王焘《外台秘要》保存了若干唐代以前的方剂，按诸淋、五淋、石淋、气淋、膏淋、热淋等分门别类排列，并载有鳖甲、水牛角等治疗石淋的单方。孙思邈《备急千金要方》载有治淋方剂53首。金代刘完素提出了"淋因于热"的观点，此观点源于他"六气皆能化火，五志过极皆为热"的思想，治病多主张用寒凉，他所创益元散成为张从正、李杲、朱丹溪及后世许多医家治疗淋病的常用方。张从正治疗淋病则以瓜蒂散越之，次以八正散加汤碱等分顿啜之，砂石自化而下。李杲继承前人"淋因于热"的观点，分辨病位上焦、下焦，分而清之。朱丹溪在《兰室秘藏》中提出治淋四法，强调清心火的重要性，指出淋病"最不可用补气之药，气得补而愈胀，血得补而愈涩，热得补而愈盛"。明代王肯堂提出淋证因病本不同而异其治的主张，以及"淋病必由热甚生湿，湿生则水液浑凝结为淋"，并据此产生了热者宜清、湿者宜利、下陷者宜升提、虚者宜补、阳气不固者宜温补命门的论治原则。

吕仁和认为消渴病淋病的病因是肾元亏虚，热邪侵袭。其中，肾虚责之禀赋不足、年老体弱、耗损过度，热邪包括热毒、湿热、郁热等病理产物。淋病的病位在肾、膀胱和尿道。若病久迁延不愈，余邪留连不解，肾虚累及肝、脾，则病性为本虚标实，病位在肝、脾、肾。吕仁和常采用六对论治，包括辨病论治、辨证论治、辨病分期辨证论治、对症论治、对症辨证论治、对症辨病与辨证论治相结合。其中，辨证论治是处方用药的核心之一。若辨证为肝肾阴虚、湿热留恋，治宜益气养阴、清利湿热，方用知柏地黄汤加减。若辨证为脾肾阳虚，治宜益气健脾，佐以助阳补肾，兼清余热，方用参苓白术散加减。若辨证为肾阴阳两虚，治宜调补阴阳，佐以清热，方用滋肾通关丸加减。若辨证为肝气郁滞，治宜疏肝理气、活血清热，方用柴胡疏肝散加减。若辨证为脾虚湿阻，治宜健脾益气、清利余邪，方用补中益气汤加减。对病分期辨证论治是六对论治中最具特色的方法，其适用于慢性、复杂性疾病的诊治。疾病分期一般将实验室指标作为参考依据。泌尿系感染急性发作期，以邪实为主，可分为热毒、湿热、郁热等不同类型。热毒者治宜清热解毒、凉血止血，常用金银花、连翘、萹蓄、瞿麦、白茅根、石韦、赤芍、车前子、生地榆、生大黄等。湿热者治宜清化湿热、和胃健脾，常用苍术、黄柏、薏苡仁、牛膝、石韦、半夏、赤茯苓等。郁热者治宜疏肝理气、清热通淋，常用柴胡、枳壳、枳实、赤芍、白芍、生甘草、川芎、黄芩、香附、乌药、石韦等。泌尿系感染反复发作，正邪交争过程中，肾元虚损，肾衰竭，病情复杂难治。吕仁和提出"以虚定证型，以实定证候"，将糖尿病性泌尿系感染分为三型十候。三型包括：气血阴虚型，治宜益气养血、滋补肝肾，常用黄精、生地黄、女贞子、丹参、白芍、牛膝、陈皮、生大黄；气血阳虚型治宜益气养血、补肾助阳，常用生黄芪、当归、枸杞子、茯苓、桂枝、丹参、陈皮、淫羊藿、生大黄；气血阴阳俱虚型治宜益气养血、调补阴阳，常用生黄芪、黄精、当归、太子参、茯苓、丹参、白芍、陈皮、半夏、牛膝、生大黄。十种证候分类包括：肝郁气滞证治宜疏肝解郁，常用柴胡、赤芍、白芍、枳壳、香附等；血脉瘀阻证治宜活血通脉，常用丹参、赤芍、川芎等；湿热阻滞证治宜清利湿热，常用茯苓、猪苓、泽泻、茵陈蒿等；痰湿不化证治宜化痰利湿，常用陈皮、半夏、茯苓、竹茹等；外感热毒证治宜清热解毒，常用金银花、连翘、黄芩等；胃肠结滞证治宜通腑泄浊，常用大黄、枳实、厚朴等；浊毒伤血证治宜凉血、解毒、止血，常用水牛角、生地黄、牡丹皮、三七、白芍等；水凌心肺证治宜补气养心，泻肺利水，常用太子参、五味子、葶苈子、桑白皮、大枣等；肝风内动证治宜柔肝息风，常用天麻、钩藤、白芍、羚羊角粉等；毒入心包证治宜清开醒神，常用远志、石菖蒲。对症论治是较为快速、便捷的治疗方法，一般选用效药或经验药，针对性地改善临床急症。如出现尿急、尿频、尿痛则用四逆散加茵陈蒿、金钱草、石韦。腰膝酸软疼痛则用杜仲、牛膝、川续断、狗脊、木瓜，以疏通经脉、活络止痛。小腹痛则用香附、乌药、川芎、川楝子。倦怠乏力则用黄芪、当归或太子参。面浮肢肿则用猪苓、茯苓、泽兰、泽泻、车前草。排尿不畅则用橘核、荔枝核。外阴瘙痒不适则用苦参、地肤子、蛇床子、玄明粉外洗。药理实验证明，关木通、广防己、青木香、天仙藤、寻骨风、马兜铃等中草药，可引起马兜铃酸肾病，临床少用或慎用。

【参考资料】

［1］程亚清，曲海顺，李靖，等. 吕仁和从肝论治 2 型糖尿病经验［J］. 北京中医药，2021，40（6）：587-590.

［2］吕仁和，于秀辰. 糖尿病及其并发症中西医诊治学［M］. 3 版. 北京：人民卫生出版社，2017：9.

［3］史银春，石晓琪，陈宗俊，等. 从"六对论治"谈国医大师吕仁和教授茵陈应用经验［J］. 世界中医药，2021，16（7）：1122-1125.

［4］陈小愚，王世东，南赫，等. 基于"间者并行，甚者独行"再论吕仁和教授治疗糖尿病肾脏病经验［J］. 天津中医药，2020，37（7）：766-768.

［5］丁英钧，肖永华，傅强. 糖尿病肾病"微型癥瘕"病理假说解析［J］. 药品评价，2009，6（4）：153.

［6］车彪. 施今墨学派应用活血化瘀法治疗糖尿病及其并发症用药经验研究［D］. 北京：北京中医药大学，2020.

［7］王颖辉，谭倩，庞博，等. 散结法治疗糖尿病肾病理论初探［J］. 吉林中医药，2010，30：379-380，409.

［8］杨晓晖. 吕仁和教授运用加味四逆散治疗消渴病并发症经验［J］. 中医函授通讯，1995（4）：32-34.

［9］肖昌庆，吕仁和. 吕仁和治疗糖尿病周围神经病变的经验［J］. 中国中医药信息杂志，2001（9）：86.

［10］于秀辰，吕仁和. 分期辨治糖尿病周围神经病变［J］. 中国临床医生，2003，（1）：54.

［11］于秀辰. 吕仁和教授辨治糖尿病周围神经病变经验［J］. 中级医刊,1997（12）: 42–43.

［12］范冠杰. 糖尿病足中医诊治研究近况（综述）［J］. 北京中医药大学学报, 1997 （6）: 64–67.

［13］于秀辰, 蒋秀敏, 杨洪娟, 等. 糖尿病足分型论治探讨［J］. 医学研究通讯, 2001（12）: 50–51.

［14］杨晓晖, 吕仁和. 糖尿病心脏病的中医分期辨治探讨［J］. 北京中医, 2006 （7）: 403–405.

［15］宋冰. 糖心宁治疗糖尿病性心脏病的临床研究及其分子生物学基础［D］. 北京: 北京中医药大学, 2002.

［16］赵进喜. 内分泌代谢病中西医诊治［M］. 沈阳: 辽宁科学技术出版社, 2004.

［17］冯兴中, 姜敏, 卢苇, 等. 糖尿病性脑病辨治浅识［J］. 河北中医,2002（10）: 783–784.

［18］傅强, 黄为钧, 王世东, 等. 吕仁和运用"六对论治"法治疗神经源性膀胱经验［J］. 中医杂志, 2017, 58（19）: 1633–1637.

［19］庞博, 王世东, 赵进喜, 等. 再论吕仁和诊治糖尿病"六对论治"思路与方法［J］. 世界中医药, 2013, 8（3）: 274–278.

［20］杜丽荣. 吕仁和教授治疗糖尿病并发慢性尿路感染的经验［J］. 河北中医, 2007（6）: 488–489.

［21］闫二萍. 吕仁和治疗围绝经期女性泌尿系感染中医证治初探［D］. 北京: 北京中医药大学, 2010.

［22］周婧雅, 赵进喜, 倪博然. 赵进喜经验方柴胡脊瓜汤之理论溯源与临床应用［J］. 中华中医药杂志, 2021, 36（2）: 860–862.

第二章◎南　征

一、医家简介

南征（1942—　），男，朝鲜族，吉林龙井人，长春中医药大学终身教授、主任医师，博士研究生导师。首届全国名中医，第四届国医大师，中国中医科学院学部委员，享受国务院政府特殊津贴专家，卫生健康委员会和国家中医药管理局糖尿病重点专科、学科学术带头人，第三至第六批全国老中医药专家学术经验继承指导老师。中国代谢病防治创新联盟专家委员会副主任委员，世界中医药学会联合会糖尿病专业委员会副会长、内分泌专业委员会顾问，中国民族医药学会朝医药分会名誉会长。吉林省新冠肺炎中医救治专家组顾问，吉林省中医药学会高级顾问，吉林省中医药防治艾滋病专家组组长。南征师承首届国医大师任继学教授，尽得其术。从事中医诊疗工作50余年，提出了"滋阴清热、益气养阴、活血化瘀"三法为一法治疗消渴、"消渴肾病"中医病名、"毒损肾络"病机学说及"一则八法"综合管控疗法。擅长消渴病及并发症，心、脑、肾疑难重症的治疗。出版著作40余部，发表论文近300篇。

二、学术观点

（一）消渴病位在散膏

消渴病名始见于《素问·奇病论》，"此人必数食甘美而多肥也，肥者令人内热，甘者令人中满，故其气上溢，转为消渴"。汉代张仲景用肾气丸治疗消渴，突出其病位在肾。宋代开始，明确"三消论治"，上消属肺、中消属脾胃、下消属肾。宋代陈无择《三因极一病证方论》认为消渴属心。元代罗知悌《罗太无口授三法》曰："三消虽分属肺胃肾，然总是肾水不足。"

南征继承导师国医大师任继学教授的学术理论，认为消渴病位在散膏，散膏即今之胰腺。"散膏"首见于《难经·四十二难》，"脾重二斤三两，扁广三寸，长五寸，有散膏半斤，主裹血，温五脏，主藏意"。清代张锡纯《医学衷中参西录·滋膵饮》曰："盖膵为脾之副脏，在中医书中，名为散膏，即扁鹊《难经》所谓脾有散膏半斤也。"国医大师任继学认为："散膏，今胰脏，由先天之精化生而成，主裹血，温五脏，主藏意，内通经络血脉，为津、精之通道，外通玄府，以行气液，人体内外之水精，其升降出入皆由散膏行之。"散膏为脾之附脏，与脾共主运化，化生气血，升清降浊，输布精微，供养周身。散膏受损，津精代谢失常，发为消渴。

（二）消渴病因病机

消渴的病因有以下几个方面：禀赋不足，致五脏虚弱，真阴不足；年老体弱导致虚火内生；体虚、肥贵人易中满内热；饮食不节易致脾胃损伤；膏粱厚味，脂膏堆积导致积热内蕴；酗酒蓄毒导致湿热、痰浊内盛；情志不遂，久郁化火导致火热炽盛，气滞血瘀；工作压抑导致心肝郁火；房事过度导致精亏阴耗，阴虚火旺；劳逸失度导致气阴两亏；医害药毒、公害等导致外毒内侵。以上燥热瘀滞，外毒内侵，致使散膏损伤。

中医教科书中的记载以及多数人认为，消渴的病机是阴津亏损，燥热偏盛，阴虚为本，燥热为标；病位在肺、胃、肾，故有上、中、下三消之称。常见证候有肺胃燥热，气阴两虚，肾阴亏虚，阴阳两虚。但现代临床中真正具有典型三消，"三多一少"症状的患者并不多见，多见的是气化升降失司、脏腑气机逆乱证，如脾虚湿盛、肝郁气滞、痰热内壅、血脉瘀滞、胃脘积热、痰瘀互结、寒热错杂、毒邪阻络等证候。

南征认为，消渴的病位在散膏，其病机核心以燥为害，燥分热燥、寒燥。热燥耗精损液，寒燥凝精害液，二者均能使液不散，津不布，邪毒瘀滞内生，损害散膏，侵蚀三焦，进而脏真受伤，募原受损，由损生逆，由逆致变，变而为病。三焦为气化水津之通道，今三焦受损，气化受阻，故气不化精，精不化液，水精代谢失常，气血循环瘀阻，痰浊内生，毒自内泛，体液暗耗而成病。故临床病象多先由体倦、口干始，渐呈烦渴、善饮、多尿、尿甜、善饥多食、形体消瘦、汗出、皮肤瘙痒，但亦有无症状者或症状轻微者。消渴日久不愈，毒邪入络，募原受损，由损生逆，由逆致变，变而为消渴并发症。

三、临床特色

（一）"一则八法"综合管控

1. 一则

一则，即诊治原则，是在中医理论指导下，辨证识病，识病求因，审因治人，治病治本。

古语云："上医医国，中医医人，下医医病。"医国者，中医之道也；医人者，中医之本也；医病者，中医之术也。辨证求因，审因论治，治人救命者，中医之则也，治病必求于本。本代表病因、病机本质、主要矛盾等，治病求本就是抓住疾病的本质和主要矛盾进行治疗，本病治愈则标病自除，即"澄其源而流自清"。

2. 八法

《素问·异法方宜论》曰："圣人杂合以治，各得其所宜。故治所以异而病皆愈者，得病之情，知治之大体也。"也就是说，在掌握病情的条件下，可以综合各种手段与方法治疗疾病。

（1）内外同治法

内治法是通过口服药物治疗疾病的方法。《内经》中所说的"毒药攻其中"，指的就是口服药物，即内治法。用内治法治疗疾病时，一般将多种药物按一定的原则配合使用，也可使用单一的药物。内治法根据药物或方剂的不同作用又可分为汗法、吐法、下法、和法、温法、清法、消法、补法等。

南征临床用药，博采众方之精华，善用经典方剂，如达原饮、八正散、六味地黄丸、荆防败毒饮、白虎加人参汤、黄连阿胶鸡子黄汤、补阳还五汤等。应用古方灵活变通，如胸闷疼痛者，取瓜蒌薤白白酒汤之瓜蒌、薤白；

胃胀不舒者，取叶氏养胃汤之水红花子、莱菔子；清阳不升者，取补中益气汤之升麻、柴胡等。南征强调临证时必须分析主证、主药，根据病情加减，不断创新，总结自己的经验及用药规律。内治法在临床上既可单独应用，又可根据病情和外治法配合应用，两者相得益彰，能收到更好的临床疗效。

外治法是将药物直接作用于皮肤和黏膜经局部吸收，从而达到治疗目的的一种治疗方法，是相对内治法而言的法则。清代吴师机《理瀹骈文》云："外治之理，即内治之理；外治之药亦即内治之药。所异者法耳。"指出了外治法与内治法只是给药途径上的不同。

中医内科疾病的外治法由来已久，本法具有药少效捷、法简价廉、易于推广等特点，是别具匠心的治疗方法之一。在《内经》中就有用桂心渍酒以熨寒痹，用白酒和桂以涂风中血脉的记载。张仲景的《伤寒论》《金匮要略》论述外治法颇多，如"火熏令其汗"、"赤豆纳鼻"、猪胆汁蜜导法、猪膏发煎润导大便、小儿积疮点药烙之、苦参汤洗法、雄黄熏法等，其治法已比较完备，可视为形成期。在其后的漫长历史中，外治法得到发展与普及，适应证达30余种；其有效膏药有近百种，功效有祛邪扶正、协调阴阳、枢转升降等。南征在运用内治法的同时，常常配合足浴法、外敷法、熏洗法、灌肠法等外治法治疗消渴并证。如治疗消渴合并眩晕，选用附子、牛膝、车前子、吴茱萸等水煎浴足，引火归原，上病下治。治疗消渴周痹、消渴足病（糖尿病足）未破溃之时，多选用化瘀通络止痛之中药，如牛膝、红花、伸筋草、透骨草、桂枝、鸡血藤、土茯苓、大黄等，水煎足浴。消渴足病肢体溃破，用鸡蛋黄油外敷患处。消渴合并热淋，治疗常配清热解毒、祛风杀虫止痒的药物外用熏洗，对于反复发作者，善用雄黄入外洗液中。消渴合并水毒症（尿毒症）时，取大黄、厚朴、枳实、牡蛎、黄芪、金银花等水煎取汁，保留灌肠以通腑排毒、祛瘀泄浊。治疗高血压病时，常配合中药浴足（药用制附子、莱菔子、车前子、牛膝、透骨草等），上病下治，获效者屡见不鲜。总之，内科疾病的外治法是古人给我们留下的宝贵财富，应当努力继承挖掘，使之在医疗保健事业中重放异彩。治疗肾脏疾病时，口服药与灌肠药合用，攻补兼施，祛瘀生新，益肾通络解毒。

以下是南征常用的几个外治方。

①慢性肾衰保留灌肠方：酒大黄10g，金银花20g，厚朴10g，枳实10g，牡蛎50g（先煎），制附子5g（先煎），黄芪50g，土茯苓100g。水煎取汁200mL，2日1剂，日1次，每次100mL，睡前保留灌肠。4周为1个疗程，4周后查肾功能。

②湿热淋证外用熏洗方：马齿苋20g，白头翁15g，黄柏10g，百部10g，土茯苓100g，防风10g，苦参10g，金银花20g，苍术10g。水煎取汁2000mL，日1次，外用熏洗。

③眩晕泡足方：制附子5g，怀牛膝10g，青葙子10g，吴茱萸10g，透骨草10g，车前子10g（包煎），莱菔子10g。水煎取汁3000mL，日1次，泡足30分钟。

④痤疮外敷方：梅花点舌丹、紫金锭，等量研磨，食醋调成糊状，棉签蘸敷患处。

（2）节食散步法

本法即饮食有节与适量运动（散步为主）相结合的方法。"阴之所生，本在五味，阴之五宫，伤在五味。"人依靠饮食五味所化生的水谷精微维持生命，但五味太过也会损害人体。正如《内经》所说："此人必数食甘美而多肥也，肥者令人内热，甘者令人中满，故其气上溢，转为消渴。""饮食自倍，肠胃乃伤。"又如《备急千金要方·消渴第一》云："若能如方节慎，旬月可瘳。不自爱惜，死不旋踵。方书医药，实多有效，其如不慎者何？其所慎有三：一饮酒，二房室，三咸食及面。能慎此者，虽不服药而自可无他。不知此者，纵有金丹亦不可救，深思慎之。"都指出了食饮有节对健康的重要性。唐代《辟谷诸方》倡导辟谷养生，其中记有"休食方"。辟谷是"自噬"的重要途径。"自噬"理论，一言以蔽之，就是细胞在"饥饿"的时候，能将体内无用或者有害的物质自行吃掉，以提供自己生存所需要的能量。辟谷、节食能降低餐后游离氨基酸浓度与胰岛素水平，对提高自噬能力、延缓衰老有积极作用。

《素问·脏气法时论》指出，五脏之气的生克制化与四时五行规律密切相关。在一日当中，各脏也有其所主之时，故南征倡导三餐进食时间为早餐6时30分（卯时、辰时，大肠经、胃经当令），午餐11时30分（午时，心经当令），晚餐17时30分（酉时，肾经当令），22时（亥时、子时，三焦经、胆经当令）睡觉，否则易得"怯病"。

饮食要荤素搭配：脂肪15%～20%，蛋白20%～25%，碳水化合物55%～65%。每日要适量饮水：睡前大口，醒后大口，饭前、饭后小口，一日8次饮水，1300～1500mL。正如《素问·生气通天论》所说："是故谨和五味，骨正筋柔，气血以流，腠理以密，如是则骨气以精，谨道如法，长有天命。"

每日按体重所需摄入热量分配饮食（称重、恒定、永久饮食），下面以60kg患者的糖尿病饮食为例。

总热量：60kg×30kal/kg=1800kal

1）三餐

早餐：米饭100g，蔬菜250g，瘦肉50g，豆制品50g。

午餐：米饭150g，蔬菜250g，瘦肉50g，豆制品50g。

晚餐：米饭100g，蔬菜250g，瘦肉50g，豆制品50g。

2）合理饮食

主食：大米饭、小米饭、二米饭。

蔬菜：大白菜、小白菜、芹菜、苦心菜、娃娃菜、油麦菜、韭菜、生菜、油菜、苦瓜、黄瓜、冬瓜、西葫芦、洋葱、蒜薹、茼蒿。

肉类：瘦肉。

3）饮食禁忌

①面食，如面条、馒头、花卷、窝头等。②海鲜、动物内脏、脑等。③火锅、麻辣烫、过桥米线、油炸品等辛辣炙煿之品。④花生米、瓜子、葡萄干等干果。⑤土豆、地瓜、南瓜、芋头、山药、粉条、菠菜、茄子、木耳、豆角、酸菜、蘑菇、番茄等食品。

《素问·经脉别论》曰："春秋冬夏，四时阴阳，生病起于过用，此为常也。"所以患者要做适合自己的运动，适量的运动有利于机体的新陈代谢，但不能盲目地大量运动，容易伤筋耗气耗血。对于不适合运动的患者，要注意休息，保养精气神。南征倡导运动以散步为主，杜绝空腹运动。建议早饭后 20 分钟后，散步 20 分钟；午饭后 20 分钟后，散步 30 分钟；晚饭后 20 分钟后，散步 40 分钟。散步时间误差不超过 5 分钟。

（3）养生静卧法

《素问·上古天真论》曰："夫上古圣人之教下也，皆谓之虚邪贼风，避之有时，恬惔虚无，真气从之，精神内守，病安从来？"我们要重视养生，要避风寒，保温暖，调情志，避免生病，或者说能使生病后更易于康复。另外，患者要安心静养，防止过劳，卧床休息。《素问·生气通天论》曰："阳气者，烦劳则张，精绝，辟积于夏，使人煎厥。"烦劳即过劳，过劳能使阳气鸱张，煎熬阴精，又逢盛夏之阳热，两热相合，以致阴气竭绝、亢阳无制而发生昏厥，这一论述再次说明了生病起于过用，所以要防止过劳。《素问·痹论》曰："阴气者，静则神藏，躁则消亡。"张景岳注曰："人能安静，则邪不能干，故精神完固而内藏；若躁扰妄动，则精气耗散，神志消亡，故外邪得以乘之。"《素问·五脏生成》曰："故人卧血归于肝，肝受血而能视，足受血而能步，掌受血而能握，指受血而能摄。"王冰注曰："肝藏血，心行之，人动则血运于诸经，人静则血归于肝脏。"人体脏腑组织依赖血的供养和调节才能发挥其功能，但其前提是"人卧血归于肝"。以上经典充分说明了养生静卧的重要性与必要性。

（4）标本兼顾法

标本兼顾，一方面指"急则治标，缓则治本"的辨证论治关系，另一方面还指正确的医患关系。《素问·汤液醪醴论》曰："病为本，工为标，标本不得，邪气不服，此之谓也。"标本相得，邪气乃服。因为患者本人是内因，医生是外因，内因是关键，外因是条件，一切外因通过内因起作用。医生应调动患者的防病、抗病、治病能力，调动其精气神，促使患者早日康复。患者应充分认识自己的内因身份，认真遵守医嘱，积极配合医生的治疗。

（5）反省醒悟法

孔子云：吾日三省吾身。人们的生活总是离不开"吃、喝、拉、撒、睡、动、情、测"这八个方面，概括起来就是饮食、起居、运动、情志等方面。南征所提的"反省醒悟法"就是教育患者在"吃、喝、拉、撒、睡、动、情、测"这八个方面对自己要有充分的反省，反省并找出在学习、工作和生活中，有损身体健康的一切不良因素，并改正。从以上几个方面深刻反省，时刻反省，监督自己，早日醒悟，并加以改正，去除病因，增强战胜疾病的信心、活力，恢复"精气神"，达到康复目的。医生也要反省，"有者求之，无者求之，盛者责之，虚者责之"，有无皆推求，虚实皆问责。

（6）精神养心法

随着现代社会精神与物质文明的迅速发展，人们的生活方式发生了显著变化，生活节奏的加快、竞争激烈、应激频繁的紧张状态，使得心理因素与人体的健康以及疾病的产生、发展和防治之间的关系更为密切，并且日益受到人们的关注。《内经》强调了情志的重要性："余知百病生于气也，怒则气上，喜则气缓，悲则气消，恐则气下，寒则气收，炅则气泄，惊则气乱，劳则气耗，思则气结。"清代喻昌《医门法律》曰"心怵惕思虑则伤神""五志唯心所使"。凡情志失调，思虑过度，皆可耗伤心神，气机逆乱，导致疾病的发生。

精神养心法，就是要注重调畅患者的情志。《灵枢·本神》云："故生之来谓之精，两精相搏谓之神，随神往来者谓之魂，并精而出入者谓之魄，所以任物者谓之心。"《素问·六节藏象论》云："心者，生之本，神之变也。"《素问·灵兰秘典论》曰："心者，君主之官，神明出焉……主明则下安，以此养生则寿，殁世不殆……主不明则十二官危，使道闭塞而不通，形乃大伤，以此养生则殃。"《灵枢·口问》曰："心者，五脏六腑之主也……故悲哀愁忧则心动，心动则五脏六腑皆摇。"《灵枢·邪客》曰："心者，五脏六腑之大主也，精神之所舍也，其脏坚固，邪弗能容也，容之则心伤，心伤则神去，神去则死矣。"《素问·汤液醪醴论》曰："针石，道也。精神不进，志意不治，故病不可愈。今精坏神去，荣卫不可复收。何者？嗜欲无穷，而忧患不止，精气弛坏，荣泣卫除，故神去之而病不愈也。"《灵枢·小针解》曰："神者，正气也。"情志虽分属五脏，但总统于心，神不使则病不愈，所以要调畅情志，注重养心。医生要通过沟通，尽量消除患者的焦虑、忧愁、恐惧等心理，激发患者内在的正气，提高患者战胜疾病的信心，从而使正气战胜邪气，早日达到阴阳平衡，最终实现康复。

（7）心得日记法

心得日记法，要求患者详细记录每天的"吃、喝、拉、撒、睡、动、情、测"，以便于医生指导患者进行自我管理。这是慢病管控的一种有效手段，系南征提出，经过多年临床验证有效。

患者按照要求记录血压、血糖、饮食内容、运动时间、服药情况等，更重要的是记录心理活动、心得体会、疑难问题、想法建议等。这不仅便于医生了解患者的身体精神和状况，还可以帮助患者形成自我监督的良好习惯，择其善者而从之，其不善者而改之。医生通过查阅日记，可以看出患者的生活方式是否合理，是否服从医嘱。对于不认真执行医嘱的患者，进行说服教育，并且督促其改正；对于认真履行医嘱的患者，积极鼓励，引导患者继续遵从医嘱。患者在写心得日记的过程中也学会了健康地管理自己。同时，医生自己也要建立患者的个人诊疗档案。

临床中几乎所有患者都会认真地服用医生开的汤药，但是很少有患者会从自身的"吃、喝、拉、撒、睡、动、情、测"等方面寻找原因。长期门诊观察发现，写日记的患者比不写日记的患者疗效好。

（8）依从教育法

依从教育法，即提高患者的依从性。《灵枢·师传》曰："夫治民与自治，治彼与治此，治小与治大，治国与治家，未有逆而能治之也，夫唯顺而已矣。顺者，非独阴阳论气之逆顺也，百姓人民皆欲顺其志也。黄帝曰：顺之奈何？岐伯曰：入国问俗，入家问讳，上堂问礼，临病人问所便。"医生在治病过程中，要顺着患者的志意，采用患者方便的手段进行治疗。

《灵枢·师传》又曰："胃欲寒饮，肠欲热饮，两者相逆，便之奈何？且夫王公大人，血食之君，骄恣从欲轻人，而无能禁之，禁之则逆其志，顺之则加其病，便之奈何？治之何先？岐伯曰：人之情，莫不恶死而乐生，告之以其败，语之以其善，导之以其所便，开之以其所苦，虽有无道之人，恶有不听者乎？"对于平时比较任性、不愿意遵医嘱的患者，要与之讲道理，动之以情，晓之以理，讲清楚"败、善、便、苦"，提高依从性。

（二）滋阴清热、益气养阴、活血化瘀三法为一法

消渴由于先天禀赋不足，情志不遂，饮食不节，过食肥甘厚味、劳逸失度，脾胃受损，继而燥热、痰浊、瘀毒互结损伤散膏，由损致伤，由伤致逆，由逆致变，治之较难。热蕴于内而津消其中，消渴日久常致瘀。南征在治疗时，常将滋阴清热、益气养阴、活血化瘀三法合为一法，创立了消渴安汤，使之具有更好的普适性。

消渴安汤始创于20世纪70年代初期，经50余年临证实践摸索，逐渐定型。该方的形成思路受《圣济总录》地黄生姜煎丸的影响。《圣济总录》地黄生姜煎丸的具体药物为生姜汁、生地黄汁、蜜、生麦冬汁、牛胫骨内髓、茯神、炙甘草、石斛、黄连、栝楼根、五味子、知母、人参、当归、丹参、肉苁蓉、地骨皮、胡麻仁、葳蕤、生竹根。原文记载："治消渴后，四肢羸弱，气虚乏，地黄生姜煎丸。"南征结合长期临床经验，化滋阴清热、益气养阴、活血化瘀三法为一法，研发了消渴安胶囊，由生地黄、知母、黄连、地骨皮、枸杞子、玉竹、人参、丹参等八味组成。后来为了增强益气养阴功效，并保护脾胃后天之本，加了黄芪、黄精、厚朴、佩兰、葛根等，名曰消渴安汤。

消渴安汤组成：生地黄15g，知母15g，黄连10g，葛根20g，地骨皮20g，玉竹20g，枸杞子30g，黄芪50g，黄精50g，佩兰10g，厚朴10g，丹参10g，人参10g（包煎）。每日1剂，每次120mL，日3次，水煎饭后温服。

功效：滋阴清热，益气养阴，活血化瘀。

主治：消渴病阴虚燥热兼气虚血瘀证，症见口干渴，多饮，多尿，多食易饥，五心烦热，大便秘结，倦怠乏力，自汗等。

方中生地黄味甘、苦，性微寒，入心、肝、肾经。质润降泄，滋阴清热，甘寒生津。《本草汇言》言生地黄"为补肾要药，益阴上品，故凉血补血有功，血得补，则筋受荣，肾得之而骨强力壮"。知母味苦、甘，性寒，

入肺、胃、肾经，上济肺胃，下滋肾水，清燥热。《神农本草经》言："主消渴、热中，除邪气，肢体浮肿，下水，补不足，益气。"上二药清润肺肾，润燥泻火，为君药。黄连味苦入脾、胃经，清心泻火。《药类法象》言："泻心火，除脾胃中湿热。"葛根味甘、辛，性凉，归脾、胃经，止渴，生津。《医学启源》言："除脾胃虚热而渴。"地骨皮味甘，性寒，归肺、肝、肾经，清热，退蒸。《本草求真》言："入肺降火，入肾凉血。""甘淡微寒，深得补阴退热之义。"玉竹味甘，性微寒，归肺、胃经。清肺润胃，生津止渴。《日华子本草》言："除烦闷，止渴，润心肺，补五劳七伤，虚损，腰脚疼痛，天行热狂。"上四药，入阴退火，共为臣药。黄芪味甘，性温，归肺、脾经，益气升阳。《本草纲目》言："补三焦，实卫气。"《药品化义》言："主健脾，故内伤气虚，少用以佐人参，使补中益气，治脾虚泄泻，疟痢日久……主补肺，故表疏卫虚多用，以君人参，使敛汗固表，治自汗盗汗。"黄精味甘，性平，归脾、肺、肾经，滋肾润肺，补脾益气。《本草便读》言黄精"为滋腻之品，久服令人不饥……此药味甘如饴，性平质润，为补养脾阴之正品"。枸杞子味甘，性平，归肝、肾经，滋肾润肺。《本草通玄》言："补肾益精，水旺则骨强，而消渴目昏、腰疼膝痛无不愈矣。"佩兰味辛，性平，归脾、胃、肺经，化湿。《雷公炮炙论》言："生血，调气养荣。"厚朴味苦、辛，性温，入脾、胃、肺经，燥湿，行气。《神农本草经》谓温中益气者是也。丹参味苦，性微寒，归心、肝经，清血热，通经络，祛瘀生新。《云南中草药选》言："活血散瘀。"人参味甘、微苦，性平，归脾、肺、心经，大补元气，补脾益肺，生津止渴。《本经逢原》曰："人参甘温……能补肺中元气，肺气旺则四脏之气皆旺，精自生而形自盛，肺主诸气故也。"此为静药中的一味动药，能领诸药贯通气血，有避免滋阴润燥之品的凉遏之弊。上七药，气阴双补，平而不峻，补而不滞，滋而不腻，共为佐使药。综观全方，动静结合，刚柔并济，共奏滋阴清热、益气养阴、活血化瘀之功。

辨证加减：口干甚者，加玄参、石斛、天花粉、五味子；消食善饥者，加麦冬、石膏；多尿者，加益智仁、诃子；手足心热者，加青蒿、黄柏；腰酸者，加杜仲、桑寄生；盗汗者，加牡蛎、麻黄根、浮小麦；畏寒者，加小茴香、肉桂；便溏者，加白术、茯苓；阳痿者，加巴戟天、肉苁蓉；不寐者，加酸枣仁、柏子仁、夜交藤；目昏者，加青葙子、决明子；头痛者，加菊花、白芷；肢麻者，加地龙、豨莶草；血瘀重者，加川芎、桃仁、红花。

四、验案精选

（一）纯中药治疗消渴验案

案1. 孙某，女，63 岁。2001 年 4 月 17 日初诊。

主诉：形体消瘦，多食善饥 2 个月。现病史：2 个月前因形体消瘦，多食善饥在某医院确诊为糖尿病，用胰岛素治疗不理想，故今日来就诊。刻下症：神疲乏力，口干，口渴多饮，小便频数、量多，动则汗出、气短，腰膝酸软，时有手足心热。舌质暗红，少苔，脉沉细数。理化检查：空腹血糖 13.3mmol/L，餐后 2 小时血糖 17.9mmol/L，糖化血红蛋白（HbA1c）8.8%。果糖胺 3.80mmol/L，尿糖 4+。西医诊断：2 型糖尿病。中医诊断：消渴（阴虚燥热、气阴两虚兼瘀证）。治法：滋阴清热，益气养阴，活血通络。处方：生地黄 15g，知母 15g，黄连 10g，葛根 20g，地骨皮 20g，玉竹 20g，枸杞子 30g，黄芪 50g，黄精 50g，佩兰 10g，厚朴 10g，丹参 10g，人参 10g（包煎），榛花 10g，金银花 20g，三棱 10g，莪术 10g。水煎服，日 1 剂。患者连续服用 10 剂后，空腹血糖降至 12.36mmol/L，餐后 2 小时血糖 15.9mmol/L，果糖胺 3.3mmol/L，尿糖 3+。

10 日后，患者多食易饥、口干、口渴等症状已减轻。但近几日右手麻木。故上方加地龙 20g，伸筋草 15g。服用 10 剂后，右手麻木减轻，空腹血糖降至 9.9mmol/L，果糖胺 3.8mmol/L，尿糖 2+。患者由于近几日感受风寒而咽痛、咳嗽，故辨证加川贝母 15g（单煎），另加儿茶含服，连服 6 剂后，咽痛、咳嗽等症状消失，空腹血糖降至 7.8mmol/L，餐后 2 小时血糖 10.9mmol/L，果糖胺 3.0mmol/L，尿糖 2+。

再过 1 周后，患者自述右手已不麻木，但双眼视物模糊，故上方去地龙、伸筋草、川贝母，加青葙子20g，决明子10g。连续服用10剂，患者视力恢复，"三多"症状消失，舌脉正常。复查空腹血糖降至6.8mmol/L，餐后2小时血糖7.9mmol/L，糖化血红蛋白5.6%，果糖胺2.8mmol/L，尿糖-。继续坚持服药3个月以巩固疗效，病情稳定。

【按语】

这是一个典型的阴虚燥热，气阴两虚兼瘀证候，消渴病虽然以阴虚燥热为基本病机，但其根本在于复杂多变，出现"一源多支"。就是说，在阴虚燥热的基础上，患者往往会间杂出现血瘀、痰湿、浊毒等表现。所以我们在治疗的时候，用药方面早期就会加入一些行气活血的药物，来改善手足麻木、视物模糊等血瘀状况。另外，消渴患者必须配合"一则八法"综合治疗，严格管理患者，食饮有节，起居有常，不妄作劳，非常重要，必不可少。

【跟诊手记】

该患者的治疗处方以生地黄、知母、黄连为主药，此三药为滋阴清热治消渴之良药。生地黄甘寒微润，药入血分，既能凉血泄热，又能养阴生津；知母苦寒清泄，药入气分，善清上、中、下三焦之热而滋阴润燥；黄连苦寒清燥，泻火除烦。三药合用，相得益彰，共奏滋阴润燥、清热泻火之功效。又以枸杞子、玉竹、地骨皮滋阴生津止渴，人参、黄芪温阳补气，丹参养血活血，金银花、榛花可解毒降糖。本方还加入少量莪术、三棱，旨在行气活血，在治疗消渴早期加入行气活血之品，一则可寓补于通，使补而不滞，二则可改善患者血瘀状况。对于兼症的治疗，手麻加伸筋草、地龙等疏经通络，咳嗽加川贝母、儿茶以润肺止咳，视物模糊加青葙子、决明子清肝明目。总之，治疗过程中注重辨证论治，随证加减，用药配伍精当，加之重视饮食，调摄起居，方能达到满意疗效。

案2. 张某，男，40岁。2018年7月5日初诊。

主诉：口干、口渴2年，加重7日。现病史：2年前出现口干、口渴症状，未进行治疗，近7日上述症状加重。刻下症：乏力，消瘦，怕热，眠可，纳可，小便黄，大便时干时稀。舌质暗红，有裂纹，少苔，脉沉细。血压125/78mmHg，空腹血糖8.6mmol/L，餐后2小时血糖16.1mmol/L，糖化血红蛋白7.9%。心电图和尿常规均无明显异常。西医诊断：2型糖尿病。中医诊断：消渴（气阴两虚兼瘀证）。治法：益气养阴，活血化瘀。处方：黄芪50g，怀牛膝15g，人参10g，黄精50g，葛根15g，地骨皮15g，黄连10g，枸杞20g，厚朴10g，丹参10g，甘草5g。6剂，每次120mL，日3次，水煎饭后温服。血府逐瘀胶囊，每次4粒，日3次，口服；复方丹参滴丸，每次10粒，日3次，口服。并嘱患者遵守"一则八法"，严格控制饮食，合理运动，写日记。

2018年7月12日二诊：空腹血糖9.1mmol/L，餐后血糖14.2mmol/L。口干渴、乏力症状改善，余症同前。舌质暗红，有裂纹，苔薄白，脉沉细。效不更方，6剂，水煎服。西洋参，每次5g加去皮生姜3片，水煎代茶饮，每日1300mL。紫河车，每次3g，日3次，冲服。西洋参与紫河车益气养阴，气血双补。

2018年7月19日三诊：空腹血糖8.3mmol/L，餐后血糖11.7mmol/L。口干渴、乏力、怕热减轻，余症同前。舌质红，有裂纹，苔薄白，脉沉。效不更方，6剂，水煎服。余照服。

2018年7月26日四诊，空腹血糖9.7mmol/L，餐后血糖11.9mmol/L。因患者未按照"一则八法"管控饮食，吃土豆、茄子后血糖上升。舌质红，有裂纹，苔薄白，脉沉。对患者进行"一则八法"消渴饮食教育后，予首诊方6剂，日1剂，水煎服。余照服。

2018年8月2日五诊：空腹血糖8.2mmol/L，餐后血糖10.4mmol/L。症状同前。患者未做到合理的运动。舌质暗红，有裂纹，苔薄白，脉沉。予首诊方6剂，日1剂，水煎服。余照服。

2018年8月9日六诊，空腹血糖8.5mmol/L，餐后血糖14.2mmol/L。患者口苦，心烦易怒。舌质红，有裂纹，苔薄白，脉弦。首诊方加龙胆草10g，柴胡10g，6剂，水煎服。余照服。

2018年8月16日七诊，空腹血糖9.1mmol/L，餐后血糖11.2mmol/L。

口苦、心烦易怒减轻,手发凉。舌质红,有裂纹,苔薄白,脉沉细。首诊方加小茴香10g,肉桂10g,6剂,水煎服。余照服。

2018年8月23日八诊至2018年9月27日十一诊,空腹血糖7.5mmol/L,餐后血糖10.3mmol/L,分别降至空腹血糖6.6mmol/L,餐后血糖9.6mmol/L。共进上方36剂,诸症好转,无明显不适。效不更方,续服2周。

2018年10月11日十二诊,空腹血糖5.8mmol/L,餐后血糖7.9mmol/L。舌质红,苔薄白,脉沉。患者较初诊时明显好转,血糖基本达标,故今日起予上方6剂,3剂水煎服,3剂制粉。将3剂药粉与300g紫河车混合炒香密封,每次3g,日3次,西洋参水送服,以巩固疗效。西洋参,每次5g加去皮生姜3片,水煎代茶饮。嘱患者继续按"一则八法"管控,定期复诊,随访至今,血糖控制理想。

【按语】

该患者依从性较差,导致病情反复,病程较长。后进行"一则八法"的深刻教育,使该患者深刻意识到饮食、运动、心得日记的重要性。后病情逐渐好转。消渴为病,初起多为燥热偏胜,阴虚为本,而后阴伤耗气,日久气阴两虚。脉乃血派,气血之先,血之隧道,气息应焉,故气血的运行依赖脉道通利,气虚不能推动,阴虚失于濡养,则脉道不利,血行涩滞。本方以益气养阴、活血化瘀为法。组方为消渴安汤加减,系《太平圣惠方》生地黄汤、白虎加人参汤、葛根芩连汤加减而成。

【跟诊手记】

方中重用黄芪、怀牛膝。黄芪,补气升阳,生津止渴,通调血脉。怀牛膝,长于补肝肾之阴,又能活血化瘀。两药共用,使血行则补而不滞,气行则津血得生。二者补气养阴,活血化瘀,共为君药。人参大补元气,补脾益肺,生津止渴;补气而滋养阴血,气足则津盛,此为静药中的一味动药,能领诸药贯通气血,避免滋阴润燥之品凉遏之弊端。黄精滋肾润肺,补脾益气。二者助君药补脾益气,滋肾填精,生津止渴,增强药效,共为臣药。葛根止渴生津,地骨皮清热退蒸,黄连清心泻火。上三药入阴退火,共奏滋阴清热生津之效,虚热去则津液自生。枸杞滋肾润肺,生津止渴;厚朴燥湿行气；丹参活血化瘀，补血和血。六药共奏养阴生津、活血化瘀之效，共为佐药。甘草为方中之使。全方动静相和，刚柔并济，三消同治，共奏益气养阴、活血化瘀之功。

案3.李某，男，16岁。2018年8月9日初诊。

主诉：口干、口渴1个月，加重6日。现病史：1个月前出现口干、口渴症状，未诊治，近6日上述症状加重。刻下症：口干，乏力，手足心汗多，眠可，纳可，二便可。舌质暗红，苔薄白，脉沉缓无力。血压120/70mmHg，空腹血糖7.3mmol/L，餐后2小时血糖14.1mmol/L，糖化血红蛋白7.6%。心电图和尿常规均无明显异常。平时嗜食麻辣烫、火锅、饮料。西医诊断：2型糖尿病。中医诊断：消渴（气阴两虚兼瘀证）。治法：益气养阴，活血化瘀。处方：黄芪50g，怀牛膝15g，人参10g，黄精50g，葛根15g，地骨皮15g，黄连10g，枸杞20g，厚朴10g，丹参10g，甘草5g。6剂，每次120mL，日3次，水煎饭后温服。并嘱患者遵守"一则八法"，严格控制饮食，合理运动，写日记。

2018年8月16日二诊：空腹血糖6.3mmol/L，餐后血糖10.6mmol/L。患者口干、乏力症状改善，余症同前。舌质暗红，苔薄白，脉沉细。效不更方，续服6剂。

2018年8月23日三诊：空腹血糖6.2mmol/L，餐后血糖8.6mmol/L。手足心汗出减少。舌质红，苔薄，脉沉。效不更方，续服12剂。

2018年9月6日四诊：空腹血糖5.8mmol/L，餐后血糖6.9mmol/L。无明显不适症状。舌质红，苔薄白，脉沉。患者较初诊时明显好转，血糖达标。故予上方6剂，3剂水煎服，3剂制粉。将3剂药粉与300g紫河车混合炒香密封，每次3g，日3次，西洋参水送服，以巩固疗效。西洋参，每次5g加去皮生姜3片，水煎代茶饮。嘱患者继续按"一则八法"管控，定期复诊。随访至今，血糖控制理想。

【按语】

该患者平时有嗜食麻辣烫、火锅、饮料，不吃青菜，熬夜等不良习惯，肥甘厚味损伤脾胃，起居无常耗伤阴精，日久阴虚燥热发为消渴。故在口服汤药的基础上，饮食教育为重中之重，因此嘱患者严格遵守"一则八法"管控守则。

【跟诊手记】

"一则八法"管控守则根据患者的身体质量指数，对糖尿病患者的饮食、运动、起居等多方面有个性化的规定。同时由医生进行专业的指导教育，使患者更清楚每种食物对血糖的影响，促使患者能够科学合理地选择食物的种类和各类食物的搭配，掌握不同的运动方式、时间和强度对血糖的影响，从而进行规律而有效的运动，平稳降糖，让患者懂得如何在正确时间做正确的事情，做到"法于阴阳，和于术数"，遵守自然界阴阳变化规律，生活起居要有规律。从而加深患者对饮食、运动、起居、药物、监测、心理等方面自我管理知识的认识，真正将控制糖尿病的相关知识应用到日常生活中去，充分调动患者的主观能动性，提高疗效。

案 4. 宗某，女，35 岁。2020 年 8 月 18 日初诊。

主诉：间断口干、乏力 2 个月，加重 1 周。现病史：患者 2 个月前因口干、乏力症状于外院查糖化血红蛋白 7.3mmol/L，后未系统监测血糖，未服用药物，自行饮食运动控制降糖，血糖波动在 11 ～ 13mmol/L。1 周前无明显诱因上症加重。刻下症：偶有乏力，口干，纳可，眠可，小便正常，大便不成形，日 1 ～ 2 次。大腿内侧有囊肿，经期腹痛，月经有血块。舌体大，隐青，边有齿痕，苔薄白，脉细数。空腹血糖 9.4mmol/L，餐后血糖 12mmol/L，糖化血红蛋白 7.3%。既往史：否认既往病史，母亲有糖尿病。西医诊断：2 型糖尿病。中医诊断：消渴病（气阴两虚兼瘀证）。治法：清热生津，益气养阴，活血化瘀。处方：生地黄 15g，知母 15g，枸杞子 30g，玉竹 20g，黄连 10g，地骨皮 20g，人参 10g（包煎），黄芪 50g，黄精 50g，丹参 10g，葛根 20g，佩兰 10g，厚朴 10g。6 剂，每次 120mL，日 3 次，水煎饭后温服。

血府逐瘀胶囊，每次 4 粒，日 3 次，口服；复方丹参滴丸，每次 10 粒，日 3 次，口服；银杏叶片，每次 1 片，日 3 次，口服。嘱患者遵"一则八法"合理管控。

2020 年 8 月 25 日二诊：空腹血糖 8.7mmol/L，餐后血糖 10.8mmol/L。患者自述偶尔做梦。舌体大，有裂纹，质红，边有齿痕，脉沉细无力。上方12 剂，水煎服。余照服。紫河车，每次 3g，日 3 次，冲服。西洋参，每次5g，加去皮生姜 3 片，水煎代茶饮，每日 1300mL。

2020 年 9 月 8 日三诊至 2020 年 9 月 22 日四诊：由空腹血糖 7.8mmol/L，餐后血糖 10.0mmol/L，分别降至空腹血糖 7.4 mmol/L，餐后血糖 9.8mmol/L。患者自述症状减轻，月经血块减少。舌质红，苔薄白，齿痕减轻，脉沉细无力。效不更方，共服 24 剂。余照服。

2020 年 10 月 13 日五诊：空腹血糖 7.5mmol/L，餐后血糖 8.9mmol/L。患者自述近期便秘，舌质红，齿痕明显减轻，脉沉细无力。上方加当归 20g，肉苁蓉 20g，芦荟 6g（单包）。12 剂，水煎服。余照服。

2020 年 10 月 27 日六诊：空腹血糖 7.0mmol/L，餐后血糖 8.0mmol/L。便秘改善，舌质红，苔薄白，脉沉细无力。上方去当归、肉苁蓉、芦荟，12剂，水煎服。余照服。

2020 年 11 月 10 日七诊至 2020 年 11 月 24 日八诊：空腹血糖 6.5mmol/L，餐后血糖 7.5mmol/L 分别降至空腹血糖 6.2mmol/L，餐后血糖 6.6mmol/L。患者无明显不适症状。舌质红，苔薄白，脉沉细。共服上方 24 剂。嘱患者继续坚持"一则八法"管控，定期复诊。

【按语】

患者平素饮食不节，嗜食肥甘，体型肥胖，《素问·奇病论》有云："此人必数食甘美而多肥也。肥者令人内热，甘者令人中满，故其气上溢，转为消渴。"醇酒厚味，必滋腻脾胃，伤阴耗气。患者有乏力症状，月经有血块，舌体大，隐青，有齿痕，脉沉细为一派气阴两虚夹瘀之象。《黄帝内经》有云"二阳结谓之消"，故治以清热生津，益气养阴，活血化瘀。

【跟诊手记】

方中生地黄滋阴清热，甘寒生津，《名医别录》言："补五脏……通血脉。"知母上济肺肾，下滋肾水，清燥热。《神农本草经》言："主消渴热中。"
二药共为君药，一除气分之火，二泻血分之热，上清润肺胃之热，下以滋润
肝肾之阴。《医学衷中参西录》有云："消渴之证，多由元气不升。"故用人
参、黄芪二药。人参甘温，大补元气，止渴生津，《名医别录》言："调中，
止消渴。"黄芪味甘性温，补气升阳，有"补气之长"之美称。枸杞子味甘
性平，滋补肝肾之阴；黄精味甘性平，补益脾气，兼滋肺、脾、肾之阴。上
四药为臣药，益气养阴，气阴双补，同时也可防君药过于寒凉易伤气阴之
弊。黄连清泻心火，地骨皮清泄肺热、凉血除蒸，丹参养血活血，三药同
用，既有清火之用，又防臣药滋腻之嫌。全方配伍严谨，凉而不寒，补而不
腻，泻之不过，兼有通络。患者初发初治，病程中饮食控制良好，严格遵守
"一则八法"，病程中减重约 5kg。后患者未用药，通过遵循"一则八法"中
的节食散步法、养生静卧法、精神养心法、心得日记法、反省醒悟法等方式
控制血糖。后随访患者无明显不适，血糖控制良好。

案 5. 陈某，男，46 岁。2021 年 3 月 25 日初诊。

主诉：口干、口渴 3 个月，加重 7 日。现病史：患者 3 个月前自觉口
干、口渴，近 7 日加重，体检发现空腹血糖 18mmol/L。刻下症：口干，口
渴，乏力，近 3 个月消瘦 3kg 左右，耳鸣，眼干涩，眠差，尿多，大便干，
未用任何降糖药物治疗，未控制饮食。舌质隐青，苔薄白，脉弦细无力。今
测空腹血糖为 14.9mmol/L。既往史：高血压病史 5 年，口服硝苯地平缓释
片，就诊时血压 130/70mmHg。西医诊断：2 型糖尿病。中医诊断：消渴（肝
肾阴虚兼瘀证）。治法：滋阴清热，益气养阴，活血化瘀。处方：知母 15g，
生地黄 15g，人参 10g，枸杞子 30g，黄精 50g，黄芪 50g，地骨皮 15g，黄
连 20g，丹参 10g。12 剂，每次 120mL，日 3 次，水煎饭后温服。血府逐瘀
胶囊，每次 4 粒，日 3 次，口服；丹参滴丸，每次 10 粒，日 3 次，口服；
银杏叶片，每次 1 片，日 3 次，口服。并嘱患者遵守"一则八法"，严格控
制饮食，合理运动，写日记。

2021 年 4 月 9 日二诊至 2021 年 5 月 6 日五诊：空腹血糖 13.7mmol/L，

餐后血糖 15.6mmol/L，分别降至空腹血糖 5.9mmol/L，餐后血糖 6.7mmol/L。共进上方 24 剂，诸症好转，舌质红，尖红，苔薄白，脉弦滑。效不更方，续服 12 剂。

2021 年 5 月 20 日六诊：空腹血糖 4.9 mmol/L。患者纳呆，偶有胃满，眠差，舌质红，苔薄白，脉弦细无力。上方加佩兰 10g，厚朴 10g，夜交藤 10g，酸枣仁 10g，柏子仁 10g。12 剂，水煎服。

2021 年 6 月 3 日七诊：空腹血糖 4.7mmol/L，餐后血糖 6.8mmol/L。诸症明显好转，舌质红，苔白，脉缓。予上方 6 剂，3 剂水煎服，3 剂制粉。将 3 剂药粉与 300g 紫河车混合炒香密封，每次 3g，日 3 次，西洋参水送服，以巩固疗效。西洋参，每次 5g，加去皮生姜 3 片，水煎代茶饮。嘱患者继续按"一则八法"管控，定期复诊。随访至今，血糖控制理想。

【按语】

消渴病位在"散膏"，《难经·四十二难》言："脾……有散膏半斤，主裹血，温五脏。"该患者以肝肾阴虚为主，肾虚则气化不利，水液代谢障碍，停而为湿，气虚无力推动血液；阴虚津亏导致血液运行不畅亦成瘀。

【跟诊手记】

方中生地黄味甘、苦，性寒，滋阴清热，清热凉血，生津除烦，下达肝肾，养阴增液，《珍珠囊》言其"养阴生津，凉血生血，补肾水真阴"。知母味苦、甘，性寒，滋阴润燥，清热泻火，《神农本草经》言其"主消渴热中"。二药共为君药，滋阴清热，一除气分之火，二泄血分之热，上清润肺胃之热，下滋润肝肾之阴，《内经》云"二阳结谓之消"，脾胃散膏运化功能失调，中满内热，热极生火，火盛伤津。人参味甘性温，大补元气，止渴生津，《名医别录》言其"调中，止消渴"。黄芪味甘性温，补气升阳，有"补气之长"的美称，《医学衷中参西录》言其"消渴之证，多由元气不升"。枸杞子味甘性平，滋补肝肾之阴，主渴而引饮、肾病消中。黄精味甘性平，补脾益气，兼滋肺、脾、肾阴。四药为臣药益气养阴，气阴双补，助君药防苦寒过度而伤气阴。黄连清心泻火。地骨皮清泄肺热、凉血退蒸，能"泻肾火，降肺中之伏火"。丹参功同四物，养血活血，走窜有余，调和诸药。《本草正义》言其"养血活血……行宿血"。三药为佐使药,助臣药防补气滋阴过度而有燥热滋腻之嫌。

(二)非纯中药治疗消渴验案

案 1. 郭某,男,54 岁。2016 年 5 月 21 日初诊。

主诉:患者口干、口渴 3 个月,加重 10 余日。现病史:3 个月前患者出现口干、口渴症状,近 10 日上述症状加重,患者糖尿病病史 8 年,初发现时空腹血糖 14.0mmol/L。门冬胰岛素 30 注射液,早 16IU、晚 18IU 餐前 30 分钟皮下注射。患病期间未系统检测血糖。今日门诊测空腹血糖 11.2mmol/L,餐后血糖 15.5mmol/L。刻下症:口干渴、多饮,怕热,多汗,腰酸,耳鸣,眠可,大便不成形,3 日 1 次,近 1 个月体重下降 10.2kg。舌质红,苔黄腻,脉弦滑。既往高血压病史 8 年,最高血压 150/100mmHg,现口服拜新同降压。西医诊断:2 型糖尿病。中医诊断:消渴(气阴两虚兼瘀证)。治法:益气养阴,活血化瘀。处方:消渴安汤加减。黄芪 50g,怀牛膝 15g,人参10g,黄精 50g,葛根 15g,地骨皮 15g,黄连 10g,枸杞子 20g,厚朴 10g,丹参 10g,甘草 5g。6 剂,每次 120mL,日 3 次,水煎,饭后温服。嘱患者遵"一则八法",并严格控制饮食,避风寒,合理运动,记录每日的饮食及运动情况,心得体会,按时书写日记。

2016 年 6 月 26 日二诊:空腹血糖 7.9mmol/L,餐后血糖 9.4mmol/L。患者口干渴症状明显改善,大便正常,日 1 次,余症同前。舌质红,苔黄腻,脉弦滑。予上方 6 剂,水煎服。患者糖尿病的病史较长,气虚导致乏力,今日起予紫河车粉 3g,日 3 次冲服以滋补肝肾气血。

2016 年 7 月 5 日三诊:空腹血糖 7.0mmol/L,餐后血糖 9.5mmol/L。患者口干渴症状明显改善,怕热、多汗减轻,耳鸣不明显,眠可,夜尿 1 ~ 2次,大便日 1 次。舌质红,苔黄,脉弦滑。效不更方,续服 12 剂。

2016 年 7 月 19 日四诊:空腹血糖 7.2mmol/L,餐后血糖 13.0mmol/L。昨日晚餐患者家庭聚餐,饮食比较油腻,且今晨喝小米粥 1 碗,故考虑餐后血糖偏高与其饮食关系较大。嘱患者严格控制饮食,遵饮食表进食。患者口干渴症状明显改善，怕热、多汗减轻，耳鸣不明显，眠可，夜尿1～2次，大便日1次。舌质红，苔黄腻，脉弦滑。予上方6剂，水煎服。

2016年7月26日五诊：空腹血糖7.1mmol/L，餐后血糖11.1mmol/L。患者无口干渴，无怕热、多汗，耳鸣不明显，眠可，夜尿1次，大便日1次。舌质红，苔薄白，脉沉缓。今日复查生化全项，肝功能轻度改变，考虑与患者长期口服西药有关，今日起予复方榛花舒肝胶囊1.8g，日3次以解毒保肝。予上方12剂，水煎服。

2016年8月9日六诊：空腹血糖5.4mmol/L，餐后血糖6.0mmol/L。患者无口干渴，无怕热、多汗，耳鸣不明显，眠可，夜尿1次，大便日1次。舌质红，苔薄白，脉沉缓。患者较初诊时明显好转，血糖达标，故今日起予上方6剂，3剂水煎服，3剂制粉。将3剂药粉与300g紫河车混合炒香密封，每次3g，日3次，冲服。继续按"一则八法"管控，定期复诊。

【按语】

消渴多为先天禀赋不足，过食肥甘厚味，情志不遂，劳逸失度造成。病位在"散膏"。《难经·四十二难》说："有散膏半斤也，主裹血，温五脏，主藏意。""散膏"为脾之副脏，与脾共主运化、化生气血、升清降浊、输布精微、供养周身。消渴病常病及多个脏腑，病变影响广泛，未及时医治以及病情严重的患者，常可并发多种病证。如肺失滋养，日久可并发肺痨；肾阴亏损，肝失濡养，肝肾精血不能上承于耳目，则可并发白内障、雀目、耳聋；燥热内结，营阴被灼，脉络瘀阻，酝毒成脓，则发为疮疖痈疽；阴虚燥热，炼液成痰，以及血脉瘀阻，脑脉闭阻或血溢脉外，发为中风；阴损及阳，脾肾衰败，水湿潴留，泛滥肌肤，则发为水肿。该患消渴病史多年，应预防并发症的发生及发展，南征于治病早期即加入活血化瘀之品，将"治未病"的理念贯穿遣方用药的始终。

【跟诊手记】

方中生地黄质润降泄，滋阴清热，甘寒生津。知母上济肺肾，下滋肾水，清燥热。上二药润肺肾，润燥泻火，为君药。葛根升阳止渴，生津止泻。地骨皮清热泻肺，凉血退蒸。玉竹味甘，性微寒，归肺、胃经，清肺润胃，生津止渴。黄连味苦，入脾、胃经，清心泻火。上四药，入阴退火，共为臣药。黄芪益气升阳。少佐人参，补中益气。黄精味甘，性平，归脾、肺、肾经，滋肾润肺，补脾益气。黄精，宽中益气，使五脏调和，肌肉充盛，骨髓强坚，皆是补阴之功。枸杞子滋肾润肺。佩兰化湿解暑。丹参清血热，通经络，祛瘀生新，此为静中的一味动药，能领诸药贯通气血，有避免滋阴润燥之品的凉遏之弊端。上七药，气阴两补，平而不峻，补而不滞，滋而不腻，共为佐药。综观全方，动静结合，刚柔并济，三消同治，共奏清热生津、益气养阴、活血化瘀之效。

案2. 王某，女，57岁。2019年11月5日初诊。

主诉：间断性口干、咽干、乏力1年。现病史：患者1年前自测空腹血糖6.7mmol/L，后自行通过饮食控制，未系统治疗。5个月前于外院体检查空腹血糖7.1mmol/L，确诊为"2型糖尿病"，后给予"二甲双胍"0.5g，日2次口服降血糖，血糖控制不佳，现为求中医药治疗前来就诊。刻下症：口干，咽干，口渴多饮，乏力，多食，消瘦，视物模糊，腰酸，头部胀感，偶有心慌，纳可，眠可，夜尿1次，大便不成形，日行1次。舌质红，边有齿痕，苔厚，脉细数。今日空腹血糖8.8mmol/L，餐后2小时指尖血糖11.2mmol/L。血压120/80mmHg。既往史：血脂异常3年。姐姐患有糖尿病。西医诊断：2型糖尿病。中医诊断：消渴病（气阴两虚证）。治法：清热生津，益气养阴。处方：①生地黄15g，知母15g，枸杞子30g，玉竹20g，黄连10g，地骨皮20g，人参10g（包煎），黄芪50g，黄精50g，丹参10g，葛根20g，佩兰10g，厚朴10g。②生地黄10g，麦冬20g，五味子15g，瓜蒌10g，薤白10g，黄连10g，阿胶10g（烊化），丹参10g，黑芝麻10g，延胡索20g，郁金10g，白芍20g，甘草5g。上两方各6剂，交替口服，每次120mL，日3次，水煎，饭后温服。血府逐瘀胶囊，每次4粒，日3次，口服；复方丹参滴丸，每次10粒，日3次，口服；银杏叶片，每次1片，日3次，口服。紫河车，每次3g，日3次，冲服。西洋参，每次5g加去皮生姜3片，水煎代茶饮，每日1300mL。嘱患者遵"一则八法"综合管控。

2019年11月19日二诊：空腹血糖9.4mmol/L，糖化血红蛋白8.2%。口干、咽干、口渴症状缓解，略有厌食。舌质红，齿痕减轻，苔稍厚，脉细数。心电图：窦性心律，QRS额面心电轴不偏，ST-T改变。上两方各加苏叶10g，各6剂，交替水煎服。余照服。

2019年12月3日三诊：空腹血糖7.9mmol/L，餐后血糖8.4mmol/L。纳差，舌质红，苔白，脉细。效不更方，各6剂，交替水煎服。余照服。

2019年12月17日四诊：空腹血糖7.6mmol/L，餐后血糖7.8mmol/L。胃部不适。舌质红，苔薄白，脉细。效不更方，各6剂，交替水煎服。另予胃乐新1袋，黄连素2片，干酵母片5片，日3次，饭前顿服。

2019年12月31日五诊：空腹血糖6.3mmol/L，餐后血糖7.9mmol/L。诸症缓解，无明显不适。舌质红，苔薄白，脉缓稍细。处方：生地黄15g，知母15g，枸杞子30g，玉竹20g，黄连10g，地骨皮20g，人参10g（包煎），黄芪50g，黄精50g，丹参10g，葛根20g，佩兰10g，厚朴10g。6剂，3剂水煎服，3剂制粉。3剂药粉加300g紫河车，混合炒香，每次3g，日3次，西洋参水送服。嘱患者继续遵"一则八法"综合管控，定期复诊。

【按语】

本案为气阴两虚之消渴，治宜清热生津，益气养阴。方中人参味甘、微苦，止渴生津，大补元气。黄芪味甘益气升阳。故人参、黄芪共用补已虚之气，升已陷之阳气，用生地黄、知母、黄精、枸杞子、玉竹、黄连、地骨皮、葛根以滋阴清热，生津止渴。消渴的病机是阴津亏损，燥热偏盛，阴虚为本，燥热为标，故滋阴清热生津，以达到标本兼治的目的。丹参活血通络，消渴在发展过程中，病机初起常以阴虚燥热为主，日久阴虚内热，津亏血少，不能载血畅行，气血无力运血，血流不畅而导致血瘀。阴虚燥热，津亏血少，不能载血畅行，也可导致血瘀，故佐以活血通络药物。

【跟诊手记】

《素问·奇病论》言："津液在脾，故令人口甘也，此肥美之所发也……治之以兰，除陈气也。"《难经·四十二难》言："脾……有散膏半斤，主裹血，温五脏。"消渴为禀赋不足、五脏虚弱、内伤七情、饮食过度、劳欲过度等病因导致脾胃、"散膏"功能失调，故用厚朴、佩兰引经，使药性作用于病位。西洋参水送服紫河车，益气养血，阴阳双补。予血府逐瘀胶囊、复方丹参滴丸、银杏叶片等中成药以化瘀通络。二诊患者出现厌食症状，遂于上方加苏叶，与原方黄连相伍，和胃止呕。四诊患者仍有胃部不适，给予胃乐新、黄连素、干酵母片合用以缓解胃部不适。五诊患者症状好转，病情稳定，遂予前方加紫河车压面长期服用善后。

案3.周某，男，28岁。2021年5月6日初诊。

主诉：口渴、多饮1年。现病史：1年前无明显诱因出现口干口渴，多饮，体重下降7.5kg，于当地医院诊断为"2型糖尿病"，口服二甲双胍半年。刻下症见：口渴，多饮，气短，乏力，周身疼痛，手足心热，睡眠欠佳，纳可，二便尚可。舌质暗红，苔白，脉沉细。血压120/80mmHg。生化检查：空腹血糖15.09mmol/L，餐后2小时血糖19.36mmol/L。某医院建议用胰岛素，患者坚决不同意，故找中医求诊。该患未予系统控制饮食、正规运动治疗。西医诊断：2型糖尿病。中医诊断：消渴（气阴两虚夹瘀证）。治法：益气养阴，清热生津，活血化瘀。处方：黄芪50g，黄精50g，枸杞子30g，白芍20g，玉竹20g，地骨皮20g，葛根20g，生地黄15g，知母15g，黄连10g，佩兰10g，厚朴10g，丹参10g，生晒参10g（包煎）。7剂，每次120mL，日3次，水煎，饭后温服。并严守"一则八法"，严格控制饮食，指导正规运动治疗。

二诊：查空腹血糖14.20mmol/L，餐后2小时血糖18.60mmol/L，睡眠改善，周身疼痛减轻。舌质暗红，苔薄白，脉沉细。效不更方。上方连用7剂后，因工作劳累，饮食不规律出现纳差，小腹胀，复查空腹血糖15.90mmol/L，餐后2小时血糖19.36mmol/L，舌质暗红，苔白中黄稍腻，脉沉弦，上方加青皮10g，黄连加倍。

三诊：服药半月后复查空腹血糖8.9mmol/L，餐后2小时血糖10.36mmol/L，患者自述饮食尚可，无小腹胀，周身无明显疼痛，时有口干，多饮，手足心热，舌质暗红，苔白，脉沉细略数。上方去青皮，加石斛15g，连服14剂。

四诊：诸症明显缓解，但自觉近日腰部冷痛，舌质暗，苔白，脉沉细，空腹血糖 7.30mmol/L，餐后 2 小时血糖 8.00mmol/L。上方加肉桂 10g，连服 14 剂。

五诊：复查空腹血糖 6.40mmol/L，餐后 2 小时血糖 7.30mmol/L，口干，多饮，手足心热明显缓解，本周进食后时有嗳气酸腐，舌质淡暗，苔白根腻，脉沉稍滑。上方加焦三仙各 30g，鸡内金 30g，连服 7 剂。

六诊：空腹血糖 6.30mmol/L，餐后 2 小时血糖 7.80mmol/L，食积症状已基本消失，大便 3 日未解，舌质淡暗，苔白根腻，脉沉稍弦。故上方加酒大黄 10g，去焦三仙、鸡内金，连服 4 剂。

七诊：查空腹血糖 6.00mmol/L，餐后 2 小时血糖 7.00mmol/L，大便已恢复正常，舌质淡暗，苔薄白，脉沉缓。故上方去大黄，30 剂，即日起二甲双胍片剂量调整为 2 日 1 片口服。

八诊：1 月后复查空腹血糖 5.80mmol/L，餐后 2 小时血糖 7.00mmol/L，此阶段患者无明显不适，舌质淡，苔白，脉沉缓，血糖控制在 5.60～5.90mmol/L，餐后 2 小时血糖 7.00mmol/L。上方连用 20 剂，同时停用二甲双胍片。

九诊：复查空腹血糖 5.40mmol/L，餐后 2 小时血糖 6.20mmol/L，无明显不适，舌质淡，苔白，脉缓，予上方连用 4 剂，2 日 1 剂。

十诊：复查空腹血糖 5.50mmol/L，餐后 2 小时血糖 6.20mmol/L。患者无临床不适感，舌质淡，苔白，脉缓，予上方 14 剂：7 剂水煎服，2 日 1 剂，每次 120mL，日 2 次；7 剂制粉，每次 3g，日 2 次，口服。粉剂善后。随访半年，患者各项理化检查正常，未见复发。嘱患者严守"一则八法"，自测空腹血糖及餐后 2 小时血糖，有变化及时就诊。

【按语】

方中黄芪补脾气而行脾气，黄精养脾阴而和脾阴，取阴阳双补，阳中求阴之效，共调"散膏"，为君药。枸杞子滋补肝肾；白芍养脾阴而敛血；玉竹清润肺胃，生津止渴；地骨皮清热凉血而补阴；葛根生津止渴除烦，为阳明经补阳之药，取"善补阴者，阳中求之"之意。生地黄滋阴清热，生津益阴；知母上济肺津，下滋肾水，能清燥热。上药共奏滋补肝肾、生津止渴而为臣。黄连泻火除烦而泻脾实，佩兰醒脾而化湿，厚朴行气而燥湿。丹参祛瘀生新、活血通络，人参大补元气。诸药配伍，以求益气养阴、清热生津、活血化瘀之效，体现出消渴治疗重在调"散膏"，要辨证求因，审因论治，消渴是本虚标实之证，要善于补虚泻实，重视药物配伍。

【跟诊手记】

临证要随患者病情变化而加减用药。因患者出现饮食不节而小腹胀，故而加倍黄连，予青皮散结消滞。口干、多饮反复，手足心热等阴虚燥热加重，故而予石斛滋阴除热生津，食积时予焦三仙、鸡内金消食和胃。消渴病见瘀象，丹参用后仍不解，或是出现大便不畅时，即加用酒大黄，涤荡肠胃，祛瘀生新而不伤正。

案 4. 李某，女，49 岁。2016 年 5 月 5 日初诊。

主诉：自汗、盗汗 2 个月余。现病史：2 个月前无明显诱因出现自汗、盗汗症状。刻下症：稍有活动即汗出，夜间潮热盗汗，恶热。偶有头晕，疲倦乏力。胸闷，无心慌、胸痛，偶有后背痛。胃胀，口干，口渴，口苦，腰痛，手足麻木。纳可，眠差，易醒，醒后难以入睡。二便调。舌质暗，苔薄白略少，脉弦细无力。空腹血糖 8.4mmol/L，餐后 2 小时血糖 10.2mmol/L。既往史：腰椎间盘突出 10 年，糖尿病 2 年。初次月经 15 岁，末次月经 2016 年 4 月 20 日，月经愆期 1 年，行经 5 日，色暗，量减少，质地不稠，稍有血块，痛经。西医诊断：2 型糖尿病。中医诊断：消渴汗证（气阴两虚夹瘀证）。治法：益气养阴，活血祛瘀。处方：黄芪 30g，黄精 30g，人参 10g，煅牡蛎 30g（先煎），煅龙骨 30g（先煎），生地黄 15g，知母 15g，黄连 10g，玉竹 15g，地骨皮 20g，枸杞子 30g，丹参 10g，麻黄根 10g，浮小麦 10g，车前子 10g（包煎），茯苓 15g，甘草 5g。7 剂，每次 120mL，日 2 次，水煎饭后温服。另嘱饮食、运动等遵循"一则八法管控守则"，合理进行。

二诊：夜间汗出明显减轻，口干，口苦，胃胀，腰痛减轻，舌暗红，苔薄白略少，脉弦细。空腹血糖 8.0mmol/L，餐后两小时血糖 9.2mmol/L。予上方 14 剂，水煎服。

三诊：盗汗量少，自汗亦减，胸闷心慌消失，睡眠尚可，舌质暗红，苔薄白，脉弦细。空腹血糖 7.2mmol/L，餐后 2 小时血糖 8.3mmol/L。予上方 14 剂，水煎服。

四诊：盗汗消失，自汗明显好转，头晕次数减少，胃胀，腰痛，手足麻，眠差，痛经消失，饮食未控制，口干，口苦明显，舌质红，苔薄白中腻，脉沉弦。空腹血糖 6.6mmol/L，餐后两小时血糖 7.5mmol/L，予上方加炒白术 10g，14 剂，水煎服。

五诊：患者自述汗出止，诸症好转，月经可。舌质红，苔薄白，脉弦细。空腹血糖 6.5mmol/L，餐后两小时血糖 6.7mmol/L。予上方 14 剂。7 剂水煎服，日 1 剂，分早晚两次饭后温服；7 剂制粉，每次 3g，日 3 次，温水冲服。后随访至今暂未复发。

【按语】

该患者稍动则出汗、疲倦乏力，夜间却潮热恶热而汗出，加之口干渴，舌质暗，苔薄白略少，脉弦细，不难看出为气阴两虚之证，但胃胀、腰痛、手足麻，加之月经表现，明显不可忽视血瘀的存在。四诊合参，辨为消渴汗证、气阴两虚兼瘀证。汗为心液，治汗不能一味收敛固涩，还要给邪以出路，使邪从小便而解。

【跟诊手记】

本例治宜益气养阴，活血祛瘀。该患者月经虽有血块但量少而质地尚可，加之脉象提示瘀血并不严重，故用丹参活血祛瘀，兼顾养血安神，帮助睡眠。后期患者饮食未控制，舌苔薄白中腻，选加炒白术以健脾益气而燥湿，同时炒白术有止汗之功。二诊时，汗出已明显减轻，辨证准确则效如桴鼓。由于消渴汗证由消渴日久迁延而来，故治疗尚需时日，治疗准确则效不更方。

【参考资料】

［1］南征，南红梅. 大国医——治疗消渴就是打败糖尿病［M］. 长春：吉林科学技术出版社，2018.

［2］南征，南红梅. 南征教授悬壶实录［M］. 长春：吉林科学技术出版社，2020.

第三章◎林　兰

一、医家简介

林兰（1938— ），女，浙江青田人，中国中医科学院首席研究员，主任医师，博士研究生导师，全国名中医，首都国医名师。第四、第六批全国老中医药专家学术经验继承工作指导老师，享受国务院政府特殊津贴。先后承担"九五""十五""十一五"国家科技攻关计划项目、科技部新药创制专项、国家自然科学基金、国家中医药管理局课题等 10 余项。先后研制了"降糖甲片""渴乐宁胶囊""芪蛭降糖胶囊""渴络欣胶囊"等中药新药制剂，该四项均获得新药证书，其中"渴乐宁胶囊""芪蛭降糖胶囊"两项被列入国家医保目录和国家保护产品。"糖心平胶囊""甲亢宁胶囊""芪蛭降糖胶囊""渴络欣胶囊"四项获得国家发明专利。先后在国家级专业核心杂志发表文章 100 余篇。出版学术著作 8 部。提出"糖尿病三型辨证"理论，被纳入《新药（中药）糖尿病（消渴病）临床研究指导原则》，得到同行专家的广泛认可。

二、学术观点

中医无"糖尿病"之名，多以"消渴"病名涵盖之。历代医家大多将消渴分为上、中、下三消，依据临床证候进行"三消辨证"。但是在临床上，特别是当代，并不是所有糖尿病患者均表现为多饮、多尿、多食、形体逐渐消瘦等典型的"三多一少"症，尤其在 2 型糖尿病患者中，有 40%～60% 的患者缺乏典型的糖尿病症状，病情隐匿，难以按照"三消辨证"论治。

林兰长期从事中西医结合内分泌代谢病研究，积累了丰富的经验，取得了丰硕的成果。在传统"三消辨证"的基础上，遵循中医四诊（望、闻、问、切）、八纲（阴阳、表里、寒热、虚实）以及脏腑辨证等理论，对糖尿病进行了系统的宏观辨证，以八纲辨证为纲，以脏腑辨证为目，通过大量临床实践，提出糖尿病三型辨证理论，将糖尿病辨证分为阴虚热盛、气阴两虚、阴阳两虚三型，反映了糖尿病早、中、晚三个阶段的证型。其中，阴虚热盛型是病程短、病情轻、并发症少而轻、表现以胰岛素抵抗为主的早期阶段；气阴两虚型是病程较长、发病年龄较大、有诸多较轻并发症，表现为胰岛素抵抗为主的中期阶段，为糖尿病病情转机的关键证型；阴阳两虚型是病程长、年龄较大、并发症多且严重、表现为胰岛功能衰竭的糖尿病晚期阶段。三型演变符合西医将糖尿病分为胰岛素抵抗、胰岛细胞功能紊乱、细胞功能衰竭的规律。

糖尿病辨证论治理论及临床实践可分为 4 个发展阶段：① 20 世纪 70 年代初期，针对糖尿病辨证分型的研究，林兰提出了"糖尿病三型辨证"理论，被纳入《新药（中药糖尿病消渴病）临床研究指导原则》沿用至今，得到同行专家的广泛认可。② 20 世纪 80 年代中期，林兰从事益气养阴治则和中药降糖机理研究。对"降糖甲片"的降糖作用机理研究表明，该药能显著增加红细胞的胰岛素受体数目，增加胰岛素与受体的结合率，提高胰岛素的敏感性，对胰岛素具有双向调节作用，能抑制自由基对机体的损伤。③ 20 世纪 90 年代初期，林兰从事益气养阴、活血化瘀治则和糖尿病血管病变研究，阐明血瘀症与血管病变的相关演变规律及内涵；研制了降糖通脉宁胶囊。实验证明，该药能改善闭塞性微循环障碍、缓解血管痉挛、降低血管通透性、促进红细胞解聚、加强血管新生和促进侧支循环的建立，加速血流和淤血的吸收。临床发现，该药可改善心肌缺血、缺氧，纠正异常心电图，提高左心功能，抗凝、溶栓，改善脑血流，防治糖尿病心脑血管病，能扩张下肢动脉内径，促进血流，防治下肢血管病变，延缓早期糖尿病视网膜病变和肾病的发生和发展，改善相关生化指标。④ 20 世纪 90 年代中期至今，林兰进行糖尿病血管并发症的研究，主要研发了"糖心平"和"糖微康"。"糖心平"用于防治糖尿病心血管病变。"糖微康"用于防治糖尿病肾病和视网膜病变。引进低能量激光技术配合中药，用于防治糖尿病闭塞性脑血管病变和糖尿病下肢血管病变。

（一）糖尿病三型辨证理论

20 世纪 70 年代初期，我国的糖尿病研究处于初级阶段。中医治疗糖尿病尚处于个案报道阶段，糖尿病的中医临床研究缺乏统一的辨证分型标准。为适应时代需要，以林兰为首的课题组进行了糖尿病的中医辨证分型及糖尿病的病因病机研究。课题组采用统一的辨证分型原则，对 328 例糖尿病患者进行望、闻、问、切四诊，获取临床资料，通过对证型与病程的关系、证型与年龄的关系、证型与血液流变学的关系、证型与血脂的关系、证型与血浆环腺苷（cyclic adenosine monophosphate，cAMP）及环磷鸟嘌呤核苷（cyclic guanosine monophosphate，cGMP）等相关因素的探讨，发现糖尿病患者呈现不同程度的热盛、阴虚、气虚、阳虚等证候掺杂的现象。根据个性和共性相结合、宏观辨证和微观辨证相结合的原则，林兰将糖尿病辨证分为阴虚热盛型、气阴两虚型和阴阳两虚型三型，此三型分别代表糖尿病的早期、中期和后期阶段。遵循中医四诊八纲，发现糖尿病的四大基本证候，即热盛证、阴虚证、气虚证、阳虚证。对证型与客观指标、并发症等关系的研究表明，其都存在一定的内在相关性。对其不同证候相互组合有：气阴两虚型（75.2%），以气虚证为主兼有阴虚；阴虚热盛型（12.9%），以热盛证为主兼有阴虚；阴阳两虚型（11.9%），以阳虚证为主兼有阴虚。糖尿病的三型分期得到国内同行的认可，被《中药新药治疗消渴病（糖尿病）的临床研究指导原则》作为糖尿病的中医辨证分型标准沿用至今。三型辨证理论体系对糖尿病的中西医结合研究及临床具有重要的指导意义和价值，为临床研发新药及指导临床提供了重要的指导。

　　三型辨证理论体系既能体现糖尿病及并发症的共性，又能体现某一种或几种并发症同时存在的个性，根据辨证论治，制订治疗方案及有效方药，对糖尿病及并发症的防治具有重要的意义。在长期的临床实践中，林兰发现糖尿病及其并发症患者的中医辨证主要有 15 种，即"肺胃热盛""胃火炽盛""心火盛""相火炽盛""肝火上炎""心肺两虚""心脾两虚""心肾两虚""心肝两虚""肺气阴两虚""肾阴阳两虚""脾肾阳虚""脾胃阳虚""心肾阳虚"和"心阳虚衰"。其中，"肺胃热盛""胃火炽盛""心火亢盛""相火炽盛""肝火上炎"5 种证型的糖尿病患者，病程多在 5 年以内（早期）；"心肺两虚""心脾两虚""心肾两虚""心肝两虚"和"肺气阴两虚"5 种证型的糖尿病患者，病程多在 5 年至 10 年（中期）；而"肾阴阳两虚""脾肾阳虚""脾胃阳虚""心肾阳虚"和"心阳虚衰"5 种证型的糖尿病患者，病程多在 10 年以上（晚期）。

糖尿病早期的患者以单一脏腑辨证为"肺热炽盛""胃火亢盛""心火亢盛""相火炽盛"和"肝火上炎"，共同特征为"热盛"；糖尿病中期的患者以单一脏腑辨证为"肺气虚""心气虚""脾气虚"和"肾气虚"，共同的特征为"气虚"；糖尿病病程在晚期的患者以单一脏腑辨证分为"心阳虚""脾阳虚"和"肾阳虚"，共同特征为"阳虚"。

历代医家对消渴病基本病理有共同的认识，即阴虚贯穿本病之始终，阴虚为本病发生、发展的内在因素。其中，肾、肝、心、肺是消渴病主要的阴虚脏腑定位。由于阴不制阳，阳相对亢盛，所谓"阴虚则内热"，即阴虚为本，热盛为标，在本病的发病过程中，常从阴虚热盛开始。"热盛"由少火变成壮火所致。壮火是非生理性的火，表现为脏腑气血功能的病理性亢进。《素问·阴阳应象大论》说："壮火食气……壮火散气。"壮火具有损伤人体正气的性质，不但耗气，更伤阴，逐渐损及元气精血，即所谓"阳盛则阴病"，即气阴两虚阶段。由于阴阳互根，彼此相须，缺一不可，随病程进展，阴阳消长失衡，久则由阴损阳，发展为阴阳两虚或以阳虚为主之证；最终多死于阴竭阳亡或严重之真心痛、中风、坏疽、水肿等并发症。消渴患者多嗜食肥甘，或劳逸失度，或情志为患，或失治误治，肺、脾、肝、肾等脏腑司水液之功能衰退，必会出现水液代谢失调，水湿停蓄，蕴结而为痰湿。消渴热盛消灼精血成瘀，或津液亏耗，血稠而为瘀，或久病致瘀血，久病入络成瘀，或痰湿阻滞成瘀，可见消渴的多种因素均易导致瘀血的形成，瘀血形成后又加重了消渴的病变过程，瘀血乃由阴血结聚而成，其形成过程本身就是一个阴血耗伤的过程。瘀血痰湿形成后，必使血行受阻，气机郁结，致气不化津，或络破血瘀，或瘀久化热，使阴伤加重，病变加剧，变证丛生。

从三型辨证的研究过程来看：①概念上明确定为糖尿病，与其他疾病无混淆；②三型病情表述客观，有严格的临床流行病学资料支持，客观化研究时采用了确切的指标，纲目层次清晰，针对性强，易于掌握，便于推广普及；③三型辨证研究的内容符合西医糖尿病的病变发展规律和中医辨证论治原则，既体现了三型与病位、病程、病情、客观指标、预后等西医糖尿病相关方面的演变，又符合中医理论的中医的动态证候的演变。二者紧密结合，便于临床总结，且利于中西医学术交流和汇通。

（二）倡导益气养阴、活血化瘀在糖尿病及糖尿病血管病变中的基本治法

"三型辨证"反映了糖尿病早、中、晚三个阶段，阴虚热盛为早期、气阴两虚为中期、阴阳两虚为晚期，这种演变也符合西医将糖尿病分为胰岛素抵抗、胰岛 β 细胞功能紊乱、β 细胞功能衰竭三个阶段的发展规律。阴虚贯穿糖尿病病程之始终，是三型的共性病机，是导致糖尿病发生与发展的内在因素，为糖尿病之本。符合西医认为胰岛素抵抗存在于 2 型糖尿病的全过程，是导致 2 型糖尿病的病因和病理基础的观点。病程与发病年龄是分型的基础，客观指标是分型的主要依据；符合西医认为微血管病变在糖耐量异常（IGT）阶段已存在，而大血管病变随病程延长多在发生糖尿病后出现的观点。糖尿病血管病变均随病程延长而加重，青年人、病程短者多以微血管病变为主，老年患者、病程长者多以大血管病变为主。

经过大量病例的科学统计、临床验证辨证后，林兰认为气阴两虚型数量居三型之首，为糖尿病的基本证型，气阴两虚阶段是糖尿病病程进展的过渡阶段。阴虚贯穿糖尿病始终，多因热盛耗伤气阴，临证以脏腑病变为基础，按气阴两虚程度进行分层论治，以益气养阴为主要治则。对气阴两虚阶段的合理治疗，可使血糖得到满意控制，以延缓或减轻并发症的发生和发展。随着阴虚热盛、气阴两虚、阴阳两虚的逐渐发展，糖尿病血管病变逐渐加重，说明益气养阴治则对糖尿病血管病变的防治具有重要意义。

血瘀是糖尿病兼症的病因和病理产物，见于糖尿病的多个阶段。瘀血既是病理产物又是致病因素。瘀血形成后，使经脉阻滞和组织失营而致疼痛，瘀血的特点为刺痛，痛处固定、拒按，夜间加重，或久痛不愈，反复发作。血瘀经脉、脏腑及组织之间，可见青紫肿胀；瘀血阻滞，经脉不畅，血溢脉

外而见出血。面部、爪甲、肌肤、口唇青紫，舌质紫暗，或有瘀点瘀斑，或舌下络脉曲张等是瘀血最常见、最敏感的指征；脉细涩、沉弦或结代是瘀血最常见的脉象。此外，面色黧黑、肌肤甲错、皮肤紫癜、精神症状等也较为多见。瘀血是糖尿病最常见的兼夹之症，见于糖尿病的多种血管病变。糖尿病以热邪灼津成痰，痰瘀互阻为患；气阴两虚，阴虚可致瘀，气虚亦可致瘀；后期阴阳两虚，可因阳虚寒凝致血脉瘀阻。随其瘀阻的部位不同，而有不同的临床表现。瘀阻心脉，可出现烦躁不安，胸闷憋气，心悸气短，甚则心痛彻背，背痛彻心，见于糖尿病合并冠心病；痰瘀阻于脉络，血不荣筋而出现半身不遂、口眼㖞斜，见于糖尿病合并脑血管病变；瘀阻经脉血不归经，见于糖尿病合并视网膜病变眼底出血；瘀血阻滞，经脉失养，不通则痛，见于糖尿病合并血管神经病变等。可见，瘀血是导致糖尿病合并血管神经病变的主要原因和病理基础。这些体现了中医"久病必虚，久病必瘀"的理论。故林兰倡导益气养阴、活血化瘀来防治糖尿病血管病变的发生。

（三）病证结合，衷中参西

在糖尿病的辨病诊断方面，中、西医的诊断标准是一致的。中医的辨证论治强调个体化治疗，即根据患者的体质、病症、性格、季节气候，采取不同的治法和方药。林兰认为，应将辨病与辨证相结合，把西医侧重病因和病理形态的诊断与中医侧重全身生理病理的疾病反应的诊断有机地结合起来，使医生对患者的整体病情有更全面的了解。这样既可使着眼于整体宏观的中医辨证进一步深入走向微观化、客观化和定量化，又可使侧重局部和微观的西医辨病走向整体化和综合化。林兰对糖尿病中医辨证分型中的"证"与某些客观指标之间的联系进行研究，如与胰岛素的释放、与胰岛素反调激素、与肾上腺皮质及髓质激素的代谢产物、与清除自由基的损伤、与改善胰岛素抵抗等的关系以及糖尿病血瘀证的研究等，使糖尿病诊断方面的中西医结合研究进入较深的层次。中医的辨证与西医一系列的客观指标相结合，使辨病辨证相结合的科学性向前跨越了一步，无疑对"施治"的指导也更加确切，疗效必然提高。这种中西医结合的模式正在逐步形成临床上的诊疗模式。

在糖尿病治疗上，林兰认为中药、西药治疗糖尿病各有优缺点，她主张中西药物联合应用，明确中药和西药各自发挥什么作用，取得什么效果，做到胸有成竹，扬其所长。从目前中药的降糖作用看，其很难与胰岛素、磺胺类等西药等同。但是，中医药治疗糖尿病不仅仅是为了降糖，长期的临床实践证明，中医药的优势在于减少降糖药和胰岛素用量，改善患者的体质，较快地消除症状，在预防和延缓糖尿病并发症的发生与发展方面有着独特的疗效。治疗以中医为主的中西医结合，通过中医宏观辨证、整体调治，西医微观检测、对症治疗，扬长避短。实践证实，中西医结合呈现以下优势：中药调节血糖，能使部分糖尿病早期患者的血糖恢复正常，为延缓病情和减少转化为 2 型糖尿病，发挥了积极的作用；对于中、重型患者，中西药联合使用可产生协同作用，增强降糖力度，不同程度地减少西药降糖药的用量至停用西药，减少西药的不良反应。中药可以降低胰高血糖素、调节脂代谢、改善胰岛素抵抗、延缓 β 细胞功能减退、增加胰岛素受体数目和结合率，控制病情，从而控制血糖、改善症状、预防并发症，具有不可替代的作用。中西药物联合应用，取长补短，相得益彰。

林兰强调，辨证论治是中医的灵魂，临床组方用药必须严格服从辨证论治的原则，一旦偏离这一原则，不仅无效而且有碍病情。此乃经验之谈，值得重视。糖尿病病情变化多端，林兰强调"辨证论治，杂合以治"。本病的治疗，以清热滋阴、益气养阴、滋阴温阳为大法，临证要恪守基本治则，但在上述辨证论治规律的基础上，随症灵活加减。

三、临床特色

（一）林兰治疗糖尿病大法

1. 清热滋阴法

林兰认为，阴虚热盛是糖尿病发生的基本病机。《临证指南医案》说："三消一症，虽有上、中、下之分，其实不越阴亏阳亢，津涸热淫而已。"糖尿病的发病因素多为饮食不节，积热伤津，或情志失调，郁火伤阴，故清热泻火、养阴生津为治疗糖尿病的大法之一。阴虚热盛型糖尿病患者可见口渴喜冷饮，小便频数量多，易饥多食，急躁易怒，怕热心烦，形体消瘦，溲赤便秘，舌红、苔黄，脉弦数载滑数。林兰辨治阴虚热盛型糖尿病，强调清热泻火，热去则津液自复。《景岳全书》明确提出："凡治消之法，最先当辨虚实，若察其脉证，果为实火致耗津液者，但去其火则津液自生，而消渴自止。"临证时可选用白虎汤、葛根黄芩黄连汤、泻白散、黄连解毒汤、栀子金花汤等。常用药为黄芩、黄连、黄柏、栀子、大黄、生石膏、龙胆草、苦参、桑白皮、地骨皮、金银花、连翘、桑叶、知母、生地黄、女贞子、枸杞子、玉竹、何首乌、天花粉等，根据病情合理选择应用。

2. 益气养阴法

糖尿病病程漫长，耗气伤阴。林兰认为，消渴病发病机理为内热，内热是"壮火"，"壮火食气"，不仅伤阴，而且耗气，则成气阴两虚之局，"伤阴耗气"成为消渴病病变的机理。常见症状为倦怠乏力，自汗盗汗，气短懒言，口渴喜饮，五心烦热，心悸失眠，溲赤便秘，舌红少津、舌体胖大、苔剥或花剥，脉弦细或细数无力。益气养阴法为糖尿病的基本治法，本法适用于消渴日久、气耗阴伤之证。林兰常用方为生脉散合六味地黄汤，常用药有西洋参、太子参、生地黄、玄参、麦冬、天冬、黄精、山药、白芍、天花粉等。

3. 滋阴温阳法

林兰认为，糖尿病的病理演变规律多为初期阴虚热盛，继则气阴两虚，再则阴虚及阳，久病终致阴阳俱消，但阳气消耗更甚，肾阳之火衰败。《景岳全书·三消干渴》说："有阳不化气，则水精不布，水不得火，则有降无升，所以直入膀胱，而饮一溲二，以致泉源不滋，天壤枯涸者，是皆真阳不足，火亏于下之消证也。"肾中元阴元阳衰弱，气化失司，失去主水、封藏、固摄之权，津液不能正常蒸发、敷布与排泄，临床可见患者小便频数，混浊如膏，甚则饮一溲一，手足心热，身倦肢冷，面色苍白，面目虚肿或下肢浮肿，腰膝酸软无力，阳痿或遗精，舌淡，脉细或沉细。治以滋阴温阳法，使阴阳相济，津液得生。林兰常以右归丸、肾气丸之类加减治疗。药多选用附子、桂枝、熟地黄、山茱萸、山药、茯苓、泽泻、牡丹皮、狗脊、鹿角胶、胡芦巴、紫河车等。

4. 健脾化湿法

林兰认为，长期过食肥甘、醇酒厚味，损伤脾胃是形成糖尿病的主要原因之一。《素问·奇病论》说："此人必数食甘美而多肥也，肥者令人内热，甘者令人中满，故其气上溢，转为消渴。"又如《医贯》指出："脾土浇灌四旁，与胃行其津液者也，脾胃既虚，则不能敷布其津液，故渴；其间纵有能食者，亦是胃虚引谷自救。"临床上，许多糖尿病患者的"三多一少"症状不典型，甚至无"三多一少"症状。其临床表现为脘腹痞闷、不思饮食、恶心欲吐、舌苔厚腻等湿浊中阻证，故健脾化湿法亦甚重要。林兰常常强调，糖尿病患者用药禁忌太过滋腻，滋阴养血须补而不滞，滋而不腻，处处要顾护脾胃，扶脾助运，健脾化湿法不容忽视。临证选用苍术、白术、厚朴、茯苓、猪苓、泽泻、陈皮、法半夏、木香、鸡内金等健脾化湿。

5. 活血化瘀法

林兰认为，糖尿病的病程中，多有瘀血的病理改变。因糖尿病日久，气血亏虚，气为血帅，气虚推动无力则血行不畅，脉道瘀阻；或阴虚内热，耗灼营血，阴血亏损，脉道不充，血行不畅，留而为瘀；或阴损及阳，阳虚生寒，鼓动无力，寒凝血脉，可致瘀血内停。《医学入门·消渴》说："三消……总皆肺被火，熏蒸日久，气血凝滞。"说明了糖尿病与瘀血的关系。患者临床表现为肢体麻木或疼痛，指甲色泽紫暗，肌肤甲错，舌质淡暗或红暗，舌下静脉青紫怒张，脉涩等瘀血证。故治疗时必须采用活血化瘀法，可选用血府逐瘀汤、身痛逐瘀汤、失笑散等。林兰常用药为赤芍、蒲黄、丹参、桃仁、牛膝、水蛭、三棱、红花、鬼箭羽、川芎、益母草、血竭、三七、莪术、郁金等。

6. 疏肝解郁法

林兰认为，情志失调、五志过极是发生糖尿病的重要因素。《灵枢·五变》说："怒则气上逆，胸中蓄积，血气逆流，髋皮充肌，血脉不行，转而为热，热则消肌肤，故为消瘅。"《医宗己任编·消症》也说："消之为病，一原于心火炽炎……然其病之始，皆由不节嗜欲，不慎喜怒。"情志失调，气机郁滞，郁久化火伤阴而成糖尿病。临证可见精神抑郁，胸闷叹息，两胁胀痛，心烦易怒，食欲不振，口干欲饮，大便不爽，舌淡、苔白、脉弦。林兰认为，肝主疏泄，肝郁气滞，津液不能正常输布之糖尿病，治以疏肝理气之法，常用方为四逆散、柴胡疏肝散。临证可根据病情选用柴胡、枳实、枳壳、香附、川芎、白芍等加减。

7.补益气血法

林兰认为，糖尿病系消耗性疾病，热炽于内，燥热内蕴，燥热之邪耗历气血，以致气虚血亏，故补益气血亦为临床常用。《证治要诀·消渴》说："三消得之气之实，血之虚也，久久不治，气尽虚，则无能为力矣。"可选当归补血汤、四君子汤、四物汤为基础。常用药：黄芪、当归、阿胶、何首乌、鸡血藤等。临床单用本法者较少，常与清热润燥、益气养阴、健脾化湿、活血化瘀等法合用。

（二）治疗糖尿病的用药特点与核心方药

1.以中医理论指导用药

（1）根据三消主要病位论治

上消病位在肺，中消病位在胃，下消病位在肾，分别代表糖尿病三个不同的病变阶段。根据不同的病位确定不同的治疗原则，如清热润肺、清胃泻火、养阴补肾、滋阴生津，可以消渴方、玉女煎、六味地黄汤、金匮肾气丸为基础方。临床随症化裁。治疗上、中、下三消用药各有侧重，上消用黄芩、天冬、麦冬、桑白皮、地骨皮、太子参，中消用生地黄、生石膏、知母、石斛、玉竹、黄连、天花粉，下消用山药、山茱萸、枸杞子、黄精、黄柏、生地黄、熟地黄。

（2）根据脏腑辨证论治

脏腑辨证是辨证论治的基础。以脏腑为纲进行辨证论治是治疗糖尿病最常用的法则。历代医家从肺论治、从脾论治、从胃论治、从肝论治、从肾论治，发展了中医糖尿病治疗理论。林兰认为，从肺论治者，宜清热润肺，药用沙参、天冬、麦冬、桑白皮、地骨皮、太子参；肺热不盛，兼有邪热者，宜清解肺热，药选蝉蜕、蚕蛹、金银花、连翘、金荞麦根等。从脾论治当分脾阴虚和脾气虚。糖尿病燥热已去，津液未复，宜滋养脾阴，药用山药、白扁豆、石斛、玉竹；脾气虚宜补气健脾，药用黄芪、太子参、西洋参、茯苓；健脾化湿可选苍术、薏苡仁、泽泻。从胃论治，若胃火炽盛，当清胃泻火、养阴保津，药用生石膏、知母、黄连；大便干结，当泄热通便，药用生大黄、玄参、玄明粉等。从肝论治，若肝阴虚，当滋阴养肝柔肝，药用枸杞子、女贞子、墨旱莲、白芍、甘草；若肝郁气滞，宜疏肝解郁，选柴胡、薄荷、郁金。从肾论治当分肾之阴阳，肾阴虚宜补肾滋阴，药用山药、山茱萸、枸杞子、黄精、生地黄、熟地黄、龟甲胶；若肾阳亏虚，宜温补肾阳，选菟丝子、鹿角胶、补骨脂、巴戟天等。

（3）根据病因病机的特点论治

糖尿病的病因病机主要与气虚、阴虚、气阴两虚、气血两虚、血瘀、痰湿等相关。选药组方时，林兰对气虚者用黄芪、人参、太子参、山药、五味子，阴虚者用麦冬、天冬、生地黄、玄参、天花粉，血虚者用当归、白芍、阿胶、益母草，阳虚者用附子、肉桂，痰湿者可选苍术、白术、茯苓、薏苡仁、泽泻、赤小豆，血瘀者用当归、丹参、桃仁、红花、赤芍、姜黄、乳香、没药、川芎、鸡血藤等。灵活结合脏腑辨证可取得满意的疗效。

2. 以西医理论为指导用药

（1）胰腺功能可归属为中医"脾"的范畴

从生理功能看，胰腺属中医"脾"的范畴。食物中的糖、脂肪、蛋白质以及各种微量元素等营养物质，必须经过胰腺外分泌细胞分泌的胰淀粉酶、胰脂肪酶、胰蛋白酶等化学消化后，才能被机体吸收利用。如果胰腺分泌的这些消化酶的作用减弱或功能失常，各种营养物质消化吸收障碍，机体无法获得足够的营养，就会出现气血生化不足的脾虚现象，即"垂体－下丘脑－胰腺"轴、"肠－胰腺"轴功能失调。胰岛素是人体能源利用的原动力，又是糖原分解与合成的始动环节，胰岛素缺失，可导致糖不能利用，脂肪和蛋白质的分解增加，乳酸堆积，酮体产生，出现一派热象，饮食不养肌肤，形体逐渐消瘦。因此，胰腺是命门之火的重要组成部分、人体阴液的物质基础。该部分命门之火不足，不仅出现发育迟缓、形瘦神疲、百骸失煦的阳虚之征，也会出现烦渴、烦热、热毒内生的血糖升高之火热现象。因此，大补脾气可促进机体对各种营养物质的利用，促进机体胰岛素的分泌，可选用黄芪、党参、白术、茯苓等。营养物质不能被机体利用而变生邪热，宜清解胃热、养阴增液，以利于各种营养物质的利用与代谢，可选用桑白皮、地骨皮、知母、苦瓜等。

（2）脾主运化包括胰腺外分泌及部分内分泌功能

胰腺的外分泌功能相当于脾消化吸收水谷精微的升清功能，各种消化酶是实现该功能的主要物质基础，脾运化水谷精微到身体各部分，内而五脏六腑，外而四肢百骸、皮毛筋骨，以营养周身的各个脏腑组织器官，胰岛素是实现其作用的物质基础之一。糖尿病患者的胰岛 β 细胞功能低下，胰岛素绝对或相对不足，脾运化水谷精微功能不足，脾为胃行其津液的物质基础匮乏，故产生以脾虚为主要表现的各种糖尿病症状。实验研究证实，益气健脾方药能增加胰岛 β 细胞的数目，恢复胰岛 β 细胞的功能，反证了脾虚是糖尿病的主要病机。胰岛素受体与受体后缺陷，多见于体质偏胖的患者，临床常表现为脾气虚与痰湿内停兼见，治疗组方当补气化痰，以二陈汤和六君子汤加减化裁。

（3）糖自稳调节与中医阴阳平衡

糖、脂肪、蛋白质依赖升糖激素和降糖激素的调节。降糖激素主要指胰岛素，升糖激素包括胰高血糖素、生长激素、肾上腺素和去甲肾上腺素。二者相当于中医的阴和阳，正常情况下处于相对的动态平衡，在应激、精神创伤等因素作用下，糖自稳被打破而出现高血糖或低血糖症。凡能使血糖升高的因素属阳，使血糖降低的因素属阴。胰岛素使血糖降低可表现为气虚、阳虚征象；胰高血糖素使血糖升高可表现为阳热、火盛征象，此火热多为气郁化火，或湿郁化火、血郁化火。知其阴阳之所在，以审为期，疏其气血，令其条达而致和平。有情志因素当疏肝理气，方选柴胡疏肝散；气郁化火宜疏肝解郁清热，方选逍遥散。痰湿内蕴当燥湿化痰，方如二术二陈汤；痰郁化热宜清热化痰，方如黄连温胆汤、瓜蒌贝母半夏丸。血瘀者宜活血化瘀，方如血府逐瘀汤；瘀血化热当化瘀清热，方选凉血解毒汤。伤阴者兼以养阴，有热者清热。灵活辨证论治，可提高临床疗效。

（4）针对糖脂代谢紊乱选用排毒方药

血糖在体内堆积可导致慢性糖中毒，脂肪堆积可导致高脂血症、肥胖症、脂肪肝。高糖、高脂属中医痰湿、瘀浊。这些有害物质在人体滞留日久，阻碍脾胃运化，气血运行，津液输布。因此，临床治疗可以化痰祛浊解毒，活血凉血排毒，以促进体内毒物的代谢与排泄。可在常规治疗药物中加入金银花、连翘、牡丹皮、紫草、赤芍、生地黄、玄参、黄连、地锦草、鱼腥草、泽兰、大黄、泽泻、茵陈、车前子、大腹皮等，以提高疗效。

（5）针对胰岛病变有侧重地选用方药

1型糖尿病患者多有上呼吸道感染史，起病时胰腺发生炎症，胰岛逐渐被破坏，导致胰岛素绝对不足或缺如。因此，在1型糖尿病早期有以热象为主的上呼吸道感染症状时，宜重用清热药物，佐以解毒养阴药，以消除胰腺局部炎症，保护胰腺，药如生石膏、知母、麦冬、生地黄、玄参、金银花、连翘、蒲公英；中期以阴虚为主者，宜养阴佐以清热，药选太子参、麦冬、生地黄、玄参、玉竹、花粉、黄精。兼热盛者佐清热药，兼瘀血者佐活血药；晚期，胰岛素分泌绝对不足，出现气阴两虚或阴阳两虚，宜益气养阴、补养气血或阴阳双补，以改善机体虚弱症状，增加胰岛素分泌，药用黄芪、党参、当归、麦冬、山药、五味子、黄精，肾阳虚明显加鹿茸、肉苁蓉、菟丝子、巴戟天等，肾阴虚明显加熟地黄、山茱萸、女贞子、枸杞子、龟甲胶等。1型糖尿病的治疗可以下述思路选方用药：①辨证用药，前已述及。②选择促进胰岛β细胞分泌胰岛素的药物，如党参、黄芪；③选用改善微循环障碍的药物，如具有活血化瘀之功的当归、丹参、赤芍、三七、桃仁；胰腺纤维化或淀粉样变，治应软坚散结，宜选用贝母、牡丹皮、皂角刺、牡蛎、夏枯草；④改善胰岛素抵抗，提高周围组织对胰岛素的敏感性，药如黄连、大黄、土茯苓。

3. 根据药理实验研究成果指导组方用药

（1）根据血糖选择降糖单味药

近年研究证实，具有降血糖活性的单味中草药有几十种，临床根据辨证论治的原则合理选用，可以提高疗效。如枸杞子、覆盆子、五味子、菟丝子、五倍子、栀子、金樱子、女贞子、桑白皮、桑枝、桑椹、桑叶、荔枝、荔枝核、蚕蛹、僵蚕、黄连、黄芩、牡丹皮、地骨皮、地黄、玄参、麦冬、天冬、山药、天花粉、山茱萸、黄精、芍药、黄芪、茯苓、三七、苦壶卢、泽泻等。这些药物以养阴药、清热药、补肾药和益气养血药为主。

（2）根据尿糖选药

尿糖为人体的精微物质，肾主藏精，脾主运化升清，尿糖增多与脾、肾关系密切，因此，补肾摄精和益气健脾法是治疗尿糖的重要原则，可选用山药、山茱萸、金樱子、桑螵蛸、芡实等补肾摄精以降尿糖；白术、苍术、鸡内金、黄芪等益气健脾升清以降血糖和尿糖。近代名医施今墨用苍术配玄参降血糖，以清血中伏火；山药配黄芪，降血糖、尿糖，以益气升清，可供临床参考。

（3）根据胰腺分泌功能用药

促进胰岛素的分泌，加强周围组织对胰岛素的敏感性，可用太子参、黄芪、知母、麦冬、地黄。

（4）根据相关检查用药

糖尿病患者往往伴有血脂增高、血液流变学指标异常及微循环障碍等现象。临床针对具体检测指标，在辨证论治的基础上，可适当选择对这些指标有特效的中草药，以提高临床疗效。林兰在临床上，针对血脂高常选用鸡内金、泽泻、槐米、大黄；血液流变学异常或微循环障碍可选用当归、丹参、桃仁、红花、川芎、赤芍、水蛭、虻虫、土鳖虫、益母草、泽泻、三七、血竭等。

四、验案精选

（一）滋阴清热法治疗糖尿病验案

姚某，女，46岁。2020年4月9日初诊。

主因反复口渴多饮、尿频、消瘦1年余就诊。现病史：患者由于夫妻感情不和，2018年10月办理离婚手续后，出现口渴、多尿，当时未重视。次年2月，口渴、多尿明显，体重减轻6kg，到北京某医院就诊，当时空腹血糖18.1mmol/L，确诊2型糖尿病。予以优降糖2.5mg，每日3次，因服药后有时出现心慌、出汗、乏力来诊就医。经常烦躁易怒，头痛头晕，目赤口苦，胸胁作痛，口渴多饮，舌边尖痛，溲赤便秘。以往健康，无特殊病史，其母患糖尿病。西医诊断：2型糖尿病，胰岛素抵抗。中医诊断：消渴病，阴虚热盛型证属肝火上炎。治法：滋阴清热，清肝泻火。处方：龙胆草10g，酒大黄10g，川芎10g，当归10g，郁金10g，焦栀子10g，柴胡10g，白芍10g，竹叶10g。14剂，水煎服。

2020年4月23日二诊：患者口渴症状明显缓解，头痛头晕，目赤口苦，胸胁作痛，舌尖微红，二便调，苔薄黄，脉弦滑数。处方：牡丹皮15g，栀子10g，柴胡10g，炒白术10g，白芍10g，麦冬10g，郁金10g，川芎10g，茯苓10g，薄荷10g。30剂，水煎服。

2020年5月20日三诊：患者空腹血糖控制在6～7mmol/L，偶有口渴，口苦咽干，情绪稳定，二便调，体重增加2kg，舌尖微红，苔薄，脉弦滑数。处方：天芪降糖胶囊，5粒，每日3次。

【按语】

本案患者情志不舒，肝郁气滞，郁久化火；肝体阴而用阳肝脏郁热，肝火上炎而头痛头晕，目赤口苦，烦躁易怒；从五行相生来看，肝与心为母与子，母病及子，心火亢盛，而不能安卧，郁热伤阴则口渴多饮；燥热津伤而溲赤便秘，舌脉均为热象。中医辨证为阴虚热盛型证属肝火上炎。治则拟清肝泻火、疏肝理气；方药以龙胆泻肝汤合四逆散加减方。本方中龙胆草大苦大寒，直泻肝火，为君药；大黄、栀子协助龙胆草清泄肝经实火，导热下行，热从大便分消为臣药；当归、川芎、白芍活血养肝柔肝，柴胡、郁金疏肝理气共为佐药；焦栀子、竹叶清热除烦，引热从小便而出为使药。诸药合用，共奏清肝疏肝、理气解郁之效。2周后诸症好转，改用丹栀逍遥散加减。4周后病情稳定，则改用益气养阴之"天芪降糖胶囊"长期服用。后期随访，控制良好。

【跟诊手记】

林兰曾强调，中医讲究的是望闻问切四诊合参。一见之下，即当望、闻，即患者步入诊室的一刻起就应有意识地进行辨析。本例患者是一位中年女性，形体偏瘦，面红目赤，眉喜皱，似有痛色，言语间可闻焦躁之意，询问病史时多次反问疾病预后，可知该患者深受疾病困扰，情志郁积偏阳动火旺，详问之下知该患者患病前时常因家庭琐事而烦躁易怒。林兰医者仁心，首先就患者的焦虑给予温和有力的安抚，并指出，糖尿病发病与心理压力、情绪有着密切的关系，该患者中年起病，更年期女性，形体偏瘦，古言"年四十而阴气自半"，又情志失常发病，病程较短，血糖偏高，表现为以胰岛素抵抗为主的早期阶段，症状以烦躁易怒、溲赤便秘、舌边尖痛、口渴多饮、头痛头晕、目赤口苦、胸胁作痛等一派热盛之象为主而兼见阴虚，属于三型辨证中的阴虚热盛型。推其病机乃由素体阴虚，五脏柔弱，复因情志失调，肝气失于条达，郁久肝气化火，刘完素"五志过极化火"，叶天士"情志不适，郁则少火变壮火"之谓，上损肺津，中伤胃液，下耗肾水发为消渴病，与西医"紧张刺激可致内分泌失调；焦虑状态，血胰岛素含量减少可诱发糖尿病"的观点一致。结合其病性和脏腑病位，其亚型辨为肝火上炎。肝郁当疏，故以四逆散疏肝，以顺其肝木条达之性，开郁遏之气，肝火当清，故以龙胆泻肝汤清泻肝经实火，以缓其急；待火清，症状减轻，治以疏肝清热、解郁理气为主；疾病后期则以益气养阴为主，以救被耗之气津。林兰的三型辨证之精准适用可见一斑。

（二）健脾化湿法治疗糖尿病验案

裘某，男，42岁。2019年10月12日初诊。

主因间断性口渴多饮、明显消瘦5年余就诊。现病史：患者5年前无明显诱因出现口渴多饮，明显消瘦。在某大医院就医，当时空腹血糖（FPG）16.3mmol/L，餐后2小时血糖（PBG）14.2mmol/L确诊为2型糖尿病。予以甘精胰岛素（早18IU，中午8IU，晚12IU）血糖控制较满意。至2017年春季改为诺和灵30R（早16IU，晚12IU）配合拜糖平（阿卡波糖片，50mg，每日3次）。服药后感腹胀不适，1个月后停服拜糖平，仍然感到上腹胀满。患者乏力，肢体困倦，眩晕心悸，恶心纳呆，脘腹胀满，伴大便溏泄。既往无特殊病史，否认有阳性家族史。西医诊断：2型糖尿病。中医诊断：消渴病，气阴两虚属心脾两虚兼夹痰湿型。治法：益气养阴，健脾化湿。处方：半夏10g，陈皮6g，竹茹10g，黄芪20g，枳实10g，茯苓15g，白术10g，山药10g，砂仁6g，炙甘草10g，党参10g，白扁豆15g。14剂，水煎服。

二诊：服药2周后，恶心纳呆、腹胀便溏明显好转，但仍感脘腹胀满。处方：上方去白术、白扁豆，加丹参20g，檀香6g。30剂，水煎服。

三诊：患者恶心纳呆、腹胀便溏基本消失，偶有乏力困倦，心烦，手心热，头晕，体重稳定，食纳可，二便调，舌淡，苔薄白，脉濡。处方：上方加淡竹叶10g，黄连6g，石斛10g，地骨皮15g。30剂，水煎服。

【按语】

患者因消渴病缠绵不休而致脾胃两虚。脾胃表里相关，胃为阳土，腐熟水谷，以降为和；脾为阴土，为后天之本水谷生化之源，主升清运化，主肌肉。脾胃虚弱，升降失司，胃失和降而恶心纳呆、脘腹胀满、大便溏泻；脾湿阻遏清阳而眩晕心悸；水谷精微不能上荣而面色苍白无华；不能充养四肢而肢体困倦，形体消瘦；舌脉均为脾虚湿胜之候。治以调理脾胃，升清降浊，养心安神。方中半夏辛温而燥、和胃降逆止呕，党参、山药、白术益气健脾止泻，共为君药；陈皮、枳实理气宽中，砂仁、竹茹和胃宁神为臣药；生黄芪甘温益气，白扁豆、茯苓淡渗利湿，健脾安神为佐药；使以甘草调和诸药。诸药共奏健脾安神、和胃降逆之效。服药 2 周后恶心纳呆、腹胀便溏明显好转，但仍感脘腹胀满，上方去白术、白扁豆，加丹参、檀香。三诊时患者恶心纳呆、腹胀便溏基本消失，偶有乏力困倦，心烦、手心热、头晕，检测血糖控制稳定，故原方加淡竹叶、黄连、石斛、地骨皮以清泄心火。

【跟诊手记】

该例患者就诊时，多次表示恶心纳呆、乏力及眩晕的症状对其日常工作生活有较大影响，于西医处就诊血糖水平控制尚可，但症状难以改善，多次就医无果后转而求诊至林兰处。复诊时见其面容舒展，自诉服药 3 日后便觉症状有所减轻，2 周后自觉较前感觉良好。三诊时症状基本消失，深叹林兰用药之精准，中医药疗效之显著。此例从西医角度论属于糖尿病性胃轻瘫，主要以胃排空延迟为特征，加之 α-糖苷酶抑制剂有腹胀、腹泻等不良反应，使患者症状加重。糖尿病日久，阴耗气损，加之该患日常工作较为繁忙，劳倦过度，气阴两虚，导致脾胃失于濡养，胃虚不能受盛水谷，脾虚不能化生精微，腐熟运化水谷功能受损，升降失常，使食物停滞，精微不布，水谷难化，日久病理产物痰湿化生，脾阴、胃阴不足而使胃不能和降而常有恶心、食少纳呆、脘腹胀满、早饱、全身乏力等表现，《证治汇补》云："大抵心下痞闷，必是脾胃受亏。"故以温胆汤为底方加减用药，使脾健胃和，理气并用，气顺则痰消。林兰诚言，除考虑脾胃虚弱及兼夹证之论治外，应不忘糖尿病的基本病理，结合患者所处阶段协调用药。考虑患病已久，阴气俱虚，应酌选益气养阴和中之品，如本例加用黄芪、党参、山药、白扁豆。

（三）益气养阴，化瘀通络法治疗糖尿病周围神经病变验案

钟某，男，37 岁。2018 年 4 月 13 日初诊。

主因间断双足酸痛伴口干 5 个月就诊。现病史：患者 2017 年无明显诱因出现双足酸痛、口干未引起重视。2018 年 2 月，双足酸痛症状加重在当地就诊，FPG12.6mmol/L，诊断为 2 型糖尿病。患者口干，怕热、面色㿠白，易饥饿，腰膝酸软，心慌气短，头晕目眩，双足酸痛，晨起偶有手足麻木，纳眠可，小便调，大便略干，1～2 日行 1 次。西医诊断：2 型糖尿病

合并周围神经病变。中医诊断：消渴痹病；肝肾阴虚，筋脉失养证。治法：益气养阴，化瘀通络。处方：地黄15g，熟地黄，山茱萸12g，茯苓15g，泽泻10g，牡丹皮10g，当归12g，白芍10g，川芎10g，海风藤20g，络石藤10g，丹参20g，砂仁6g，桂枝10g，姜黄15g，乳香10g，没药10g，黄芪20g。14剂，水煎服。

二诊：患者双足麻木、疼痛症状明显缓解，仍感觉晨起头晕目眩，二便调，睡眠易醒，舌红少苔，脉弦数。处方：原方加天麻6g，钩藤10g，夏枯草10g。30剂，水煎服。

三诊：患者夜间双脚偶有刺痛，睡眠易醒，二便调，舌红少苔，脉弦数。处方：原方减天麻、钩藤，加地龙6g，丹参15g。30剂，水煎服。

【按语】

古代医籍中没有糖尿病周围神经病变这一病名，依其凉、麻、疼、痛四大主症，归属于中医"消渴痹病""血痹""痿证"等范畴。消渴病经久不愈，耗伤肝肾，肝血不足，不能濡养筋骨所致。《素问·痿论》曰："肝气热，则胆泄口苦筋膜干，筋膜干则筋急而挛，发为筋痿。""肾气热，则腰脊不举，骨枯而髓减，发为骨痿。"肝主筋而藏血，肾主骨而藏精，腰为肾之府，肝肾阴精不足，则筋骨痿软，步履艰难；肝肾阴血不足，血不荣筋，则肢体麻木，挛急疼痛，腰膝酸软；肝木犯土，脾不能生化水谷精微以濡养四肢，而肌肉萎缩；肝肾乙癸同源，肝有赖于肾水涵养，肾水不足，水不涵木，肝阳上扰而头晕头痛，急躁易怒；证属消渴病痹证肝肾阴虚。林兰认为，本患者以气阴两虚为本，瘀血阻络为标，本虚标实；治疗时应立足于气阴不足、瘀血阻络之发病基础，以益气养阴、活血化瘀为大法，佐以温阳通脉、滋补肝肾、燥湿祛痰以达化瘀通络之效。方中熟地黄、山药、山茱萸、茯苓、泽泻、牡丹皮滋补肾阴；当归、川芎、丹参、乳香、没药活血行气，通络止痛；海风藤、络石藤、桂枝能祛风通络止痛；生黄芪、姜黄、砂仁补气健脾，除湿止痛。诸药合用，益气养阴，清热除湿，活血通络止痛。二诊时，患者双足麻木、疼痛症状明显缓解，仍感觉晨起头晕目眩，二便调，睡眠易醒，舌红少苔，脉弦数。原方加天麻6g，钩藤10g，夏枯草10g，以平肝息风。三诊时患者夜间双脚偶有刺痛，睡眠易醒，原方减天麻、钩藤，加地龙6g，丹参15g，加强活血通络止痛。

【跟诊手记】

患者37岁，尚属中青年，糖尿病的病程较短，但以肝肾阴虚、气阴两虚等虚证表现为主，究其原因大致有二：一是失于治疗，消渴起始以阴虚热盛为主，但患者未予重视，导致燥热耗伤气阴，气虚行血无力，瘀血阻络，久则化热，复伤气阴；阴液亏虚，虚火上炎，耗伤津液，阴愈虚则热愈盛，热愈盛则阴愈伤，四末百脉失于濡养。二是禀赋不足，体质强弱、五脏盛衰与疾病有密切关系。糖尿病周围神经病变的发生一般与糖尿病的病程相关，患者初起即出现"肢体麻木、双足酸痛"等糖尿病周围神经病变的临床特点，故考虑先天禀赋不足是其发病重要因素之一。《灵枢·本脏》言："五脏者，固有小大、高下、坚脆、端正偏倾者。"禀赋以五脏为根本，人体五脏有小大、高下、坚脆等不同，五脏之状况决定气血阴阳的强弱，禀赋不足者，抗邪气能力低弱，则容易感邪发病，如《灵枢·五变》言："五脏皆柔弱者，善病消瘅。"患者素体肝肾不足，加之阴虚燥热耗竭真阴，筋脉失养则出现消渴痹病。肝肾阴虚，水不涵木，肝阳偏亢，上扰清窍，故头晕目眩；肾阴不足，腰膝失养，故腰膝酸软；虚火上扰，心神不安，故睡眠易醒；口干，怕热，舌红少苔，脉弦数等，皆阴虚失濡、虚热内炽之征；肝肾精血不足，不能荣养四肢，发为本病。临床研究虽证实糖尿病早期多以实证为主，但不可拘泥于患者年龄、病程等数据而产生"先入为主"的错误思想，忽略个体化的诊疗特点。此案充分体现了林兰临床辨证灵活变通的特点，谨遵仲景先师"观其脉证，知犯何逆，随证治之"的原则。同时，虽患者舌脉未见明显瘀血征象，但应用诸多活血通络之品疗效显著，充分体现了中医辨病与辨证论治相结合的特点。"证"是疾病发展变化过程中某一阶段的病理概括，而"病"为"证"之集加，包括疾病全过程的病机演变。临床诊疗过程中，"证"并不是一成不变的，而是不断发展变化的，了解把握疾病病机的变化趋势，即辨病才能把握整体而明局部的证。林兰认为，气阴两虚是消渴病的基本证型，是并发症发生、发展的主要病理基础，血瘀是其主要兼夹证。气为血之帅，气虚不能行血，血行不畅，瘀阻脉络；阴虚生热，消烁津液，阴液被灼，则血瘀易成。从病机的演变过程看，瘀血贯穿消渴痹病始终，故诊疗过程中应注重活血化瘀通络。

（四）益气养阴，镇肝息风，化痰通络法治疗糖尿病性偏侧舞蹈症验案

林某，女，39 岁。2019 年 12 月 20 日初诊。

主因左侧肢体不自觉舞动 15 日就诊。现病史：患者 2019 年 11 月因"酮症"就诊，发现血糖升高，具体不详，被当地医院诊断为 2 型糖尿病，出院后开始使用胰岛素治疗。现用药：门冬胰岛素 R 早 10IU，午 6IU，晚 8IU；甘精胰岛素，睡前 16IU；阿卡波糖 50mg 每日 3 次。两周前出现左侧肢体不自觉舞动，于协和医院就诊，查头颅核磁（2019 年 12 月 4 日）：右侧基底节区及尾状核异常信号，符合糖尿病性非酮症偏侧舞蹈症改变。为求中医治疗就诊。刻下症：非自主性左侧肢体舞动，睡眠时停止，间断口干口渴，乏力，纳可，眠安，二便正常，夜尿 2～3 次，月经周期不规律，痛经，血块多，量多，末次月经 2019 年 11 月 29 日。舌淡红少苔，脉弦细。西医诊断：2 型糖尿病，糖尿病性非酮症偏侧舞蹈症。中医诊断：消渴病，颤证。证属气阴两虚，肝风内动，痰瘀阻络。治法：益气养阴，镇肝息风，化痰通络。处方：生龙骨 30g，生牡蛎 30g，珍珠母 30g，钩藤 10g，当归 12g，白芍 10g，地黄 15g，熟地黄 15g，川芎 10g，山茱萸 12g，牡丹皮 12g，泽泻 10g，水牛角 10g，半夏 9g，茯苓 15g，枳实 10g，防风 10g，蝉蜕 6g，全蝎 4g，青龙衣 6g，蜈蚣 6g。14 剂，水煎服。

二诊：左侧肢体舞动幅度减小，发作频率降低，乏力，夜晚自觉怕热，视物欠清，纳可，眠浅易醒，多梦，大便偏干，2～3 日一行，小便调，夜尿 2～3 次，12 月月经未至。舌淡红苔薄白，脉弦略滑。处方：生龙骨 30g，生牡蛎 30g，珍珠母 30g，白芍 10g，地黄 15g，熟地黄 15g，山茱萸 12g，茯苓 15g，泽泻 10g，牡丹皮 12g，钩藤 10g，水牛角 15g，枸杞子 10g，木贼 10g，益智仁 12g，覆盆子 12g，远志 10g，决明子 12g，炒酸枣仁 12g，

肉苁蓉 12g，丹参 20g，红花 10g。30 剂，水煎服。

三诊：现左侧肢体舞动基本消失，视物模糊，纳可，体重增加 2kg，大便略干，小便调，夜尿 2～3 次，右脚掌偶有肿胀感，腋下多汗，纳可，眠安，月经周期不规律。舌暗红有齿痕苔薄白，脉弦。处方：生地黄 15g，熟地黄 15g，山茱萸 12g，茯苓 15g，泽泻 10g，牡丹皮 10g，柴胡 10g，白芍 10g，夏枯草 15g，郁金 10g，延胡索 10g，益智仁 12g，覆盆子 12g，益母草 20g，香附 10g。30 剂，水煎服。

【按语】

患者血糖升高多年未发现，直至出现酮体才开始用药，用药后血糖控制依然不佳，病史已久。根据患者乏力、间断口干口渴等症状，基于林兰"三型辨证"理论，患者属气阴两虚之本虚标实证。肾阴不足，水不涵木，肝阳化风，上扰脑窍，逆乱四肢，发为震颤摇动。治以滋补肝肾、镇肝息风为法。方以六味地黄丸加减，配合镇肝息风、活血祛痰、清热定惊之品。方中六味地黄丸补益肾阴，为治疗糖尿病气阴两虚证之主方。患者肢体不自主活动、脉弦，皆为肝风之象，故用生龙骨、生牡蛎、珍珠母益阴潜阳，重镇安神；钩藤、防风、蝉蜕息风止痉；全蝎、蜈蚣性善走窜，通达内外，搜风通络，定搐力强；水牛角清心肝二经之火，有平肝息风之功，并能入骨通髓海、镇静和调节中枢神经；青龙衣解毒消肿，善治肌肤之风，色青而象甲乙风木。以上药物共奏祛风止痉之功。患者乏力、视物模糊，乃精血不足，血不养筋，血虚风动，予以四物汤之当归、白芍、川芎活血养血；肝为刚脏，性喜条达，过用重镇之品，势必影响其条达之性，白芍亦有滋阴柔肝之功；久病入络，瘀血内生，经络瘀阻，加重震颤，以丹参、红花活血通络；肝木犯脾，痰湿内生，阻塞脑窍，精微布散失常，四肢失于濡养，予以半夏、茯苓、枳实健脾利湿化痰；肝肾阴虚为本，以林兰常用药对益智仁、覆盆子填精益肾。根据患者症状，配合远志、炒酸枣仁养心安神，改善睡眠；决明子、肉苁蓉润肠通便；枸杞子、木贼明目。三诊时，患者的糖尿病性非酮症偏侧舞蹈症症状消失，自觉足部肿胀而未见明显水肿，考虑为血糖控制不佳合并周围神经病变引起的感觉异常，以六味地黄丸加减继续控制血糖为主，症状持续者，可配伍桃红四物汤、黄芪桂枝五物汤加减改善周围神经病变。患者体检发现甲状腺弥漫性病变，治疗给予林兰常用甲状腺疾病基本方（柴胡、白芍、夏枯草、郁金、延胡索）加减，以疏肝理气、软坚散结；配合香附、益母草以改善月经不调。

【跟诊手记】

糖尿病性非酮症偏侧舞蹈症是一种罕见的糖尿病中枢神经系统并发症，发病率不足 1/100000，多见于血糖控制不佳的糖尿病患者，发病时可同时伴发多种神经功能障碍。糖尿病性非酮症偏侧舞蹈症可归属于中医"颤证""风病""震颤""瘛疭"等范畴，《素问·至真要大论》云："诸风掉眩，皆属于肝。"本病不自主的舞蹈样动作皆为肝风之象。楼英在《医学纲目·中风》中指出："风颤者，以风入于肝脏经络，上气不守正位，故使头招面摇，手足颤掉也。"《临证指南医案·痿》指出："肝主筋，肝伤则四肢不为人用，而筋骨拘挛。肾藏精，精血相生，精虚则不能灌溉诸末，血虚则不能营养筋骨。"结合中医典籍与临床经验，林兰认为该病病位在脑髓，与肝、脾、肾等脏腑有关，消渴日久，肝肾阴精不足，髓海空虚无以濡养筋脉脑窍，阴不敛阳，肝阳偏亢，生风化热，肝木乘脾，脾失健运，痰湿内生，精气无以布散四肢，久病入络，瘀血内生，风阳夹痰夹瘀上扰脑髓清窍，流于筋脉，扰于四肢，同时肝主身之筋膜，筋脉不能任持自主，随风而动，发为肢体动摇，形成本虚标实之证。本病以气阴两虚、肝肾阴虚为本，风动为标，夹杂血瘀、痰湿、火（热）等病理因素。临床遣方用药时，可基于"三型辨证"理论，以积极控制血糖为首要任务。患者以气阴两虚为病理基础，故治以益气养阴为法，方以六味地黄丸为主，辅用镇肝息风为法：一为介类潜阳重在平肝，如龙骨、牡蛎等；二为虫蚁搜剔重在祛风，如蝉蜕、全蝎、蜈蚣；三为钩藤、天麻等平肝通络达邪之品。三法相合，镇肝息风之力倍增。本病缠绵日久，久病入络，久病成瘀，临证应强调活血通络之法，予以活血化瘀药如红花、丹参、川芎等活血行气祛风，通达瘀阻之神窍。精血不足，无以濡养四肢、脑窍，以当归、白芍等养血柔筋止颤，载精血上濡脑髓。肝木犯脾，痰湿内生，以半夏、茯苓等健脾祛湿，豁痰涤浊，痰去则气机通畅，精气得以布散，四肢得以濡养。痰瘀久郁化热，血热生风加重肢体摇动，可酌加水牛角等清热凉血之品。林兰仿效叶桂《临证指南医案·幼科要略》"凡虫蚁皆攻，无血者走气，有血者走血。飞者升，地行者降"，临证擅长使用虫类药搜风剔络直达病所，配伍养血、滋阴、填精等扶正之品，使邪去而不伤正。

（五）健脾益肾，活血化瘀法治疗糖尿病验案

王某，男，64岁。2019年7月6日初诊。

主因口干多饮3年余就诊。现病史：患者3年前体检发现空腹血糖10.1mmol/L，在外院诊断为"2型糖尿病"，给予阿卡波糖50mg，每日3次，二甲双胍0.5g，每日3次，血糖控制不佳。现口服格列美脲1mg，每日2次，空腹血糖控制在6～7mmol/L，餐后血糖未测。患者面白浮肿，倦怠乏力，自汗，盗汗，口干，多饮，怕冷，易感冒，右侧肢体自觉发胀痛，偶有胸闷，心慌，纳、眠可，大便不成形，小便调。西医诊断：2型糖尿病。中医诊断：消渴病，脾肾阴阳两虚兼夹血瘀证。治法：健脾益肾，活血化瘀。处方：生地黄15g，熟地黄15g，山茱萸12g，茯苓15g，牡丹皮10g，当归10g，白芍10g，益智仁12g，覆盆子12g，紫河车6g，生黄芪20g，杜仲10g。14剂，水煎服。

二诊：患者怕冷、汗多、肢体肿胀症状有所缓解，舌暗淡，苔黄腻，脉滑。处方：上方加防风10g，炒白术10g，羌活10g，独活10g。30剂，水煎服。

三诊：患者怕冷、汗多症状消失，偶有肢体肿胀不适，因疫情不能及时就诊，停用中药方剂2周。舌淡，苔微腻，脉滑。处方：继续服上方30剂。门诊随访，病情稳定。

【按语】

本案患者年事已高，久病缠绵不休及肾而命门火衰，脾肾阴阳俱虚兼夹瘀血。肾为先天之本，水火之脏，肾阳不足，无以温煦脾阳，而致脾阳不足，运化失司，则水湿泛溢，清阳不升而出现倦怠乏力，面部浮肿，怕冷；

脾主四肢，气虚血行不畅，血脉瘀滞而肢体胀痛。肾为真阴之脏，元气所在，主精髓而司二阴，真阴不足，水不上承，而出现盗汗、咽干、口渴等。治疗采用补益阴阳，温阳通脉。方中熟地黄滋肾填精，山茱萸养阴涩精，山药补脾固精，以上三药配合能滋肾健脾，为君药。益智仁、覆盆子、杜仲益肾健脾为臣药。黄芪以补气，周行全身，推动诸药，气旺而血行，祛瘀不伤正，当归、生地黄养血活血，通络止痛；紫河车属中医血肉有情之品，始载于《本草拾遗》，其性温，入肺、心、肾经，有较强的补肾益精、益气养血之功效，能有效缓解患者真阴不足而出现的口干、盗汗等症状；牡丹皮能清泻肝火，并能制约山茱萸的温燥性，云苓淡渗脾湿，能助山药健脾之功效，为佐药。诸药合用能温补下元，活血通脉。二诊服药后，患者怕冷、汗多、肢体肿胀症状有所缓解，原方加炒白术增强健脾益气、利水消肿，防风、羌活、独活祛湿通络止痛，能有效改善患者肢体水肿疼痛。三诊时，患者怕冷、汗多症状消失，偶有肢体肿胀不适，因疫情不能及时就诊，中药方剂停了 2 周，根据舌脉的情况，继续服上方。门诊随诊，病情稳定。

【跟诊手记】

林兰强调，看病时须将望、闻、问、切四诊资料相结合。其中，望诊是指运用视觉观察患者的神色、形态、体表各部、舌体与舌苔等，从而获取与疾病相关的辨证情况，即"病于内必形于外"，有形于外者就是病理所在。本案患者为老年男性，就诊时患者神情疲倦、肢体胀痛，行走困难，这恰如《素问·上古天真论》中所言："八八……齿发去……故五脏盛乃能泻，今五脏皆衰，筋骨解堕，天癸尽矣，故发鬓白，身体重，行步不正……"因此，该例患者病位在肾，病性以虚为主可知，肾为一身阴阳之根本，肾阳不足，故水邪泛溢而见面浮肢肿，肾阴亏损，滋润濡养力弱而出现咽干、口渴等。问诊和把脉后，林兰开始开方，但患者仍在诉说着就诊的不易，说在家乡多方求医无效后才进京，进京后又遇到挂号难等问题。林兰认真听着患者的倾诉，末了嘱咐跟诊学生帮助患者提前预约，以免患者多遭路途遥远之苦，闻此患者也连声道谢。林兰总是这样站在患者的立场上，体谅患者的不易，正如唐代名相陆贽曾说："医乃仁慈之术。"清代名医喻昌也说："医，仁术也。"

自古以来，许多宅心仁厚的医生不但精通仁术、"以活人为务"，还在行医之余十分乐善好施，总是尽一己之力去帮助贫困之人，如古代德艺双馨的孙思邈、扁鹊等医者，均为仁心仁术兼备。用心至仁本就是良医所必备的品质，或许这也是中医传承五千年的原因。开方结束后，林兰又细细嘱咐患者禁忌生冷刺激性食物，采取合理的锻炼方法适度锻炼，例如打太极、散步等，慢慢增大活动量，运动时间在餐后半小时，避免劳累，进而减少低血糖等不良事件。患者满意离去后，林兰又为学生讲解了晚期患者糖尿病病史长，年龄偏大，并发症较重，同时合并有严重心脑血管疾病，胰岛 β 细胞功能接近衰竭，阴阳俱虚，痰瘀证候突出，病机虚实错杂，但仍不离阴阳两虚的基本病理基础，由于阴虚证候贯穿消渴病之病程始终，在糖尿病中后期，阳虚证候逐渐显现，治疗当以补虚扶正为主，佐以祛瘀化痰利湿，攻补兼施。

（六）健脾益肾，升阳降浊法治疗糖尿病肾病验案

杨某，男，44 岁。2018 年 10 月 19 日初诊。

主因间断浮肿、腹泻 6 年，加重 1 年余就诊。现病史：患者 6 年前因持续浮肿、腹泻，在外院诊断为"2 型糖尿病，糖尿病肾病"，给予二甲双胍片，诺和灵 30R（早 16IU，晚 12IU）治疗。近 1 年症状加重。下肢浮肿，腹泻，心悸失眠，气短乏力，小便不利，易感冒，食欲不振，畏寒肢冷，大便不成形。西医诊断：2 型糖尿病合并肾病。中医诊断：消渴病，脾肾阳虚、浊毒泛溢型。治法：健脾益肾，升阳降浊。处方：熟地黄 10g，山药 10g，茯苓 10g，山茱萸 10g，泽泻 10g，厚朴 6g，车前子 20g，牡丹皮 10g，甘草 6g，陈皮 10g，益智仁 10g，覆盆子 10g，紫河车 4g，桂枝 10g，附子 6g，当归 10g，地黄 10g，大黄 3g，细辛 3g，甘草 10g。14 剂，水煎服。

二诊：服药后自觉精神状态明显好转，食欲增加，小便通畅，大便成形，日 1 次，仍有胸闷憋气，心悸失眠，舌淡，苔白微腻，脉沉无力。处方：原方去厚朴、车前子，加薤白 10g，枳实 10g，生黄芪 15g，丹参 10g。30 剂，水煎服。

三诊：患者面色红润，食纳可，二便通畅，情绪稳定，睡眠佳，舌淡，

苔白微腻，脉沉无力。处方：效不更方，继续服用上方3个月。

【按语】

患者久病及肾，脾肾阳虚，不能运化水湿，水湿泛溢而肢体水肿；肾阳不足，命门火衰，不能温煦则畏寒肢冷；正气衰竭而感极度虚弱，气短乏力，神疲倦怠；脾胃虚寒，升降失司，清阳不升，浊阴不降则面色昏暗无华，头晕目眩，食欲不振；肾司二阴，肾阳衰竭，开阖失司则小便不利，五更泄泻；心血不足，心失所养而心悸失眠。方中附子大辛大热，温阳补火；桂枝辛甘而温，温通阳气，二药相合，补肾阳，助气化；大黄得附子、细辛之辛温，寒性得到抑制，专行荡涤肠胃，泻除寒积之滞。大便得解，腑气通畅，则寒积去，阳气行。肾为水火之脏，内舍真阴真阳，阳气无阴则不化，"善补阳者，必于阴中求阳，则阳得阴助，而生化无穷"，故熟地黄滋阴补肾生精，配伍山茱萸、山药、紫河车补肝养脾益精，阴生则阳长；泽泻、茯苓利水渗湿，配桂枝又善温化痰饮；牡丹皮活血散瘀，伍桂枝则可调血分之滞；厚朴、车前子利小便，生地黄、当归活血祛瘀；用辛热之附子，温阳散寒；细辛走窜发散，除寒散结。诸药合用，助阳之弱以化水，滋阴之虚以生气，使肾阳振奋，气化复常，则诸症自除。二诊时仍有胸闷憋气，心悸失眠，舌淡，苔白微腻，脉沉无力。原方去厚朴、车前子，加薤白、枳实、理气宽中，生黄芪、丹参益气活血。患者每月门诊复诊，效不更方，继续服用本方3个月，病情稳定。

【跟诊手记】

糖尿病肾病是糖尿病常见的微血管并发症之一，本病在先天禀赋不足、五脏柔弱、感受外邪、情志刺激、饮食肥甘、劳倦房劳失宜等诸多病因单独或相兼的作用下引起五脏功能失调，阴阳气血生成、运行等功能失常相关，最终导致瘀血、痰浊、水湿等病理产物的生成。消渴类病以阴虚热结为主要病机，日久伤阴耗气，而致气阴两虚、肾气不固，气阴不足，经脉失于濡养，由虚致瘀，致血脉不活、络脉瘀阻。疾病的一般认识如此，但临床中又可以看到疾病的千变万化。本案患者就诊时消渴已久，早期阴虚热结之证已不显著，而是在气阴两虚、血脉瘀阻的基础上，肾元进一步受损，气虚及血，阴损及阳，肾之温煦、蒸腾气化失司，故表现为肢体浮肿、畏寒肢冷等一派阳虚之象，本案患者腹泻即肾阳无力温煦脾阳，脾肾阳虚所致。若不能及时得到有效治疗，晚期在气血阴阳已虚、血瘀痰浊水湿互阻的基础上，病情继续进一步发展，最终可能导致肾体劳衰，肾用失司，气血阴阳俱衰，五脏俱病，血脉瘀阻，浊毒内留，表现为纷繁复杂、预后不良的恶候。因此，林兰强调，治疗的关键在于截断扭转病情的发展，阻止疾病进一步恶化。在疾病不同的发展阶段，治疗的侧重点也不尽相同，但应以肾为中心，具体包括滋补肾阴、温补肾阳和阴阳俱补、固摄精微等法。《金匮要略·消渴小便不利淋病脉证并治》言："男子消渴，小便反多，以饮一斗，小便一斗，肾气丸主之。"《医贯·消渴论》说："治消之法，无分上中下，先治肾为急，惟六味、八味及加减八味丸，随症而服，降其心火，滋其肾水，则渴自止矣。"《景岳全书·论治》言："若下焦淋浊而全无火者，乃气不摄精而然，但宜壮水养气，以左归饮、大补元煎之类主之；若火衰不能化气，气虚不能化液者，犹当以右归饮、右归丸、八味地黄丸之类主之；若下焦无火而兼消者，当以固肾补阴为主，宜秘元煎、固阴煎及苓术菟丝丸之类主之。"各种疾病病情复杂，变化多端，中医临证治疗时须掌握各种疾病变化规律，治疗方法亦须知其常而达其变。

（七）疏肝健脾，理气化痰法治疗糖尿病合并脂肪肝验案

冯某，男，54岁。2016年10月25日初诊。

主因间断口干、乏力5年余，加重伴右胁下胀痛1个月。现病史：5年前患者无明显诱因出现口干、乏力，未予重视，同年体检时查空腹血糖8.7mmol/L，就诊于当地医院，诊断为"2型糖尿病"，予盐酸二甲双胍片0.5g，每日2次，口服控制血糖，后因胃肠道不良反应遂停药，不规律口服阿卡波糖片，未规律监测血糖。1个月前患者无明显诱因出现口干、乏力加重，伴右胁下胀痛，现患者为求进一步诊治，遂来就诊。刻下症：口干，乏力，右胁下胀痛，情绪激动时尤甚，多汗，偶有头晕，腰痛，纳可，眠一般，大便质可，日行1次。舌红，苔白厚腻，脉弦滑。BMI：32。辅助检查：

空腹血糖 10.3mmol/L，尿常规示葡萄糖 4+。腹部彩色超声：脂肪肝，胆囊壁粗糙，余未见明显异常。西医诊断：2 型糖尿病，脂肪肝。中医诊断：消渴病胁痛，证属肝郁脾虚。治法：疏肝健脾，理气化痰。处方：柴胡 10g，白芍 10g，枳实 10g，苍术 10g，半夏 9g，茯苓 15g，竹茹 10g，郁金 10g，延胡索 20g，丹参 20g，砂仁 6g，杜仲 10g，荷叶 10g，决明子 12g，生黄芪 20g。30 剂，水煎服。

二诊：患者口干、乏力减轻，右胁下稍有胀痛，偶有头晕，腰痛，纳可，眠差，大便不成形，日行 1 次。舌淡红，苔白厚腻，脉沉滑。处方：生地黄 15g，熟地黄 15g，山茱萸 12g，茯苓 15g，泽泻 10g，牡丹皮 10g，益智仁 12g，覆盆子 12g，紫河车 4g，丹参 20g，太子参 12g，五味子 10g，麦冬 10g，荷叶 10g，决明子 12g，生黄芪 20g。30 剂，水煎服。

三诊：患者口干、乏力较前减轻，右胁下胀痛缓解，烦躁易怒，时有耳鸣，腰痛，纳可，眠差，多梦，大便不成形，日行 1 ～ 2 次。舌淡红，苔白厚腻，脉弦滑。处方：生龙骨 30g，生牡蛎 30g，珍珠母 30g，白芍 10g，生地黄 15g，熟地黄 15g，牡丹皮 10g，茯苓 15g，泽泻 10g，益智仁 12g，覆盆子 12g，杜仲 10g，紫河车 4g，丹参 20g，砂仁 6g，炒白术 10g，木香 10g，黄连 6g。30 剂，水煎服。

【按语】

糖尿病合并脂肪肝往往无明显症状，多在体检中发现。本患者出现右胁下胀痛，且多于情绪激动时出现。胁肋部为肝经所过，《灵枢·经脉》曰："肝足厥阴之脉……贯膈布胁肋。"肝属木，主疏泄畅达气机，肝郁则气机失畅，不通则痛，故初诊以柴胡疏肝散疏肝理气达郁；患者形体肥胖，乏力明显，且苔白厚腻，一派脾虚痰湿内盛之征，苍术、枳实、半夏、茯苓、竹茹等合用，取温胆汤之意健脾化痰；气助血行，气滞则血瘀，胁肋胀痛虽以气分郁滞为著，但多兼血瘀，加郁金、延胡索、丹参、砂仁行气活血，通达肝络；荷叶、决明子化浊降脂，为调脂要药。二诊患者口干、乏力及胁下胀痛缓解，仍有腰痛，脉沉滑，肾阳不足之象渐显，以六味地黄汤加益智仁、覆盆子为基础滋阴温阳，加紫河车补肾益精，太子参、五味子、麦冬、生黄芪益气养阴。三诊症见耳鸣、多梦、情绪急躁易怒，示肝阳偏亢，以生龙骨、生牡蛎、珍珠母、白芍镇静柔肝，而肝肾同源，精血相互滋生，仍以六味地黄汤加减为基础滋养肾精以抑肝阳；患者大便不成形，苔白厚腻，故加炒白术、木香、黄连健脾行气燥湿。

【跟诊手记】

本患者为中年男性，形体肥胖，平素对病情较为忽视，饮食不节制，此次出现右胁疼痛，情绪激动时加重，特来就诊。林兰常说，部分糖尿病患者不注重饮食控制，平素不规律服药，当出现明显症状时常常伴有糖尿病相关并发症，因此，对于糖尿病患者的健康宣教尤为重要，提高患者对疾病的重视，对患者的预后较好。林兰耐心地对患者普及了调整生活方式、规律服药、定期复查的必要性，对糖尿病患者的血糖控制有所帮助。

《素问·奇病论》指出："此肥美之所发也，此人必数食甘美而多肥也，肥者令人内热，甘者令人中满，故其气上溢，转为消渴。"叶天士在《临证指南医案·肝风》说"心境愁郁，内火自燃，乃消症大病"，可见饮食不节及七情致病都是消渴发病的重要因素。嗜食肥甘厚味，耗损脾胃之气，脾土布散水谷精微等出现障碍，停聚于内，湿浊膏脂留滞于肌肤、腠理、脏腑之间。《素问·宝命全形论》曰："木得金而伐，火得水而灭，土得木而达，金得火而缺，水得土而绝。"肝木得脾土滋养而升发，脾土不运，肝失条达，气机郁滞，正如《医宗金鉴·删补名医方论》曰："盖肝为木气，全赖土以滋培，水以灌溉。若中土虚，则木不升而郁。"该患者表现为右胁肋疼痛，情绪急躁时加重，正是肝郁脾虚的典型表现。脾土受损，内有湿浊，阻滞气机，积聚内生，清代张璐云："饮食劳倦之伤，皆足以致痰凝气聚。"该患者患糖尿病合并脂肪肝，证属肝郁脾虚，林兰选用柴胡疏肝散疏达气机，合用苍术、枳实、茯苓、半夏、竹茹等健脾化痰之药；肝脾同治，延胡索具有活血行气止痛之功，黄元御的《玉楸药解》载延胡索"味甘、苦、辛，微温，入足厥阴肝经。调经破血，化块消癥。延胡索专行瘀血，治经瘀腹疼，化积聚癥瘕，理跌仆损伤"，与郁金、丹参、砂仁等共奏行气活血之功，缓解胁肋疼痛。全方着眼于疏肝健脾，调畅气机，气机畅而疼痛自消。

（八）益气养阴，宽胸化痰，活血通络法治疗糖尿病性心脏病验案

王某，男，76岁。2019年8月6日初诊。

主因间断口干口渴35年就诊。现病史：患者35年前因体检发现血糖升高，诊断为2型糖尿病，口服降糖药治疗。2013年行心脏搭桥术，后改用诺和灵R控制血糖，早10IU，午10IU，晚10IU。刻下症：口干，乏力，怕冷，下肢浮肿，眼睑浮肿，偶有胸闷、气短，手指麻木，两足刺痛，纳眠可，大便黏，日1次，小便量可，无泡沫，夜尿6次，下午及夜间出现过低血糖症状。舌暗红，苔黄厚腻，脉弦。西医诊断：2型糖尿病，冠心病，高血压。中医诊断：消渴病胸痹，气阴两虚、痰瘀阻络证。治法：益气养阴，宽胸化痰，活血通络。处方：当归12g，白芍10g，川芎10g，地黄15g，熟地黄15g，红花10g，桃仁10g，桂枝10g，姜黄15g，土鳖虫10g，地龙12g，丹参20g，益智仁12g，覆盆子12g，肉桂4g，防风10g，黄芪30g。14剂，水煎服。

二诊：头晕脑鸣，咳痰多，下肢无力，走路不稳，四肢发麻，偶有胸闷，眼睑及下肢浮肿，下肢皮肤有色素沉着，记忆力减退，纳可，眠差，大便干，小便调，夜尿4次。舌红，苔黄厚腻，脉弦。处方：当归12g，白芍10g，川芎10g，生地黄15g，熟地黄15g，红花10g，桃仁10g，桂枝10g，姜黄15g，土鳖虫10g，地龙15g，丹参20g，石菖蒲10g，益智仁12g，覆盆子15g，决明子15g，枳实10g，全蝎3g。30剂，水煎服。外洗方：当归12g，生地黄15g，牡丹皮10g，红花10g，桃仁10g，土鳖虫10g，防风10g，鸡血藤20g，丹参30g，细辛3g，桂枝10g。7剂，煎汤外洗。

三诊：下肢浮肿缓解，色素沉着减轻，四肢麻木减轻，双足疼痛减轻，头晕脑鸣，记忆力下降，偶有胸闷气短，心慌，纳可，眠差多梦，大便偶尔干，尿痛，淋漓不尽。舌暗红，苔黄厚腻，脉弦。处方：薤白10g，瓜蒌15g，丹参20g，三七4g，炙甘草10g，白芍10g，桂枝10g，生龙骨30g，

牡蛎 30g，珍珠母 30g，当归 10g，川芎 10g，姜黄 10g，太子参 12g，五味子 10g，麦冬 10g，柏子仁 15g，炒枣仁 12g。14 剂，水煎服。外洗方：当归 10g，赤芍 10g，白芍 10g，川芎 10g，地黄 15g，红花 10g，桃仁 10g，炙乳香 10g，没药 10g，细辛 3g，桂枝 10g，草乌 10g，白芥子 10g。7 剂，煎汤外洗。

【按语】

患者体形肥胖，痰湿壅盛，清阳被遏，故见胸闷憋气，湿浊上蒙清窍则头晕，脾虚湿困则乏力、眼睑四肢浮肿。气机不利，血行不畅，故见四肢麻木。本病病位在心脾。方中瓜蒌开胸中之痰结，薤白辛温通阳，丹参、三七活血祛瘀，太子参、五味子、麦冬、柏子仁、酸枣仁养心益阴安神，当归、川芎、姜黄、桃仁、红花、土鳖虫、鸡血藤、地龙活血养血，益智仁、覆盆子补益肾精，石菖蒲豁痰开窍，生龙骨、生牡蛎、珍珠母宁心安神。

【跟诊手记】

本患者为老年男性患者，糖尿病日久伴有冠心病、高血压等疾病。《伤寒论》载"消渴，气上撞心，心中疼热"。《诸病源候论》云"消渴重，心中疼"，可见消渴病重症多伴随心脏不适的症状。《素问》云："二阳结谓之消。""二阳之病发心脾……其传为息贲者，死不治。"提示消渴病合并心脏病变的重症，可出现呼吸短促等症状，甚至死亡，可见糖尿病合并心脏病变的危害。林兰指出，糖尿病合并心脏病变多见于老年人，与老年人病程长、年老体虚等因素相关。如《素问》中描述了肾气由盛而衰的生理状态，年老而肾气渐亏，肾精不足而无以濡养周身，肾阳不足而无以温煦周身。《金匮要略》指出："夫脉当取太过不及，阳微阴弦，即胸痹而痛，所以然者，责其极虚也，今阳虚知在上焦，所以胸痹心痛者，以其阴弦故也。"心胸主宣达阳气，患者年老肾阳不足，无以上济心阳、下温肾水，上焦阳虚，下焦阴寒邪气内盛，乘虚上行，痹阻气机，阳气不宣，而出现胸闷、气短、怕冷等症状。气阴两虚是形成糖尿病心脏病的始动因素，气虚则气化不利，可导致津液输布失常，痰湿阻络，胸中气机不通而发为胸痹；阴虚火旺，灼伤脉道，煎灼津液凝而成瘀可发为胸痹；本患者年老体虚，肾精肾阳俱亏损，胸阳不

振，阳微阴弦，阳气不能推动血液运行，阴寒上乘，痰湿内留，胸阳痹阻，
日久痰瘀互结，阻于脉络而发为胸痹。本患者证属气阴两虚，痰瘀阻络。故
选方以益气养阴，宽胸化痰，活血通络为原则。林兰选用了瓜蒌薤白白酒
汤，此方为《金匮要略》中治疗胸痹的典型证治，原文："胸痹之病，喘息
咳唾，胸背痛，短气，寸口脉沉而迟，关上小紧数，瓜蒌薤白白酒汤主之。"
瓜蒌可开胸中痰结，薤白辛温通阳，豁痰下气，可助胸阳畅通；并选用了土
鳖虫、地龙、全蝎等血肉有情之品，增大活血化瘀通络之力。虫类药走窜之
力强，但性味较为温燥，为防伤阴耗气，选用黄芪等益气之品，当归、白
芍、生地黄、熟地黄等配伍顾护阴液，且兼具养阴活血之功。全方化痰祛瘀
以通胸阳、祛痹阻。

【参考资料】

［1］林兰，李鸣镝. 糖尿病周围神经病变的中西医研究进展［J］. 国际中医中药杂志
2010，32（6）：558-560.

［2］林兰. 现代中医糖尿病学［M］. 北京：人民卫生出版社，2008.

［3］中医研究院广安门医院内科糖尿病组. 糖尿病辨证分型及治疗的初探［J］. 北京
中医，1980，2（4）：217.

［4］中国中西医结合学会糖尿病专业委员会. 中西医结合糖尿病诊疗标准（草案）
［J］. 中国中西医结合杂志，2005，25（1）：94-95.

［5］中医研究院广安门医院内科糖尿病组. 糖尿病辨证分型及治疗的初探［J］. 北京
中医，1980，2（4）：217.

［6］倪青. 著名中医学家林老师学术经验之十二起病隐匿易漏诊误诊辨证施治宜周
围神经病交经验标本兼顾——治疗糖尿病周围神经病变经验［J］. 辽宁中医杂志，2001，
28（8）：451-452.

［7］闫秀峰，倪青，陈世波，等. 对林兰糖尿病中医"三型辨证"理论的探讨［J］.
中医杂志，2005，46（12）：885-887.

［8］林兰. 中医药在糖尿病治疗中的作用［J］. 医学研究杂志，2007，36（4）：
14-15.

［9］林兰，倪青. 2型糖尿病"三型辨证"的理论与实践［J］. 科学中国人，2011，（9）：78.

［10］林兰，倪青，董彦敏. 糖尿病肾病中西医结合治疗的热点问题述评［J］. 医学研究通讯，2000，29（7）：50-52.

［11］林兰，倪青，董彦敏. 糖尿病肾病的病因学研究述评［J］. 医学研究通讯，2000，29（2）：16-20.

［12］林兰，魏军平. 中西医结合防治糖尿病研究进展［J］. 北京中医，2007，26（10）：635-637.

［13］魏军平. 林老师糖尿病三型辨证学术思想渊源与临床经验整理研究［D］. 北京：中国中医科学院，2012.

［14］倪青. 林兰中西医论治糖尿病组方思路［N］. 中国中医药报，2017-10-16（4）.

［15］倪青，董彦敏. 林兰治疗糖尿病中药组方经验［J］. 中医杂志，2000，41（7）：399-400.

［16］郭小舟，倪青. 林老师治疗糖尿病经验介绍［J］. 新中医，2010，23（2）：105-106.

［17］周仲瑛等. 中医内科学［M］. 北京：人民卫生出版社，2008.

［18］林兰. 中医药在糖尿病治疗中的作用［J］. 医学研究杂志，2007，36（4）：14-15.

第四章 ◎ 张发荣

一、医家简介

张发荣（1935—　），男，汉族，重庆北碚人，成都中医药大学教授、主任医师、博士研究生导师。首届全国名中医、第五、第六、第七批全国老中医药专家学术经验继承工作指导老师，张发荣全国名老中医药专家传承工作室建设项目专家，享受国务院政府特殊津贴专家，首届四川省名中医，四川省优秀教师，四川省劳动模范。历任成都中医药大学教务处副处长、中医内科学教研室主任、成都中医药大学附属医院大内科主任。1990年组织筹建四川省中医学会糖尿病专业委员会，并担任主任委员，为四川省开展糖尿病研究、防治工作作出了开拓性贡献。作为全国最早的中医糖尿病专家、中医内分泌学科的奠基人之一，他与同行合作率先建立了消渴病（糖尿病）中医分期辨证与疗效评定标准。1991年，他提出建设"重点学科"设想并力促实施。他率先在中医医院创办内分泌科，开展糖尿病等内分泌与代谢性疾病的中医诊疗工作，培养了大批优秀人才，推动了中医医院乃至全国糖尿病的研究。自1993年起，连续三届任中华中医药学会糖尿病专业委员会副主任委员；1992年至2008年，任四川省中医药学会糖尿病专业委员会主任委员；自2004年起，任美国俄勒冈东方医学院客座教授，2010年被该校授予荣誉博士学位。

张发荣博览群书，兼收并蓄，除四大经典外，详细研读了《诸病源候论》《医宗金鉴》《景岳全书》《医学衷中参西录》等著作，并随时关注医学前沿，对中西医的新理论、新治法、新药物都了然于心。扎实的理论基础，加上50余年丰富的临床经验，张发荣提出消渴病的基本病机为阴虚燥热、燥热伤津、阴损及阳、阴阳俱损，热瘀互结贯穿始终。以这一理论为指导，融汇古今学验，结合自身临床心得，他创制"糖复康"等新药，在临床上广为使用。对糖尿病的各种并发症如糖尿病视网膜病变、糖尿病肾病、糖尿病周围神经病变等，张发荣也提出了"治消渴，补脾肾；益气阴，清虚热，通瘀络"的独特治法。

多年的辛勤耕耘，汇集成学术论文 70 余篇，还独著、主编、合编《中医内科学》《中西医结合糖尿病治疗学》《中西医结合脑髓病学》《实用中医内科学》等学术专著 14 部；主持、主研省级以上课题 17 项，获得省级科技进步奖 15 项，其中一等奖 4 项，二等奖 5 项，三等奖 6 项。张发荣是全国最早具有招收中医专业博士研究生、硕士研究生资格的导师之一，桃李满天下。其中不少学子早成英才，成为优秀的中医专业骨干、学术技术带头人。

二、学术观点

张发荣从 20 世纪 80 年代初开始研究糖尿病，发皇古义，勤求新知，经过长期的摸索，在理论认识和治法方药上，都有很多创新和提高。张发荣提出了糖尿病"阴虚燥热、燥热伤津、阴损及阳、阴阳俱损，热瘀互结贯穿始终"的病机学说，丰富和发展了糖尿病中医证治理论；对糖尿病并发症，提出了"治消渴，补脾肾；益气阴，清虚热，通瘀络，虚瘀并治"的治疗原则。此外，他强调中西结合，处方用药不避甘温；对于三消论治，张发荣继承发扬古人治消渴的经验，汲取当代同道的研究成果，探索发微，总结出了富有新意的三消论治纲领。其一曰："口渴引饮，口干苦，苔黄燥，脉滑数者，病在心肺，为上消，泻白散主之。"其二曰："消谷易饥，口渴引饮，舌苔黄燥，脉滑数者，病在脾胃，为中消，葛根黄芩黄连汤主之。"其三曰："久病消渴，小便多，面色无华，气短乏力，腰膝酸软，四肢欠温，舌质淡，脉细弱者，为下消，金匮肾气丸主之。"其学术思想独到，临床经验深厚，在国内外均有广泛的影响。

（一）阐发病机，推崇"河间"

糖尿病（消渴病）在中医有"消中""消瘅"等诸多称谓，著名医家刘河间在《三消论》中言："若饮水多而小便多者，名曰消渴。若饮食多而不甚饥，小便数而渐瘦者，名曰消中。若渴而饮水不绝，腿消瘦而小便有脂液者，名曰肾消。如此三消者，其燥热一也。"又曰："治消渴者，补肾水阴寒之虚，而泻心火阳热之实，除肠胃燥热之甚，济一身津液之衰，使道路散而不结，津液生而不枯，气血利而不涩，则病日已矣。"此论对糖尿病的认识发挥了纲领性的作用。张发荣认为，糖尿病的病机以阴虚燥热为本，然因体质及环境的改变，可表现为阴损及阳、虚实夹杂。若起病急骤，燥热炽盛；或嗜食酒酪，湿热内生；或房劳过度，心境愁郁，灼精耗水；此时正邪交争剧烈，"三多一少"症状明显，此时的病机当从刘氏的"三消"论。如发病缓慢，正邪斗争不剧，表现出神疲乏力、少气懒言、口咽干燥、大便不调、舌体胖大或齿痕、脉细弱无力等气阴亏虚证候。张发荣强调，此时的病机是"气阴两虚"，很多研究也显示气阴两虚贯穿糖尿病的始终。另外，"久病入络，痼病必瘀""怪病多由痰作祟"，消渴日久，气阴两伤或阴阳俱虚，或因气机不畅，气血不归正化，血瘀痰凝，络脉瘀滞。因此，痰湿、瘀血阻络在糖尿病病程，尤其是糖尿病并发症的发生发展中，扮演了重要的角色。

（二）衷中参西，力倡中西结合

张发荣重视并力倡中西结合，主张中医为体，西学为用。其在临床实践中的中西医结合思想主要反映在如下三个方面。

1. 辨证与辨病相结合

糖尿病属于中医"消渴"范畴，但"消渴"却不能等同于糖尿病，如患者有明显的"三多一少"（多食、多饮、多尿、消瘦）症状，但血糖是正常的，甚至偏低，并不一定是糖尿病，也可见于西医的甲状腺功能亢进症、尿崩症等。也有血糖明显升高，可以明确诊断为糖尿病，却无明显症状表现者。所以，糖尿病属于中医"消渴"范畴，但二者不能等同和混淆，必须辨证与辨病相结合。辨病有助于认识本病的转归及预后，也可协助辨证施治，如糖尿病前期、老年糖尿病患者常常没有明显的症状，仅依赖辨证往往陷入无证可辨的境地，张发荣总结它的核心病机是脾气亏虚、痰浊内阻，治应以益气健脾化湿为主，取得了不错的效果。

2. 辨证论治重视西医客观指标

中、西医各有所长，西医检查方法多，诊断较明确，指标可量化，张发荣认为应该将西医的检测手段及指标，有选择、有机地吸收到中医辨证中。张发荣诊治糖尿病，在运用望、闻、问、切等方法收集患者四诊信息同时，常结合患者的血糖、糖化血红蛋白、肝功能、肾功能、眼底检查、体感诱发电位、神经传导速度测定等客观量化指标，综合分析，辨证论治，增强组方用药的针对性。如血糖高者，加地骨皮、黄连、石膏等；尿糖阳性者，加天花粉、乌梅、芡实等；同时，在治疗过程中，不但要观察患者的主观症状变化，也要对各项实验室指标进行复查，综合判断疾病的进退。

3. 有目的地联合使用中西药

西药降糖作用明显，疗效明确，但部分药物的不良反应比较大，如胰岛素可以增加体重、引起低血糖；二甲双胍或表现为明显的胃肠道反应明显，患者常难以耐受。中药降糖作用起效慢，但耐受性好，多靶点作用，可明显改善症状，预防、治疗并发症的效果肯定。张发荣认为，治疗糖尿病的根本目的是改善症状、控制血糖，以预防并发症的发生发展。所以，张发荣常在西药控制血糖的基础上，加用中药辨证施治以改善症状，防治糖尿病并发症。

（三）分期论治，强调辨证施治

糖尿病前期表现为血糖调节受损，尚未达到糖尿病诊断标准的阶段，与中医"脾瘅"相当。《素问·奇病论》指出："此五气之溢也，名曰脾瘅……此肥美之所发也……肥者令人内热，甘者令人中满，故其气上溢，转为消渴。"常因中焦脾气郁结，气机失调，津液不布，水湿不化，停留为痰为湿，若素体偏寒则转为寒湿，若素体偏热则转为湿热。张发荣主张治疗宜化湿醒脾、调理气机。如见形体偏胖、乏力、不欲活动、头昏、四肢困倦、大便不调，舌苔厚腻等，常用平胃散加减，主药用苍术、法半夏、陈皮、茯苓、豆蔻、厚朴、藿香、黄芪等。如见形体肥胖，口渴、汗多，大便偏干，性情急躁，平素饮酒，小便色黄，苔黄腻，脉弦滑等。喜用黄连温胆汤合三仁汤加减，主药用黄连、淡竹茹、枳实、茯苓、半夏、杏仁、薏苡仁、白豆蔻等。糖尿病期指明确诊断为糖尿病，但是各种并发症尚不明显，临床以糖脂代谢异常为主要表现的阶段。这一期临床最常见，病机也最复杂，张发荣认为此时辨证仍不离阴阳两端，治疗也应从此着手。如患者正气未衰，燥热未除，邪热伤阴，治疗当急则治其标、泄热以存阴。临证遵循《医学心悟·三消》的论治纲领：主要表现为口渴引饮、饮不解渴、舌苔黄燥者，属上消，常用泻白散为主方，合用栀子豉汤、白虎汤、玉泉丸等方药加减；主要表现为消谷易饥、口干口苦、失眠、便秘、苔黄燥、脉细数者，属典型的中消，常用葛根芩连汤、大柴胡汤、白虎加人参汤、增液承气汤等方加减；主要表现为小便多、乏力腰酸、口干、舌干、脉细数，属典型的下消，常用猪苓汤、六味地黄丸、八味肾气丸加减。具体应用于临床时，张发荣常告诫，虽有三消辨证，但上、中、下三消不能完全分开，更应分清病变主要脏腑，有无兼夹证，整体辨证，如夹有湿邪为患，若一味清下，湿邪乘势下注，易为洞泄。另外，张发荣发现在临床上，很多2型糖尿病患者在疾病中后期表现为形体肥胖、脘腹痞胀、不思饮食等湿浊中阻、脾阳困闭的证候，考虑这与四川四面环山，属盆地地形，湿气重而气机难以通达有关，治疗注重化湿醒脾、通畅中焦。糖尿病并发症期指糖尿病诊断明确，且出现各种糖尿病相关的血管、神经及脏器病变的阶段。如《证治要诀·三消》中描述："三消久之，精血既亏，或目无见，或手足偏废。"常因久病入络，络瘀脉损而使脏腑功能失调，肢体功能障碍，即糖尿病出现各种并发症时期。张发荣认为，此期的治疗难度大，效果差，应遵循防治结合、以防为主的原则。

（四）"治未病"观念，探索并发症防治

《素问·四气调神大论》中记载："圣人不治已病治未病，不治已乱治未乱……不亦晚乎。"中医治未病思想包括"未病先防"和"已病防变"。张发荣重视治未病思想，并用治未病思想指导临床辨证施治，用以预防和延缓糖尿病各种并发症的发生发展。"未病先防"是指根据基本病机进行治疗，预防并发症的发生。在此阶段，张发荣首先强调控制糖尿病发生发展的高危因素，如控制血糖、血压、血脂，戒烟，戒酒，规律饮食；其次，治疗注重化瘀通络，因瘀血贯穿糖尿病病程的始终，且是各种并发症发生发展的启动

因素，早期运用可预防糖尿病各种并发症的发生发展。临床酌情加用当归、三七、丹参、鸡血藤等养血活血药，桃仁、红花、牛膝、赤芍等活血化瘀药物，三棱、莪术等破血化瘀药，川芎、郁金、延胡索、荔枝核等理气活血药，细辛、木瓜、威灵仙、姜黄、忍冬藤等舒经通络药。同时，气血相互依存，祛瘀通络必须辨证使用，气虚血瘀则益气活血通络，阴虚血瘀则益气养阴活血，阳虚血瘀则温阳益气活血，气滞血瘀则行气活血通络。总之，不能脱离辨证论治原则。"已病防变"，强调随证治之，防止并发症进一步加重。张发荣认为，在临床上要做到"观其脉证，知犯何逆，随证治之"。

三、临床特色

（一）糖尿病的治疗

1. 突破传统治法创新

糖尿病属中医"消渴"范畴，对于消渴，早在《内经》时代就有所认识。后世认识逐渐深入，多以上、中、下三消分而论治。其中，程国彭《医学心悟·三消》中"治上消者，宜润其肺，兼清其胃……治中消者，宜清其胃，兼滋其肾……治下消者，宜滋其肾，兼补其肺"最有影响。随着中医对糖尿病及并发症认识的不断深入，治疗方药也不断发展。张发荣临床遵古而不泥，衷中亦参西，病证结合，多法治疗，突破"阴虚燥热"的传统病机认识，补充了中医常规治法之不足，拓宽了治疗思路，丰富了有效方药，取得了很好的疗效。其常用治法有以下9种。

（1）益气养阴法

糖尿病的基本病机是阴虚为本，燥热为标。初期，患者多有口舌干燥，甚则多饮等肺肾阴虚表现。糖尿病中后期，随着病情发展，正气消耗，燥热渐不明显，呈现气阴两虚之证。气虚多表现在脾，如多数患者常有间断性大便干燥或便秘与便溏交替出现；阴虚多表现于肾，如很多患者有尿频量多，皮肤干燥瘙痒。所以，益气养阴是糖尿病的基本治法。益气的重点在补益脾气，养阴的重点在滋养肾阴。

（2）清泄燥热法

燥热最易伤津劫液，临床常出现口渴多饮、大便干燥，或伴见多食、心烦、尿道及肛门灼热等症。津伤则燥，阴虚则热，燥热越盛则阴津更伤，故清泄燥热对于保护阴津十分重要。热盛伤阴，燥生于热，清泄燥热之中又以清热为主。阴虚最易化燥生热，本法常与益气养阴法同用，能相互提高疗效。

（3）健脾化湿法

"脾胃既虚，则不能敷布津液，故渴。"饮食不节，损伤脾胃，脾胃运化失司，积于胃中酿成内热，消谷耗液，津液不足，脏腑经络皆失濡养，发为消渴（糖尿病）。可以看出，糖尿病与脾胃的关系非常密切。脾为后天之本，健脾化湿，保护后天在糖尿病的治疗中具有积极意义。所以，张发荣在治疗糖尿病过程中尤其强调健脾化湿法的运用。很多2型糖尿病患者在中晚期表现为脘腹痞胀、不思饮食。这类患者大多体型肥胖，喜肥甘厚味，临床常伴四肢困重，或兼泛恶欲吐，舌苔厚腻，此常常由湿浊中阻、脾阳困闭所致，当予化湿醒脾、温运脾阳法。

（4）培肾固本法

糖尿病病情缠绵，治难痊愈。五脏之伤，穷必及肾，故在糖尿病后期治当以补肾为本。肾有阴阳精气之别，须分清是肾阴不足，阴损及气（阳），或是肾气（阳）不足，气（阳）损及阴，或是阴阳俱损。关于补肾培本，张发荣强调应阴中求阳，温而不燥；阳中求阴，滋而不腻，从而做到补阳而不伤津，滋阴而不伤阳气，达到阴平阳秘的效果。

（5）补益气血法

糖尿病作为一种慢性消耗性疾病，病程长，久必损伤正气，气血暗耗，导致气血亏虚，当治以补益气血。

（6）固摄精气法

糖尿病后期由于肾气受损日久，衰惫至极，失于固摄，水谷精微从谷道而出，则见大便失禁、滑脱不止、完谷不化；从尿道而出则见蛋白尿、糖尿，或出现小便量多。若肾虚不主水，小便失于固摄，则可见小便失禁，或淋沥不止。此时急则治标，在补肾填精以固本的同时，有必要予收敛固涩之剂固护精气以减少精微的丢失。

（7）利水消肿法

糖尿病后期，脾肾虚损，脾失转输不能运化水湿，肾失开阖不能化气行水，水湿内停，或泛溢肌肤，发为水肿。糖尿病之水肿，多为阴水，在健脾温肾的同时，利水消肿也是非常必要的。

（8）活血化瘀法

糖尿病在漫长的发展过程中，往往伴随瘀血的病证。这是因为津血同源，阴虚者血也必虚。阴血亏虚后，脉道不能充盈，血液运行不畅，导致瘀血内停。阴虚损及阳，阳气亦随之虚弱，鼓动血液运行无力，也是瘀血内停的一个原因。活血化瘀是防治糖尿病并发症的关键，对整个糖尿病的发展与转归有重要影响。因此，张发荣强调在益气养阴的基础上辅以活血化瘀，临证基础方常用桃红四物汤、血府逐瘀汤等。

（9）通络止痛法

糖尿病日久，病邪入络，脉络受损，阻塞难通，出现手足麻木如着套穿靴，躯体或肢体疼痛，痛如针刺或电击，或剧痛无少许缓解等诸多症状，痛苦不堪。此种情况，当治以通络止痛之法，以迅速缓解症状。

张发荣主张，糖尿病的治疗虽有益气养阴之基本大法，但若固守一法，难免胶柱鼓瑟。糖尿病在发展过程中，表现是多种多样的，在准确辨证的基础上，有是证则用是法，或一方独施，或数法并进，才能取得良效。

2. 处方用药不避甘温

糖尿病的病机从中医来说主要是阴津亏损，燥热偏胜，以阴虚为本，燥热为标，其临床表现中常见尿有甜味；从西医的观点看是血浆中葡萄糖含量过高所致的。故在处方用药时，很多人对使用甘温类药物心存疑虑，担心服用甘味药会升高血糖，服用温热药增加燥热，更加伤阴。张发荣认为，按照这种思路治疗糖尿病是不正确的，这是犯了把甘味药与含糖量高等同的错误。同样，因为糖尿病阴虚燥热，治疗不用温热药物，也是片面的、错误的。中药分四气（寒、热、温、凉）五味（酸、苦、甘、辛、咸）。甘味药包含了很多种中药，之所以有甘味，是因为其化学成分中有甘草酸、淀粉葡萄糖、氨基酸、甘露醇等物质。甘味药的功效很多，概括起来，就是能补益、和中、缓急，一般多为滋补强壮药，如人参大补元气，熟地黄滋补精血，大枣补中益气、养血安神、缓和诸药，甘草益气补中、清热解毒、缓急止痛、调和药性等。甘味药也是治疗糖尿病的常用药，疗效不可低估。甘味药不仅对糖尿病有良好的治疗作用，也是良好的矫味剂。张发荣强调，治疗糖尿病不能固守阴虚燥热一端而只执滋阴清热润燥之法。辨证论治是中医的灵魂，有是证则用是法，不可拘泥。

3. 发微三消论治纲领

糖尿病属古之"消渴"范畴。其治法纲要，金元大家刘河间曾著有《三消论》阐发，论曰："若饮水多而小便多者，名曰消渴。若饮食多而不甚饥，小便数而渐瘦者，名曰消中。若渴而饮水不绝，腿消瘦而小便有脂液者，名曰肾消。如此三消者，其燥热一也，但有微甚耳。"此对消渴的辨证论治发挥了纲领性的指导作用。实践证明，刘氏提出三消论治，对三黄丸、人参白术散的应用，特别是对黄连、天花粉的应用，积累了可贵的经验。但其不少处方中含有轻粉、胡粉、密陀僧等重金属药物，现代研究已经证明对人体有较强的毒副作用，则应摒弃。对于三消论治，张发荣发皇古义，融汇新知，继承发扬古人治消渴的经验，汲取当代同道的研究成果，探索发微，总结出了富有新意的三消论治纲领。其一曰："口渴引饮，口干苦，苔黄燥，脉滑数者，病在心肺，为上消，泻白散主之。"典型的上消症，主要表现是心肺热盛伤津，口渴引饮，口干口苦，舌苔黄燥，脉滑数。属燥热伤阴之证，治当清泄燥热。其二曰："消谷易饥，口渴引饮，舌苔黄燥，脉滑数者，病在脾胃，为中消，葛根黄芩黄连汤主之。"典型的中消症，主要表现为消谷易饥，口渴引饮，舌苔黄燥，脉滑数。属于胃热津伤之证，治当清泄里热。其三曰："久病消渴，小便多，面色无华，气短乏力，腰膝酸软，四肢欠温，舌质淡，脉细弱者，为下消，金匮肾气丸主之。"典型的下消症，主要表现为小便多，全身虚弱，面色无华，气短乏力，腰膝酸软，四肢欠温，舌质淡，脉细弱，多属肝肾阴虚或阴阳两虚之证。治当滋养肝肾，调补阴阳。

"五脏之伤，久病及肾。"糖尿病也是如此。肺胃燥热日久，阴液、精血耗伤，渐至肝肾阴虚。由于阴阳互根，日久阴损及阳；因治疗失当，过用苦寒伤阳，最终形成阴阳两亏之证。张发荣强调，在辨证的过程中，虽有上、中、下三消之分，但临床上不可截然分开，应分清病变累及主要脏腑，抓主要矛盾，兼顾次要脏腑病变。并且，要辨明疾病变化发展过程，合理用药，同"三消论治"思想有机结合。

（二）糖尿病并发症

1. 糖尿病心血管病

糖尿病心血管病从其临床表现来看，可归属于中医之"胸痹""心痛"范畴。其病因系糖尿病长期失治或误治，故就诊时往往病情较重为严重，加之代谢紊乱引起其他多种疾病，数病集于一身，病情复杂。张发荣总结了"法活机圆重扶正"的治法。张发荣认为，糖尿病心血管病之"胸痹""心痛"，乃由元阳不足，不能离照当空，驱散阴霾，帅血无力，心血凝结，形成气滞血瘀，心脉挛急瘀阻所致。关于"胸痹""心痛"的治疗，从汉至唐宋，以张仲景为代表，医家多以温阳散寒法为主。清代王清任力倡瘀血学说，主张活血通痹。张发荣在临床上并不拘泥于前述治法，强调必须根据患者的病情辨证论治，在治疗方案上突出个性化。由于糖尿病心血管病多属正虚邪实，如单用活血化瘀法，更加耗气伤血，所以只祛邪，不扶正，事倍功半。

2. 糖尿病胃肠功能损害

张发荣治疗本病，主张辨明病位，大致将本病分为胃、小肠和结肠功能损害三大类。糖尿病对胃的损害主要表现为胃瘫，针对胃损害心下痞满、恶心、呕吐、食欲不振以及反酸嗳气等症状，张发荣认为病机是寒热虚实错杂，应治以和胃降逆、散结除痞，临床常用半夏泻心汤为基础方化裁。糖尿病小肠损害的主要临床表现为腹泻，腹泻的特点多呈间歇性，少数呈连续性，可伴轻微腹痛。次数一般每日 2～3 次，多者可达 10 余次，伴大便失禁者常见，应采用清热生津、温中固涩法治疗，基础方常用葛根芩连汤合桃花汤。糖尿病结肠功能损害常见的临床表现是便秘。有的 3～5 日行一次，或者大便排泄不畅，形如羊屎，或可见大便先干后溏，但排便时间显著延长。便秘可为间断发作，也可以与腹泻交替出现。本病多以津血不足、脾虚气滞为病机特点，治以补益津血、健脾理气。方用当归补血汤合增液汤、枳术丸加减。

3. 糖尿病周围神经病变

糖尿病周围神经病变的临床表现为手足感觉异常，如冷凉、麻木、疼痛、灼热及腹泻、泌汗异常等。张发荣认为，糖尿病周围神经病变的主要病机是糖尿病阴虚日久，阴不养脉则生风而发为阴风动，阴虚气无依附则为气阴两虚；阴虚无水行舟，必致血瘀，瘀阻又碍气而为气滞血瘀，痰瘀互生，津亏液缩为痰，气不化津也为痰，终可形成痰瘀互结，阴阳互果，阴伤至极必致阴阳两虚，气不固津则多汗，气耗日久阳必伤，多汗伤阴也损阳，亦导致阴阳俱盛，所以本病的发展趋势是阴虚风动、气阴两虚、气滞血瘀、瘀痰互结、气虚失摄，最后形成阴阳两虚。故其治疗大法是调补阴阳气血、活血化痰、通络止痛。

4. 糖尿病肾病

张发荣认为，五脏之伤，穷必及肾。糖尿病肾病的发生发展，是糖尿病发展到一定阶段，脾肾亏虚，瘀血阻络，最后浊毒内蕴的结果。对此，中医的基本治疗大法是补肾活血，并辅以解毒通腑、利湿化浊、健脾和胃。调补肾阴肾阳，需根据肾阴虚、肾阳虚的偏颇，分别采取以补阴为主或补阳为主或阴阳并补之法。张发荣强调，糖尿病肾病阴阳气血俱虚时须用鹿茸丸。因为虚损发展到肾之精血亏虚这个阶段，一般的调补气血药往往收效甚微，只有鹿茸之类的血肉有情之品，通过大补督脉，才能提高机体造血功能，改善机体气血亏虚的病情。

四、验案精选

（一）脾瘅湿热蕴结证验案

刘某，女，39 岁，职员。2020 年 6 月 8 日就诊。

主诉：乏力3个月。现病史：患者体稍肥（体重65kg，身高155cm，体重指数27kg/m²），自觉乏力，易倦怠，无畏寒，口黏腻，口干口苦，患者说"站着想坐着，坐着想躺着"，上班时头晕沉，时刻可入睡，纳一般，睡眠质量差，入睡后梦多，醒后困倦，小便可，大便2～3日一解，伴黏腻不畅。舌质红，苔黄厚腻，脉沉。中医辨证：脾瘅，湿热蕴结证。治则：清热燥湿，健运脾胃。处方：葛根芩连汤合平胃散加减。具体方药如下：

葛根 10g	黄芩 15g	黄连 9g	苍术 20g
厚朴 15g	陈皮 15g	甘草 5g	藿香 20g
薏苡仁 20g	豆蔻 15g	栀子 10g	石菖蒲 10g
佩兰 15g	炒麦芽 20g	鸡内金 10g	

7剂，1日1剂，水煎服。1日3次，1次150mL。

嘱患者保持心情愉悦，低脂饮食，适当运动，劳逸结合。

二诊：2020年6月15日。患者自诉口服中药汤剂后，口黏腻、口苦等症状较前明显缓解，大便仍为2～3日1次，但解便时较前痛快，仍有黏腻，仍觉乏力倦怠、多梦，精神较前好转。在原方基础上，去栀子、豆蔻、佩兰，加合欢皮15g，淡竹叶15g。7剂，1日1剂，水煎服。1日3次，1次150mL。

三诊：2020年6月23日。患者精神状态良好，诉口干口苦、口黏腻基本消失，乏力倦怠较上次好转，可正常工作上班，活动后微微汗出，自觉舒适，并无乏力困倦加重，睡眠较前好转，仍觉睡眠质量不佳，梦多，大便舒爽，略干，2～3天1次，患者舌淡红，略显齿痕，苔腻，脉沉。处方在葛根芩连汤合平胃散的基础上加减，药物如下：

葛根 15g	黄芩 10g	黄连 6g	苍术 15g
厚朴 15g	陈皮 10g	甘草 5g	藿香 15g
薏苡仁 30g	石菖蒲 10g	郁李仁 20g	淡竹叶 15g
荷叶 15g	法半夏 5g		

7剂，1日1剂，水煎服。1日3次，1次150mL。

四诊：2020年7月2日。药后患者自觉诸症较用药前明显好转，但觉口干，无口苦，口咸，稍觉疲倦乏力，多梦眠浅，纳可，夜尿 2～3 次，大便稍干，余症状几乎完全缓解；患者舌淡红，略显齿痕，苔白干，脉沉。处方仍在葛根芩连汤合平胃散的基础上加减，药物如下：

葛根 15g	黄芩 10g	黄连 6g	苍术 15g
厚朴 15g	陈皮 10g	甘草 5g	佩兰 15g
冬瓜皮 30g	酸枣仁 20g	柏子仁 20g	天花粉 15g

7 剂，1 日 1 剂，水煎服。1 日 3 次，1 次 150mL。

五诊：2020 年 7 月 10 日。药后患者自觉口干稍好转，睡眠较前好转，大便舒畅，稍偏干。嘱患者禁食生冷之物，适当增加活动量，门诊定期随访。

【按语】

本病是典型的湿热困阻中焦证的案例，中医辨病属于"脾瘅"。中医辨证论治，针对病机选用清热燥湿、健运脾胃之药，其中特别重视芳香运脾化湿之品。《素问·奇病论》有云："此肥美之所发也，此人必数食甘美而多肥也，肥者令人内热，甘者令人中满，故其气上溢，转为消渴。治之以兰，除陈气也。"张发荣认为，脾胃属中焦，是气机运转的重要枢纽，脾胃为肥甘厚味所伤，则生湿碍脾，气机与水液不能正常运化和输布，则大实有羸状，出现乏力、口干之状，水液不能化为精微聚而反生热象，故出现口中黏腻，甚至口苦。张发荣运用葛根芩连汤合平胃散可以燥湿理气，配合大量芳香化湿之品，取《内经》"除陈气"之意，每获佳效，这是张发荣的经验用法。

【跟诊手记】

葛根芩连汤证因伤寒表证未解，邪陷阳明所致，身热下利，胸脘烦闷，口干作渴，喘而汗出，舌红苔黄，脉数或促。方中重用葛根为君，甘辛而凉，入脾、胃经，既能解表退热，又能升发脾胃清阳之气而治下利。以苦寒之黄芩、黄连为臣，清热燥湿，厚肠止利。甘草甘缓和中，调和诸药，为本方佐使。四药合用，外疏内清，表里同治，使表解里和，热利自愈，主治协热下利。《伤寒论》言："太阳病，桂枝证，医反下之，利遂不止。脉促者，表未解也；喘而汗出者，属葛根芩连汤。"认为葛根芩连汤适用于太阳病误下后形成表邪未解，邪热内陷，出现下利、喘、脉促的太阳阳明合病，是治疗下利的常用经方。本方功能解表清热，然从药物配伍作用来看，以清理热为主，如尤怡所云："其邪陷于里者十之七，而留于表者十之三。"由于葛根能清热升阳止利，故对热利、热泄，无论有无表证皆可。

久居四川的消渴病患者，70% 以上没有典型的口干多饮、多食易饥、多尿、消瘦等表现，且最常见的证型为湿热互结证，所以张发荣着眼于葛根芩连汤清内外湿热的作用，配合平胃散行气化湿，芳香之品芳香化湿，能够治疗湿热之邪蕴结于内的各种病候如脾瘅、消渴、嗳气、腹胀等。

（二）消渴气阴两虚证验案

秦某，男，58 岁。2022 年 9 月 1 日就诊。

主诉：发现血糖升高 10 余年，口干 1 个月。患者确诊 2 型糖尿病 10 余年，长期规范口服降糖药物控制血糖，自诉血糖波动大，控制在 7～15mmol/L，近 1 个月口干。刻下症：口干，口渴欲饮，饮后口干不能缓解，精神亢奋，但身倦乏力，纳可，平素喜食辛辣，夜间难以入睡，小便少频，大便时干。舌质嫩红，有裂纹，苔少，脉弦细。既往史：高血压病史 5 年。西医诊断：2 型糖尿病伴血糖控制不佳，高血压病 2 级（很高危）。中医诊断：消渴。辨证为气阴两虚证，治以益气生津、清虚热。方用生脉散合泻白散加减，具体用药如下：

生晒参 15g	五味子 10g	麦冬 15g	桑白皮 20g
地骨皮 20g	牡丹皮 10g	葛根 30g	天花粉 30g
生地黄 10g	山药 15g	茯苓 15g	荔枝核 10g

6 剂，水煎服，1 日 1 剂。1 日 3 次，1 次 150mL。

二诊：2022 年 9 月 8 日。患者自诉诸症较前明显好转，稍觉口干，口渴欲饮消失，稍觉乏力，纳可，眠浅，易醒，小便黄，大便时干。舌质嫩红，有裂纹，苔薄，脉弦。仍在生脉散合泻白散基础上加减，具体用药如下：

生晒参 9g	五味子 10g	天冬 10g	桑白皮 15g
地骨皮 15g	牡丹皮 10g	葛根 15g	天花粉 20g

山药 30g　　　石斛 15g　　　淡竹叶 15g　　　荔枝核 15g

酸枣仁 25g　　合欢皮 15g

7 剂，水煎服，1 日 1 剂。1 日 3 次，1 次 150mL。

三诊：2022 年 9 月 15 日。7 剂后，患者自诉诸症均明显好转，稍口干，乏力消失，夜间睡眠较前好转，小便可，大便可，余诸症均明显好转。

【按语】

患者男，病史长，消渴日久，伤阴耗气，阴伤不濡润则见口干渴，气伤则见时有倦怠乏力；喜食辛辣，则助长阴虚之势，阴虚加重导致体内虚热产生，故可见患者饮水之后不能化成阴津而口仍干渴，虚热扰心神则可见精神亢奋，夜间难以入睡。予生脉散合泻白散加减，辨病为消渴病，其基本病机为气阴两虚，故用生脉散以益气养阴，针对此疾病论治，而患者偏于阴虚，且内热明显，故给予天花粉、葛根、生地黄三药补三焦之阴，同时给予山药兼顾三焦之气阴，还可顾护脾胃，以防凉药伤胃；给予桑白皮、地骨皮、牡丹皮以清内生之虚热，茯苓引其下行，从小便而出；荔枝核下行润肠，与升阳之葛根共同辅助脾胃升降功能的恢复。临床遇到阴虚证，有时仅养阴生津并不能取得良好的疗效，本方在补阴的同时兼以清虚热，双管齐下，可达到立竿见影的效果。一味中药有多种功效，具有同种功效的中药多味合用既可加强其作用，又可相互遏制不良反应，优于单味药物加大剂量的用法。

【跟诊手记】

泻白散治肺火皮肤蒸热，洒淅寒热，日晡尤甚，喘嗽气急。此为手太阴经用药也。桑白皮甘益元气之不足，辛泻肺气之有余，除痰止嗽。地骨皮寒泻肺中之伏火，淡泄肝肾之虚热，凉血退蒸。生甘草泻火而益脾，粳米清肺而补胃，二者培土生金。肺主西方，故曰泻白。肺喜润恶燥，生脉散补宗气，促进肺通调水道之功，使宗气、阴津布散五脏六腑。

泻白散出自宋代钱乙《小儿药证直诀》，主要用于小儿咳喘，现在仍是儿科肺系疾病常用方，如肺炎、支气管炎等属肺中伏火郁热者。泻白散组方简练精当，小儿稚阴稚阳之体，病多为受邪外感所致，病症相对单一，此单方治疗小儿肺系疾病疗效满意。肺开窍于鼻，肺合皮毛，肺与大肠相表里。

泻白散的临床运用已不拘于肺部疾病，已广泛用于治疗皮肤疾病（湿疹、荨麻疹、白疕、酒齄鼻等）、鼻出血、眼病（白涩症、胬肉攀睛、火疳、赤丝虬脉等）、便秘等。张发荣治疗消渴喜用泻白散，认为消渴之上消起于肺中之火，而肺为水之上源，其中之郁热伏火当清之、泻之，泻白散清轻灵动，泻火不耗气伤阴，故多选之。又因消渴之病多脏同病，病机相对复杂，故临床多与他方合而用之，如阴虚燥热合用生脉散，肺胃燥热合用葛根芩连汤，阳虚水泛合用真武汤等。

（三）消渴肾虚肝郁证验案

邢某，女，50岁。2020年4月9日初诊。

主诉：发现血糖升高2年，多饮、多尿、情绪不定1个月。现病史：患者确诊2型糖尿病2年，长期口服降糖药，近1个月血糖控制不理想，症见形体消瘦，口渴烦饮，口干口苦，忽喜忽悲，情绪难控，盗汗潮热，头晕眼花，腰膝酸软，长期夜寐不安，乏力倦怠，手足麻木，小便清长，月经紊乱半年余，先后不定期，经血淡红色，量少，大便难解，舌红少苔，脉细数。辅助检查：血糖空腹为7～9mmol/L，餐后在10～13mmol/L，尿蛋白（＋）。中医诊断：消渴。中医辨证：肾阴亏虚，肝郁气滞证。治则：滋肾清肝，益气养阴。选用滋水清肝饮加减，具体药物如下：

熟地黄30g	山药15g	山茱萸12g	当归15g
白芍15g	酸枣仁20g	柴胡20g	炒山栀10g
牡丹皮10g	茯苓12g	泽泻12g	薄荷6g
粉葛15g	天花粉15g	鹿衔草15g	夜交藤20g
槐花20g	合欢花20g	炙甘草6g	

7剂，水煎服，每日1剂。1日3次，1次150mL。继续目前西药控制血糖治疗。

二诊：2020年4月16日。自诉睡眠较前好转，无明显口干口苦，心烦稍减，二便调，仍感乏力易倦，小便清长，舌尖红苔薄黄，脉弦数。原方去天花粉、薄荷、合欢花，加蜜制黄芪30g。具体药物如下：

熟地黄 30g	山药 15g	山茱萸 12g	当归 15g
白芍 15g	酸枣仁 20g	柴胡 20g	炒山栀 10g
牡丹皮 10g	茯苓 12g	泽泻 12g	夜交藤 20g
粉葛 15g	鹿衔草 15g	槐花 20g	炙甘草 6g
制黄芪 30g			

7 剂，水煎服，每日 1 剂。1 日 3 次，1 次 150mL。

三诊：2020 年 4 月 23 日。自诉睡眠较前明显好转，心烦、潮热盗汗、倦怠乏力均有好转，情绪可自控，时有头晕伴腰膝酸软。仍续用前方 10 剂，诸症缓解。

【按语】

方中重用熟地黄，滋阴补肾，填精益髓，为君药。山茱萸补养肝肾，并能涩精；山药补益脾阴，亦能固精，共为臣药。三药相配，滋养肝、脾、肾，称为"三补"。熟地黄的用量是山茱萸与山药两味之和，故方以补肾阴为主，补其不足以治本。配伍泽泻利湿泄浊，并防熟地黄之滋腻恋邪；牡丹皮清泻相火，并制山茱萸之温涩；茯苓淡渗脾湿，并助山药之健运。三药为"三泻"，渗湿浊，清虚热，平其偏胜以治标，均为佐药。六味合用，三补三泻，其中补药用量重于泻药，是以补为主；肝、脾、肾三阴并补，以补肾阴为主，这是六味地黄丸的配伍特点，佐以疏肝理气。女子七七，天癸竭，肾精亏虚，阴不制阳，发为潮热、盗汗、心烦失眠、口渴引饮等虚火上炎之象。滋水清肝饮系六味地黄汤与丹栀逍遥散合方，宜于肾阴不充、肝血虚燥、气火内郁证，擅补肾调肝而发挥六味地黄汤滋阴养肾之效，又合疏肝清肝之逍遥散于滋水涵木，为滋阴解郁之法的良方。枣仁甘酸，补肝宁心，以制阴虚之阳亢，辅以夜交藤、槐花、合欢花共起宁心安神之效，粉葛、天花粉养阴生津，鹿衔草调经益肾。全方共收滋水清肝、益气养阴之效。

【跟诊手记】

滋水清肝饮组成：熟地黄 25g，山药 15g，山茱萸 12g，牡丹皮 9g，泽泻 12g，茯苓 15g，柴胡 6g，当归 6g，白芍 12g，山栀子 12g，大枣 4 枚。用法：水煎服 1 日 1 剂，1 日 3 次。主治：阴虚肝郁证。功效：滋阴养血，清热疏肝。方义：本方含六味地黄丸补肝肾之阴。方中熟地质润入肾，滋阴补肾，填精益髓；山茱萸补益肝肾，涩精止汗；山药补益脾阴，益肾涩精；泽泻利湿泻肾浊；茯苓淡渗脾湿；柴胡疏肝解郁，栀子、牡丹皮清肝泄热，当归、白芍、酸枣仁养阴血柔肝木。全方共奏滋水涵木、养血疏肝清热之功。

滋水清肝饮是从"乙癸同源"的理论体会得来的，在临床上广泛被应用于腰酸膝软，骨蒸潮热，头晕，目眩，耳鸣，耳聋，胸满胁痛，自汗盗汗，五心烦热，口苦咽干，舌燥喉痛，男子梦泄遗精，女子月经不调，消渴，牙齿松动等肝肾阴虚、相火内扰造成的各种疾病。张发荣认为，凡临床诊治辨证属肝肾阴虚、肝郁化热，症见胁痛、目涩、眩晕、腰膝酸软、咽干口燥、五心烦热，舌红、少苔、脉细数等，皆可以此方为主化裁应用。

（四）消渴阳痿湿热下注，肝郁气滞证验案

赵某，男，60岁。2020年5月7日初诊。

主诉：血糖升高12年，阴茎勃起不坚4年余。现病史：患者糖尿病病史12年，自诉6年前空腹血糖波动在6～8mmol/L，未予重视，未诊治。6年前，偶然测得随机血糖20mmol/L，伴见视物模糊、四肢末端麻木刺痛等不适，给予二甲双胍850mg（口服，每日2次），诺和锐30（14IU，皮下注射，每日2次）控制血糖，自诉血糖控制良好。4年前，患者无明显诱因出现阴茎勃起功能逐渐减退，性欲减退，偶有勃起而不坚，服用各种补肾药无效，并出现心情抑郁，口苦口黏，腰酸痛，阴囊潮湿，小便黄，尿有余沥，泡沫尿，大便可，睡眠差，偶有心悸，鼻塞。既往有过敏性鼻炎史。舌质红，中有裂纹，苔微黄，脉弦数。西医诊断：2型糖尿病伴有多个并发症，2型糖尿病性周围神经病变，2型糖尿病性周围血管病变。中医诊断：消渴，阳痿。中医辨证：湿热下注，肝郁气滞证。治法：清热利湿，疏肝解郁。选用龙胆泻肝汤加味，具体药物如下：

苍术 30g	车前子 30g	蒲公英 30g	野菊花 20g
合欢皮 20g	龙胆草 15g	黄芩 15g	栀子 15g

泽泻 15g	柴胡 15g	香附 15g	川芎 15g
神曲 15g	川木通 10g	生地黄 10g	当归 10g
甘草 10g	苍耳子 10g	辛夷花 10g	

7 剂，每日 1 剂，水煎服。1 日 3 次，1 次 150mL。

二诊：2020 年 5 月 14 日。自诉晨勃有力，次数明显增加，性欲有所增强，口苦口黏、阴囊潮湿、小便黄等症状均有改善，尿道口时有白色液体流出。于原方中加酸枣仁 30g 增强养心安神功能，牡蛎 30g 收敛固涩，再予 7 剂。

三诊：2020 年 5 月 21 日。诉性欲明显增强，勃起正常，睡眠质量有所提高，余症皆除。舌质偏红、少苔，脉细。原方加黄连、肉桂各 5g 交通心肾，又予 6 剂。药后症状基本消失，随访至今，情况良好。

【按语】

本案患者病属阳痿，经服补肾药收效甚微，阳痿病机常想到肾精亏虚所致，其实不然，临证时万不能想当然。病者口苦口黏，阴囊潮湿，小便黄，加之舌脉，具为实证，肝胆湿热是也；心情抑郁，腰酸痛，睡眠差为湿热蕴阻、肝气郁结所致。张发荣在龙胆泻肝汤的基础上合用越鞠丸以消诸郁，使全身气机调畅。苍耳子、辛夷花辛温通窍缓解鼻炎症状。肝经绕于阴器，肝经湿热下注，经络瘀阻不畅可使阴器痿软失用，故此证应该重视，龙胆泻肝汤运用于此是有的放矢。张发荣还指出，临证应根据气血阴阳盛衰之不同，常辅以温补下元、补益心脾、益肾宁心、疏肝解郁等法。

【跟诊手记】

龙胆泻肝汤组成：龙胆草 15g，黄芩 15g，栀子 15g，泽泻 15g，木通 10g，车前子 30g，当归 10g，生地黄 10g，柴胡 15g，生甘草 10g。用法：水煎，饭后服。主治：肝经湿热。功用：清肝泻火，利水渗湿。方义：本方治肝胆实火湿热，胁痛耳聋，胆溢口苦，筋痿阴汗，阴肿阴痛，白浊溲血。此足厥阴、少阳药也。龙胆泄厥阴之热，柴胡平少阳之热，黄芩、栀子清肺与三焦之热以佐之，泽泻泄肾经之湿，木通、车前子泄小肠、膀胱之湿以佐之。苦寒之药伤脾败胃，用归、地养血补肝，甘草缓中，调和诸药。

龙胆泻肝汤首载于《兰室秘藏》，上述方出自《医宗金鉴》。现代临床中，龙胆泻肝汤的应用范围较广，用于治疗顽固性偏头痛、头部湿疹、高血压、急性结膜炎、虹膜睫状体炎、前房积液、外耳道疖肿、鼻炎、急性胆囊炎、急性肾盂肾炎、膀胱炎、尿道炎、外阴炎、睾丸炎、腹股沟淋巴结炎、急性盆腔炎、带状疱疹等病属肝经湿热者。张发荣将此方用于治疗阳痿着实独特。他认为，湿与热相结，黏滞难除，湿热下注宗筋，则导致宗筋弛长而阳痿，且湿热互结，下注精窍，宗筋气血不畅是阳痿缠绵难愈的主要病机，治用苦寒坚阴、淡渗祛湿，正如《素问·脏气法时论》所谓"肾欲坚，急食苦以坚之"的原则。故张发荣在临床上，凡阳痿患者症见不同程度的阴茎萎软，阴囊潮湿臊臭及瘙痒、坠胀，口苦咽干，小便黄赤，舌红苔黄腻，脉弦数或滑数等有肝胆湿热下注征象者，均为本方选用的依据。因关木通具有较强肾毒性，故张发荣明确指出应禁用，用川木通入药。

【参考文献】

［1］梁繁荣. 名老中医药专家学术经验选编［M］. 北京：人民卫生出版社，2017：11.

［2］岳仁宋，胡波. 川派中医药名家系列丛书·张发荣［M］. 北京：中国中医药出版社，2018：12.

第五章　冯建华

一、医家简介

冯建华（1950—　），山东中医药大学二级教授，主任医师，博士研究生导师，中国中医科学院师承博士后合作导师，国家中医药管理局重点学科学术带头人，第四、第五批全国老中医药专家学术经验继承工作指导老师。山东省五级中医药师承教育指导老师，山东省名中医药专家，山东省首届杰出医师，山东省千百万优秀人才，山东省高校科研先进个人，中国中西医结合学会先进个人。兼任世界中医药学会联合会糖尿病分会副会长，中华中医药学会糖尿病专业委员会第三、第四届副主任委员，山东中西医结合学会副会长，山东中医药学会糖尿病专业委员会名誉主任委员，山东省医师协会中西医结合分会会长等。冯建华师承于山东中医药大学附属医院程益春教授。毕业后留校任中医内科学教研室临床教师。从事中医临床工作40余年，专业方向为中医、中西医结合防治内分泌与代谢性疾病的临床研究。临床擅长糖尿病及其并发症、各种甲状腺疾病（甲状腺功能亢进、甲状腺功能减退、甲状腺结节、桥本甲状腺炎等）的中西医结合诊治，且对内科疑难杂病有独到经验。先后承担国家"十五""十一五"重大科技专项课题，主持国家自然科学基金项目及省"十五""十一五"中医和中药现代化攻关课题，获省部级科技成果奖10余项，出版学术专著15部，发表学术论文90余篇。

二、学术观点

冯建华全面继承了程益春教授的学术思想，认为脾虚是糖尿病发病的病理基础，糖尿病的并发症也是在脾虚的基础上出现气虚血瘀，累及其余五脏而导致的。冯建华指出，脾虚是糖尿病发病之本，脾气升降失常是糖尿病的重要病理机制。脾虚日久，"热毒""痰毒"内生，毒邪内聚，毒损络脉，络脉瘀阻是糖尿病并发症的基本病机。他提出糖尿病慢性并发症以益气健脾、清热解毒、化痰活血为基本治疗大法，创新了消渴病的理论研究，在全国中医内分泌界有较大的影响。

（一）脾虚致消，理脾愈消

冯建华毕业于山东中医学院中医专业，大学期间勤奋学习，刻苦钻研，系统学习了中医基础理论和中医经典，打下了扎实深厚的中医基础，为以后的学术研究奠定了坚实的理论基础。冯建华留校后任中医内科学教研室临床教师，长期的教学工作进一步提高了他的中医内科理论水平。1984 年，他协助程益春、陈金定成立了山东中医学院附属医院内分泌科，该科是当时全国为数不多的中医内分泌科，山东省首个中医内分泌专科。在临床工作中，他扎根于中医浓郁的杏林沃土，平日跟程益春教授出门诊及查房，耳濡目染程益春教授的高超医术，获益匪浅。冯建华全面继承了程教授的学术思想，指出传统理论对糖尿病的治疗多从"三消"辨证，仅用三消分治已不能完全适用于现代消渴病的治疗。在长期临床实践中，他发现具有脾虚症状的患者占糖尿病患者的 70% ~ 80%，《灵枢·五变》曰"五脏皆柔弱者，善病消瘅"，指出五脏精气亏虚是糖尿病发病的内在基础。而五脏中，程教授尤其重视后天之本，他认为脾为后天之本、气血生化之源，脾胃升降是全身气机的枢纽，脾虚是糖尿病发病的病理基础，脾气的升降失常是糖尿病的重要病理机制，糖尿病及其并发症正是在脾虚的基础上由脾及肺、肾、心、肝等五脏。正如近代医家张锡纯所述："消渴一证……皆起于中焦而极于上下。"冯建华认为患者脾气亏虚，中焦气化不足，水谷入胃不能经脾运化，化生营养物质，不能输精于肺，故口渴多饮；不能输津于胃，故消谷善饥；精微物质不能充养四肢百骸，故乏力消瘦；脾虚不能升清反降，精微下渗膀胱，变为尿液从小便排出，故多尿。正如《素问·脏气法时论》所说："脾病者，身重，善饥。"《医贯》曰："盖不能食者，脾之病。脾主浇灌四旁，与胃行其津液者也。脾胃既虚，则不能敷布其津液，故渴。"糖尿病的并发症是在脾虚的基础上，气虚血瘀累及其余五脏而导致的变证，瘀血阻于经脉之中则发生大血管病变，瘀血阻于周围络脉则发生微血管病变。其中，糖尿病眼病涉及肝、脾，糖尿病肾病涉及肺、脾、肾，糖尿病心脏病涉及心、脾，糖尿病周围神经病变涉及心、肝、脾。最后，气虚及阳，脾肾阳虚，至阴阳两虚。所以，脾虚是糖尿病的根本病机，其余病机演化均是在脾虚的基础上发展而来的，故健脾法是治疗糖尿病的基础大法。

（二）清热解毒，化痰活血防治糖尿病并发症

1.“热毒”“痰毒”是糖尿病并发症的重要原因

中医认为，内生之毒由内、外之邪伤人，导致脏腑功能受损，气血津液运行不畅，机体的生理病理产物代谢障碍，留积体内，日久化热，积热成毒。热毒内蕴既可以煎熬津液，炼液为痰，至痰瘀交阻，又可销烁五脏之阴，阴虚火旺，终至痰浊、瘀血、热毒交互为患，缠绵难愈，变证丛生。

在长期临床实践中，冯建华观察发现，糖尿病的发病特点与毒邪致病特点非常相似，主要具有以下特点。①广泛性：致病范围宽广，脏腑、经络、四肢皆可累及。糖尿病慢性并发症的影响广泛，涉及多组织器官，如皮肤、心脑血管系统、消化系统、泌尿系统。《宣明论方·消渴总论》中提到“故可变为雀明或内障”，张子和《儒门事亲·三消论》亦云：“夫消渴者，多变聋盲、疮癣、痤痱之类。”“或蒸热虚汗，肺痿劳嗽。”②酷烈性：致病力强，危害严重，变证多见，毒邪常伏气血，耗伤阴液，败坏脏腑，其病情多呈急、危、疑难之象。糖尿病并发心肌梗死、脑梗死、坏疽，危害严重，可致偏瘫、截肢、痿证，甚至危及生命。③火热性：毒邪致病，证多属火属热，邪变为毒，多从火化。若并发疖、痈、泌尿系统感染，可见局部皮肤红、肿、热、痛，或尿频、尿急、尿痛，甚至全身发热。《中藏经·论痈疽疮肿》曰：“痈疽疮肿之所作，皆五脏六腑蓄毒不流所生，非独因荣卫壅塞而发者也。”④从化性：与个体体质特点密切相关。中老年、肥胖、高血压、脂质代谢紊乱者多发糖尿病。⑤善变性：毒邪致病，病变无常，随所害客体的状况而表现出多种临床症状。糖尿病慢性并发症的症状多端。⑥顽固性：毒邪内伏，营卫失和，气血亏损，脏腑败伤，其病多深重难愈，后遗症、变证蜂起，治疗难度极大。

冯建华在 2000 年左右提出"热毒"是糖尿病并发症的重要病因的理论。他指出"热毒"是致病因素,分外来邪毒和内生邪毒,消渴病日久,脾气亏虚,久病入络,毒邪阻滞络脉,进一步损伤体内正气,导致变证丛生。灼伤肺津,肺失滋养,日久可并发肺痨;肾阴亏损,肝失濡养,肝肾精血不能上乘耳目,则可并发白内障、雀目、耳聋;燥热内结,营阴被灼,脉络瘀阻,蕴毒成脓,则发为疮疖痈疽。痰毒阻滞络脉,脉络不通,变证从出。2006 年,他在甘肃中医学院学报上发表"糖尿病慢性并发症'毒损络脉'病机探微"一文,正式提出"热毒"是糖尿病并发症的重要致病因素理论。

冯建华发现,糖尿病患者除有高血糖外,常同时存在肥胖和脂代谢紊乱。糖尿病患者长期过量摄入高糖、高脂、高蛋白等高热量饮食而体力活动和运动减少,摄入多消耗少,营养过剩,导致肥胖普遍发生。而肥胖与 2 型糖尿病的发生密切相关,是 2 型糖尿病最主要的危险因素之一,其主要特征是胰岛素抵抗。冯建华认为,过食肥甘厚味,兼之脾虚失运,过多水谷可转化为痰浊膏脂堆积体内,化热伤阴,引发消渴。"肥人多痰",肥胖是痰浊内盛的状态。因此,痰浊是 2 型糖尿病胰岛素抵抗的重要病理产物和致病因素,2 型糖尿病胰岛素抵抗的治疗应重视从痰论治,并提出"痰毒"也是糖尿病并发症的重要致病因素之一。2007 年,他在《山东中医杂志》发表"化痰活血法治疗 2 型糖尿病胰岛素抵抗的临床研究"一文,提出 2 型糖尿病胰岛素抵抗的病机关键是痰瘀互结,痰瘀互结、毒邪内生是该病的矛盾焦点,所以治疗重在化痰活血,活血重在通脉,化痰意在通络。活血祛瘀、化痰通脉,方可使瘀血去、新血生,气血周流无碍,从而使由瘀血痰浊之毒所致的内环境改善,正气恢复,脏腑功能旺盛,病情缓解。他在临床上采用健脾化痰活血法治疗糖尿病胰岛素抵抗及糖尿病并发症取得了良好的疗效。

冯建华指出,"热毒""痰毒"与西医中的"糖毒性"和"脂毒性"有着极为密切的联系。糖毒、脂毒易阻滞气机,气机运行不畅,则血滞为瘀,气郁日久,郁而化热,积而成毒,渐致热毒互结,导致胰岛 β 细胞损伤,阻于经络,滞于脏腑,则变证丛生。总之,"热毒""痰毒"是糖尿病并发症的重要原因。

2. 毒邪内聚，毒损络脉，络脉瘀阻是糖尿病并发症的基本病机

络脉既是气血运行的通道，也是病邪侵入的通路。内外毒邪相合，袭入络脉，影响其运行气血的功能而致络病。毒邪致病初期，病位浅，致病力弱，机体正气尚能与之抗衡，病情轻微。若毒邪不除，随气血运行于经络中；络脉随逐级分支，络体愈细窄迂曲，络中气血运行愈缓慢，一旦毒邪蓄结于络脉，易致脉道不畅。正如《内经》所言："病久入深，荣卫之行涩，经络时疏，故不通。"络脉为有形之体，毒邪作祟，损伤络脉，脉体发生形质的变化。脉道不畅，气血不能达于络脉，络脉得不到荣养，更加重其破坏。脉体及脉道病变互相影响，络脉渗灌转输、整体协调功能失常，最终致脏腑百骸气血逆乱、阴阳失调，疾病痼结难解。

冯建华认为，毒致络病主要有两种形式：络脉阻滞和络虚不荣。络脉阻滞虽然有瘀血表现，但却并不等同于血瘀证。诸毒如痰浊、伏邪及络体自身损伤均可使络脉阻滞，非瘀血一种病因。且血瘀重点反映血液瘀滞，运行不畅的状态，并未能反映络脉自身病变、络病病机特点及继发性病理过程。络脉的生理结构和气血循环特点决定络病易入难出的特点，治疗上除化瘀通络外，多用辛味药辛香走窜入络，使络中结者开，瘀者行，并透邪外达。络脉阻滞，气血运行不畅，脏腑失去气血的温养濡润，功能紊乱，会产生新的病理产物，又阻于络脉，形成恶性循环。邪气胶结，"遂成窠囊"。维持络脉功能的前提，除了络道畅通，络中气血无阻，络中气血充实是其重要条件之一。疾病日久，毒邪耗伤正气；络脉阻滞，气血不达，致络中气血不足。络虚不荣，既包括脏腑百骸失养，也包括络脉自身虚而不荣。络脉空虚，同样影响其血气流注的正常运行，致使血气运行稽留，阻塞络脉。冯建华指出，消渴病日久，脾气亏虚，日久酿生热毒、痰毒，久病入络，毒邪阻滞络脉，络脉瘀阻。毒邪灼伤肺津，肺失滋养，日久可并发肺痿；肾阴亏损，肝失濡养，肝肾精血不能上乘耳目，则可并发白内障、雀目、耳聋；燥热内结，营阴被灼，脉络瘀阻，蕴毒成脓，则发为疮疖痈疽。痰毒阻滞络脉，脉络不通，变证从出。毒邪痹阻，胸阳不振则胸痹心痛；阻滞脑络，元神失养则中风、痴呆；毒邪流窜四肢络脉，气血运行不畅，不通则痛，络虚不荣，不荣则痛，故见肢体麻木、疼痛。络脉瘀滞，络体损伤，血溢于脉外，导致眼底出血，可出现视物模糊，甚至失明。久病入肾，肾络阻滞，肾中阴阳失衡，气化、固摄功能衰退，则发生水肿、蛋白尿。

3. 益气健脾、清热解毒、化痰活血防治糖尿病及其并发症

脾虚是糖尿病发病之本，脾气升降失常是糖尿病的重要病理机制，故益气健脾、调理脾胃升降治其本。毒邪内聚，毒损络脉，络脉瘀阻为其标，故清热解毒、化痰活血治其标。故糖尿病慢性并发症以益气健脾、清热解毒、化痰活血为基本治疗大法。

（1）清热解毒法

治以清热泻火，凉血解毒。常用药物有生石膏、知母、天花粉、黄连、黄芩、大黄、栀子、牡丹皮、生地黄等。

（2）活血解毒法

治以活血化瘀解毒，常用丹参、葛根、川芎、赤芍、桃仁、红花、水蛭、地龙等药。

（3）化痰祛浊解毒法

治以化痰祛浊解毒，药用瓜蒌、半夏、泽泻、苍术、白术、薏苡仁、胆南星、山楂、陈皮、僵蚕等。

4. 脾肾相关，论治糖尿病肾病

冯建华继承程宜春教授学术思想精华，汲取历代医家对消渴的论述，认为消渴多由饮食不节，脾胃功能失调，或禀赋不足，五脏虚弱，燥热内生，或劳倦内伤，气阴两虚，或情志过极，气郁化火，伤及气阴引起，这些都是导致人体正气内虚的始动因素。正气不足主要体现在气阴两虚，脏腑功能失调，日久阴损及阳，最后阴阳两虚。五脏又以脾肾为本，"肾为先天之本，脾为后天之源"，冯建华认为，脾肾亏虚是消渴发病的关键。临床所见，2 型糖尿病多发于中老年，且大多形体偏胖。因人至中年，五脏始弱，尤其是先、后天首当其冲。脾肾亏虚，脾虚以气虚为主，气虚则人体易于疲劳、懒动，加之脾虚失运，热量运化不及，堆积体内而形成肥胖，水湿、浊毒内蕴；气虚不能帅血而行，致气血瘀滞；肾中精气有赖于脾化生之水谷精微的

培育和补养，肾气旺盛，发挥正常功能。脾与肾在生理上是后天与先天的关系，它们相互资助，相互促进；在病理上亦常相互影响，互为因果。人到中年，肾本身的功能开始下降，又因脾虚失健，使肾失濡养，肾气更虚。而脾的健运，化生精微，须借助肾阳的推动，故有"脾阳根于肾阳"之说。尤其是消渴日久，更易导致脾肾亏虚，故消渴气阴两虚是最常见证型。所以，冯建华认为消渴的发生发展与脾肾关系最为密切，这一观点发展了程宜春教授的脾虚致消理论，为糖尿病的辨证治疗拓宽了思路。

冯建华根据"脾肾相关"理论指导糖尿病肾病的辨治也取得了许多经验。他认为，糖尿病肾病即消渴肾病，本病是在糖尿病的基础上发展而来的。糖尿病肾病的病理重点为本虚标实，本虚以脾肾亏虚为主，标实则为水湿、浊毒、瘀血内阻。脾虚，水湿不运，水湿、浊毒内蕴；气虚则血行瘀滞，瘀阻肾络。肾虚不藏精则精液外泄，开阖失灵则水湿浊毒内停。故《诸病源候论·水通身肿候》曰："水病者，由脾肾俱虚故也。"在肾脏病中，神疲乏力、食欲不振、大便稀溏、大便干结、口淡不渴、口干喜饮、腰膝酸痛、腹胀尿少、恶心呕吐、颜面下肢浮肿，皆为脾肾本质虚弱所致。治病必求其本，正本方可清源。因此，冯建华在糖尿病肾病诊治过程中，十分注重辨标本虚实，在施治中又注重扶正祛邪并重。他临床常用加味参芪地黄汤为基础方化裁治疗，运用得心应手，随证加减，灵活变通，效果显著，不仅能够显著改善临床症状，而且可有效降低尿白蛋白，改善肾功能。方中大剂量黄芪健脾益气，药理研究发现，黄芪有增强机体免疫力、利尿、抗应激、消除实验性肾病尿白蛋白等作用。临床常用 50 ～ 100g，遇到倦怠乏力、水肿、大量蛋白尿的患者，加大剂量用至 150g 甚至 200g。又因肾病患者存在长期大量精微物质丢失，气血亏虚，方中常用阿胶、鹿角胶、龟甲胶等；益肾常用菟丝子、枸杞子、补骨脂、肉苁蓉、淫羊藿等；利尿消肿常用玉米须、车前子、益母草等，虽然益母草具有活血利水作用，但有报道说大量长期应用有可能有肾脏损伤作用，故尽量不长期大量应用，中病即止。冯建华认为，气虚必然导致血行瘀滞，瘀血阻滞肾络，其病理特点是肾脏毛细血管基底膜增厚、结节性肾小球硬化、弥漫性硬化、远端肾小管细胞肿胀变性、间质纤维化，晚期发展为肾小管萎缩、基底膜增厚和管腔扩张等。所以在临证时，无论患者有无典型的瘀血体征，他都加用活血通络药，诸如水蛭、丹参、红花等，尤其是大量蛋白尿而不降者，加用活血通络之品会有意想不到的效果。热象明显者，如舌红、苔黄厚或黄腻者，加用蒲公英、黄连、熟大黄等清热解毒。通过补益脾肾，脾实健运，肾开阖有章，清浊得分，浊毒得排，水湿得泄。

三、临床特色

（一）肝脾并重调治糖尿病

冯建华将"脾虚致消"与"肝郁致消"相结合，将生活改变和临床实际相结合，将经典理论与现代研究相结合，从肝脾调治糖尿病。

肝脾与消渴病发病密切相关。《灵枢·本脏》中记载有"肝脆，则善病消渴易伤"，"脾脆，则善病消渴易伤"，最早提出了肝脾虚弱在消渴病中的发病地位。《血证论·脏腑病机论》云："木之性主于疏泄，食气入胃，全赖肝木之气以疏泄之，而水谷乃化。"肝主疏泄功能正常，则"土得木达"，脾胃健运有助于气的升降、饮食物的消化吸收及水谷精微的输布和代谢。脾为水谷气机枢纽，升达心肺，降至膀胱及大肠。若情志不畅，肝郁气结，疏泄失常，横逆犯脾胃。脾失健运，清气不升，反而下降，水谷精微进入小肠，清浊未分而下注膀胱，故可见尿多而味甜，即"肝之清阳不升，则不能疏泄水谷，渗泄中满之证，在所不免"。脾之精气不升，生化无权，精微不能输布脏腑，四肢肌肉得不到营养物质的滋养，虽然食多，但不能吸收利用，又见倦怠、纳呆、肌肉消瘦的脾虚症状。肝气郁结，横逆犯脾，脾失健运，不能散精，饮食精微不能顺利转化，导致内环境失去平衡稳定，是糖尿病发生的又一机制。

对于肝郁脾虚型糖尿病，冯建华多采用如下基本方：生黄芪 15g，生山药 15g，茯苓 15g，生薏苡仁 30g，柴胡 12g，白芍 15g，酸枣仁 30g，山茱萸 15g，葛根 15g，桑叶 12g。本方以生黄芪、山药为君，黄芪大补脾肺之气，山药平补脾、肺、肾气阴，生黄芪、山药合用，能益气健脾滋阴，陈修园论述黄芪入少阳经，能助少阳升发之性，生黄芪加山药可健脾疏肝、滋阴益气。茯苓、薏苡仁因性甘淡，祛湿无燥烈之弊，另有健脾之功，薏苡仁可代白术与茯苓共用；柴胡、白芍是疏肝解郁养血的药对，可补肝体、助肝用。四者同为臣药。山茱萸可敛欲脱之肝之元气，张锡纯用之于来复汤，临床应用以补益肝阴，收相火，使木根归水。山药与山茱萸可补肝脾之气阴，佐以辛热药物可阴中求阳，少火生气；酸枣仁收敛养阴安神，"卧则血归于肝"，睡眠安好，肝血得归，用为佐药。葛根为风药，助脾胃上乘清气，用量宜小；桑叶轻灵透散，吴瑭曰"得箕风之精"入肝经，可去少阳气热，又能升达清阳，两者为使药。

（二）健脾化痰活血法治疗胰岛素抵抗

　　胰岛素抵抗指的是机体对一定量或一定浓度胰岛素的生物效应减低，主要是机体胰岛素介导的葡萄糖摄取和代谢能力减低，是西医学中的一个概念。研究表明，胰岛素抵抗在糖尿病、冠心病、高血压、肥胖、动脉粥样硬化、多囊卵巢综合征等疾病中都可见到，是这些疾病发生和发展的病理基础，尤其是在 2 型糖尿病（T2DM）的发生发展中处于核心地位。依据胰岛素抵抗特异性的临床表现，可将其归于中医"消渴""脾瘅""肥胖""胸痹""眩晕""不孕"等范畴。冯建华认为，脾虚是 T2DM 胰岛素抵抗发生的病机关键，痰瘀互结是其重要的病理机制。

　　1. 脾虚是 T2DM 胰岛素抵抗的病理基础

　　《素问·经脉别论》曰："饮入于胃，游溢精气，上输于脾。脾气散精，上归于肺，通调水道，下输膀胱。水精四布，五经并行……"也就是说，脾之功能对人体精血津液的正常输布起着至关重要的作用。若脾脏受损，脾脏功能受到影响，会出现一系列的临床症状，这些症状与 T2DM 患者的临床症状一致：脾主升清的功能受到影响，则津不上乘而出现口渴多饮；脾主运化功能受到影响，则易出现脘腹痞满；运化水湿功能受到影响，人体则易聚湿生痰。痰湿停留体内，精微物质输布受阻则血糖升高，人体也易产生肥胖。临床研究发现，T2DM 患者发病之前或发病初期多伴有肥胖，正如《素问·奇病论》所言："此肥美之所发也，此人必数食甘美而多肥也，肥者令人内热，甘者令人中满，故其气上溢，转为消渴。"《素问·痿论》曰："脾主身之肌肉。"《灵枢·本脏》云："脾坚则脏安难伤，脾脆则善病消瘅易伤。"也就是说，脾之功能正常，则人身之肌肉就有充足的精血津液供应而健硕有力；若脾脏受损，不能为胃行津液，机体无充足水谷精微的滋养，则筋骨肌肉无所生而消瘦无力。这也是糖尿病患者出现消瘦乏力的原因。张锡纯曾言："至谓其证起于中焦，是诚有理，因中焦膜病，而累及于脾也……致脾气不能散精达肺则津液少，不能通调水道则小便无节，是以渴而多饮多溲也。"由此可见，脾虚是消渴的主要原因，是 T2DM 胰岛素抵抗发生的病机关键。

2. 痰瘀互结是 T2DM 胰岛素抵抗的重要病理机制

《灵枢·五变》中言："其心刚，刚则多怒，怒则气上逆，胸中蓄积，血气逆留，髋皮充肌，血脉不行，转而为热，热则消肌肤，故为消瘅。"清代唐容川有言："瘀血在里则口渴，所以然者，血与气本不相离，内有瘀血，故气不得通，不能载水津上升，是以发渴，名曰血渴。瘀血去则不渴矣。"明代李中梓认为："唯脾土虚湿，清者难升，浊者难降，留中滞膈，瘀而成痰。"冯建华多年临床研究发现，T2DM 胰岛素抵抗患者很多都有嗜食肥甘厚腻，体形偏胖，面色晦暗，口中黏腻或口干不欲饮，舌质紫暗，舌苔厚腻，舌下静脉迂曲青紫或有瘀点瘀斑，脉涩等痰瘀内阻征象；临床运用健脾化痰活血为主要功能的中药复方制剂治疗 T2DM 有显著的疗效，能明显改善患者的胰岛素抵抗，提高胰岛素敏感指数。冯建华以小剂量链脲霉素静脉注射配合高糖高脂饲料喂养的方法建立 T2DM 胰岛素抵抗大鼠模型后也发现：模型组大鼠的血脂水平及血液流变学指标较空白组显著升高，模型组大鼠用健脾化痰活血中药胰苏灵后，糖脂代谢紊乱、血黏度增加及胰岛素抵抗的症状都获得改善。这说明痰瘀互结是 T2DM 的基本环节和显著特征，是 T2DM 胰岛素抵抗的重要病理机制。

3. 以健脾化痰活血法为主治疗 T2DM 胰岛素抵抗

明代张介宾有言："消渴虽有数者之不同，其为病之肇端，则皆膏粱肥甘之变，酒色劳伤之过，皆富贵人病之，而贫贱者鲜有也。"说明长期偏食肥甘厚味，损伤脾胃，水谷失于运化，则水湿痰饮等病理产物易堆积于体内，进而导致气血不畅，而生痰停瘀。病变过程中，痰瘀还可互结互化。明代赵献可《医贯》曰："痰也，血也，水也，一物也。"痰停体内，痰阻则气血运行不畅，久必成瘀；瘀血内阻，津血凝聚则痰浊易生，久必成痰。因此，脾虚是 T2DM 胰岛素抵抗产生的重要基础，在脾胃亏虚的基础上出现痰浊、瘀血，脾胃亏虚是其本，痰瘀互结是其标，本虚标实，虚实夹杂。

因此，冯建华治疗 T2DM 胰岛素抵抗，多以健脾化痰活血为主要治则。健脾为恢复脾运，化痰活血为祛除痰瘀内阻，恢复气血运行通路。脾气健运，则运化水谷精微的功能得以正常；脾脏升清功能正常，全身脏腑组织器官可以得到精血津液的持续濡养；"脾为生痰之源"，只有脾脏功能正常，痰湿才可除，正如《杂病源流犀烛》中曰："脾气充盛，自能健运，内因之湿何由生，外来之湿何自感，痰即不能为患矣。"通过活血祛瘀、化痰通脉，瘀血去，湿痰化，气血循环无所阻，进而使内环境改善，正气恢复，脏腑功能旺盛，病情缓解。如其常用的"胰苏灵"重用瓜蒌为君药，可清心润肺，开结除痹，涤痰祛瘀；制半夏燥湿化痰、温化寒痰，茯苓利水渗湿，佩兰化湿和中，在方中共为臣药；益母草、丹参、红花均能活血祛瘀而起佐助之功；黄芪补肺脾，炒白术健脾胃，荔枝核理肝胃气机，共为使药。诸药合用，共奏燥湿化痰、活血化瘀、健脾益气之功效。脾健则水谷得化，清浊各归其道，脾健则气旺，气为血之帅，气血通畅，由此则痰浊难生，瘀滞难成。现代药理研究也为此方治疗 T2DM 胰岛素抵抗提供了佐证：方中黄芪可通过其有效成分黄芪甲苷、黄芪多糖等增加胰岛素的敏感性；白术糖复合物具有降低血糖的作用；佩兰、荔枝核均有降低血糖的作用，瓜蒌、半夏、茯苓、白术、益母草、丹参、红花具有降脂、改善血液黏稠度的作用。所以本方用于治疗属脾虚痰瘀互结的 T2DM 患者疗效显著；特别是在改善胰岛素抵抗方面，取得了很好的效果。临床研究结果表明，以健脾化痰活血为主要功效的

"胰苏灵"不仅能够明显改善 T2DM 胰岛素抵抗患者的临床症状，还能显著降低血糖，改善血脂和血液流变学指标，提高胰岛素的敏感指数，缓解胰岛素抵抗。

（三）"通络法"治疗糖尿病周围神经病变

糖尿病周围神经病变（DPN）是糖尿病最常见的慢性并发症之一，其在国内的发病率高达 30% ～ 70%。可累及感觉神经、运动神经和自主神经，以感觉神经受累为常见。临床表现以单侧或双侧肢体麻木、怕凉、疼痛等感觉障碍，伴或不伴运动功能减退为特征。其病变范围广、致残率高，严重影响糖尿病患者的生活质量。西医尚缺乏有效治疗药物，中医更有疗效和优势。

古代医家对糖尿病周围神经病变早有认识。《普济方》中言："消渴口干，眼涩阴萎，手足烦痛。"《丹溪心法》云："腿膝枯细，骨节酸痛。"《王旭高医案》曰："消渴日久，但见手足麻木，肢凉如冰。"医家多将其归属于血痹、痹病、痿证等范畴。冯建华多年临床实践发现：消渴病日久，阴损及阳，阴阳俱虚，脏腑功能失调，津液输布排泄失常，痰浊内生，气机阻滞，导致痰瘀互结，痹阻四肢脉络，进而引起气血运行受阻，不能正常温煦、濡养肌肤筋脉而发为本病。

1. 辨病为先，辨证为主

冯建华强调，临床工作中首先明确西医诊断，中医的辨证施治才能有的放矢，诊断为前提，辨证是核心。本病表现为正虚邪实，冯建华在长期的临床实践中观察到，患者正虚的情况一般相对稳定，而邪实的症状却变化多端。正虚可见气阴两虚、肝肾阴虚、脾肾阳虚、阴阳两虚 4 个证型，在此基础上，又有气滞、痰阻、血瘀及两两交互为患的邪实证候。冯建华强调，从正邪两个方面综合考虑，准确判断病情的标本虚实，以指导遣方用药。

2. 意在通络，本于脏腑

冯建华认为，本病病位在络脉，属于络病范畴，治疗的根本目的在于保持络脉通畅，故"络以通为用"是其治疗大法。而通络之法各有不同，高士宗的《医学真传》云："通之之法各有不同，调气以和血，调血以和气，通也；下逆者使之上行，中结者使之旁达，亦通也；虚者助之使通，寒者温之使通，无非通之之法也。"强调要辨明虚实、合理用药。实者宜攻，予以活血化瘀、化痰降浊、理气通络之法；属于虚者，叶天士认为"最虚之处，便是容邪之处"，主张"大凡络虚，通补最宜"，冯建华循"辛甘温补"之法，常用益气补血、养阴温阳之品。其中尤其重视固护脾气。脾为后天之本，主运化，主肌肉四肢。患者经年久治，药物损伤脾气，若治不得法，脾气更虚，致运化失职，气血生化乏源，肌肉宗筋失养。水谷精微不运，酿生痰浊，又气虚无力行血，血虚脉道不畅，而成血瘀，终致痰瘀痹阻经络。迁延日久，脾虚无力升清，气血津液上不能输布于肺，下不能滋养肝肾，致肺津、肝血、肾精俱损。然究其根本，脾气亏虚、经络痹阻仍为主要矛盾。

3. 治法方药，随证加减

综上所述，冯建华认为，本病的主要病机以脾气亏虚、脾失健运为本，以痰瘀阻滞为标，病位在络脉，本病的治疗大法为益气活血通络，方用经验方益气活络方：黄芪30g，桂枝9g，赤芍15g，川芎15g，牛膝20g，全蝎9g，土鳖虫12g，地龙15g。方中重用黄芪益气扶正为君，使气旺而血行。桂枝散风寒而温经通痹，与黄芪配伍，益气温阳、和血通经，为臣药，又"络以辛为泄"，借其香窜之气，引诸药直达络病之所，故兼为使药。赤芍行血中之滞，川芎为血中气药，二者活血化瘀，亦为臣药。全蝎、土鳖虫、地龙药性峻猛，走窜通络之力强，又善达细微之处，共奏攻毒散结、破血逐瘀、通络止痛之功。牛膝为佐药，既活血通经，补肝肾，强筋骨，又可引血下行。诸药同用，使气虚得复，经络得通，肌肉宗筋得荣。

在上方的基础上，气阴两虚者，加太子参、黄精、麦冬、五味子；肝肾阴虚者，加熟地黄、山药、桑寄生；脾肾阳虚者，重用黄芪，酌加肉桂、制附子；兼见气滞者，可加柴胡、枳壳、香附、陈皮；兼见痰湿者，可加制半夏、苍术、薏苡仁；瘀阻证候明显者，可加大活血通络之品的用量，另可加用桃仁、红花、三棱。此外，酌情加用辛味通络药如桂枝、细辛、羌活、防风、路路通，以及一些藤类通络药如鸡血藤、忍冬藤、络石藤，也可加强络病治疗效果。

四、验案精选

（一）疏肝解郁，健脾益气治疗糖尿病验案

刘某，女，71岁。初诊日期：2021年9月12日。

糖尿病病史10余年，患者自觉时有胸闷、气短，周身乏力，烦躁，口干、口苦，无心悸、心慌，纳一般，眠可，大便稀溏，舌质暗红，苔微黄腻，脉沉细弦，两寸偏弱。化验：末梢血糖波动在8～9mmol/L。西医诊断：2型糖尿病。中医辨证：消渴病，肝郁脾虚证。治宜疏肝解郁，健脾益气。方用小柴胡汤合四君子汤加减：柴胡15g，黄芩9g，清半夏9g，黄芪30g，葛根30g，炒白术30g，茯苓30g，党参30g，赤芍15g，丹参15g，当归15g，炙甘草9g，桂枝12g，泽泻12g，干姜9g。6剂，每日1剂，水煎400mL，早晚分服。降糖方案未调整。

二诊：2021年9月19日。胸闷、气短症状大减，口干、口苦明显减轻，大便正常，舌质淡暗，苔薄白，脉弦细。上方加熟地黄20g，天花粉12g，杜仲15g。煎服法同前。

三诊：2021年9月26日。乏力缓解，纳可，眠可，口干、口苦缓解，大便可，舌质淡暗，苔薄白，脉弦细。化验：血糖7.2mmol/L。继服上方6剂调理，嘱患者定期复查尿常规、血糖。

【按语】

黄元御在《四圣心源》中从厥阴、少阳的生理特性、土木的关系出发阐述了消渴的病机："厥阴风木与少阳相火，相为表里，风木之性，专欲疏泄，土湿脾陷，乙木遏抑，疏泄不遂，而强欲疏泄，则相火失其蛰藏……风火合邪，津血耗伤，是以燥渴也。"这段论述中提到"风火合邪"的一个中间环节"土湿脾陷"，并在其后论述："脾陷胃逆，二气不交，则消病于上而淋病于下。"黄元御强调"脾陷"是"肝脾之陷"，"胃逆"是"胆胃之逆"。张锡纯认为："肝气不升，则先天之气化不能由肝上达，胃气不降，则后天之饮食

不能由胃下输。"主张治消渴时，于降胃之时佐以升肝疏肝之品，求其升降相应而趋于平衡。唐容川之《血证论》有言："木之性主于疏泄，食气入胃，全赖肝木之气以疏泄之，则水谷乃化，设肝……不能疏泄水谷，渗泻中满之证在所不免。"两者阐明了脾陷胃逆与肝的密切关系。肝气郁结，疏泄失度，木失其根，脾土亏虚，其内寄之相火随之横逆，风火内生，耗伤津液，且肝气不升，津液不能上输华盖则口渴，津液下趋州都则尿频，木不疏土则中满内热，引发消渴。分析此病例，消渴病病机多为阴虚燥热，但与本案似乎并不相符。考虑现代生活改变及目前临床实际情况，脾虚致消、肝郁致消成为消渴病发病之重要病机，本案即肝郁脾虚之消渴病。患者烦躁、口干、口苦、脉弦即肝郁之征，胸闷、气短、周身乏力、大便稀溏，脉沉细，则为脾虚之象。因此，治疗以疏肝解郁、健脾益气为法。肝气郁结日久则易化热或致瘀血内停，佐以清热、行气化瘀之品。二诊时，考虑患者年高，脾肾本虚，酌加补肾滋阴之品，疗效满意。

【跟诊手记】

消渴病，古人多将其病机归为"阴虚为本，燥热为标"，冯建华辨证不因循守旧，在详细体察病情的基础上，根据患者的症状、体征、面相、舌脉综合辨证。冯建华认为，肝郁、脾虚在糖尿病的致病过程中发挥了十分重要的作用。《灵枢·本脏》言："肝脆则善病消瘅。"《素问·奇病论》云："此人必数食甘美而多肥也，肥者令人内热，甘者令人中满，故其气上溢，转为消渴。"本案为2型糖尿病，中医诊断为消渴，肝郁脾虚证。脾胃居于中焦，主运化水谷，升清降浊，斡旋气机。患者脾虚，气血生化乏源，水谷精微布散失职，故患者自觉气短、胸闷、大便稀溏。肝失疏泄，致人体气机不畅，气血津液代谢紊乱或肝气郁结化火伤阴，故患者烦躁、口干、口苦。初诊时，药用黄芪、党参、白术补中益气，以治脾虚之本，复脾运化输布、升清降浊之职；柴胡、黄芩、半夏疏肝清热；葛根清热生津；桂枝、甘草温通心阳；茯苓、泽泻利水消肿；赤芍、丹参、当归养血活血。患者年事已高，久病阴阳俱虚，脾气虚损，故大便稀溏、纳食减少，此时不可升提太过，以干姜温中止泻以治其本，使宗气生化有源；白术、茯苓健脾渗湿。诸药相伍，共奏疏肝健脾、清热解郁活血之功。二诊患者服药效佳，无明显不适，加熟地黄填精补肾，天花粉养阴生津，杜仲温肾助阳。三诊结束后，患者病情稳定，嘱其节饮食，慎起居，避风寒，畅情志。

（二）清利脾胃湿热治疗糖尿病验案

李某，男，46岁，工人。初诊日期：2020年1月17日。

1个月前体检发现血糖升高，空腹血糖10.8mmol/L，餐后血糖最高达15.3mmol/L，尿糖（+），就诊前未口服降糖西药。患者有糖尿病家族史，形体偏胖，平素自觉头身困重，偶有眩晕，现口中黏腻，口渴而饮水不多，脘腹胀满，小便偏黄，大便不爽，舌体胖大，边有齿痕，舌质红，苔黄腻，脉滑数。

西医诊断：2型糖尿病。中医辨证：消渴，湿热困脾。治宜清利脾胃湿热。方用黄连平胃散加减：炒苍术20g，黄连10g，茯苓30g，厚朴10g，陈皮12g，薏苡仁30g，黄芩12g，炒栀子10g，藿香10g，佩兰10g。7剂，每日1剂，水煎400mL，早晚分服。同时嘱患者减少主食量，多运动。

二诊：2020年1月24日。头身困重、口中黏腻、脘腹胀满症状减轻，未再诉头晕，舌红，苔薄黄，脉滑数。上方加荷叶15g，党参15g，以增强健脾祛湿力量。继服10剂调理，煎服法同前。

三诊：2020年1月31日。患者述服药半月以来，口干、头身困重、口中黏腻、脘腹胀满等症状明显减轻，空腹血糖降至8～9mmol/L，餐后血糖达到12～14mmol/L，尿糖转阴，纳、眠可，二便调，舌红胖大，苔薄黄，脉滑。原方不变，继服15剂，以巩固疗效。嘱少主食，适量运动，畅情志。

【按语】

《素问·经脉别论》曰："饮入于胃，游溢精气，上输于脾。脾气散精，上归于肺，通调水道，下输膀胱。水精四布，五经并行……"说明脾之功能对人体精血津液的正常输布起着至关重要的作用。《景岳全书》云："消渴虽有数者之不同，其为病之肇端，皆膏粱肥甘之变。酒色劳伤之过，皆肥贵人病之，而贫贱者鲜有也。"清代钱一桂在《医略》中认为："肥甘膏粱之疾，同属于热，然非酒色劳伤，脾失传化之常，肾失封藏之职。"两者都十分深刻地指出了消渴的发病机理。若长期嗜食肥甘厚味或久病体虚、年老体弱等导致脾失健运，脾的运化功能减弱，则脾运化水谷精微和津液的功能失常，无法输布水谷精微至各脏腑、经络、四肢百骸；水液代谢障碍，水液不能上达，则出现口干、口渴、多饮；水谷精微不能荣养四肢，则出现乏力、消瘦、四肢麻木；水液不能上输而趋下，则出现多尿；脾虚不能向上、向外转输水谷精微，谷精下注，则出现小便味甘；津液无法转输至胃，则胃阴亏损、胃火炽盛，出现消谷善饥。因此，脾失健运、脾虚胃热是糖尿病发生的重要病机。本案患者为 2 型糖尿病之湿热困脾证，予黄连平胃散清利脾胃湿热，使脾之运化功能得以恢复，则诸症减轻，血糖得以控制。

【跟诊手记】

本案很好地体现了冯建华"脾虚致消，理脾愈消"学术思想在糖尿病治疗中的应用。《黄帝内经》中有关糖尿病的病名，除了"消渴"，还有"脾瘅""消瘅"。"瘅"，热证也。本案为 2 型糖尿病，现代医家根据本病口渴、多饮、多尿、消瘦等临床表现，认为与《素问·奇病论》中的消渴最为相近。冯建华认为糖尿病虽属中医"消渴"范畴，但不能简单等同，比如有些患者的表现符合中医"三消"症状，但血糖水平却正常，也有血糖值已达糖尿病的诊断标准，但却无"三多一少"的症状。本案患者平素喜食肥甘厚味，不爱运动，脾虚不运，湿邪日久郁而化热，湿热困脾，进一步损伤脾胃功能。方中黄连、黄芩、栀子清热燥湿；苍术燥湿健脾；茯苓、薏苡仁健脾，利水渗湿；厚朴、砂仁温脾开胃，化湿行气；藿香、佩兰、荷叶化湿醒脾。诸药合用，起到清热燥湿、健脾行气的功效，脾胃功能恢复，水谷精微得以运化，血糖得以控制，疗效颇佳。

（三）健脾益气，升清降浊治疗糖尿病验案

胡某，女，70 岁，医院退休职工。初诊日期：2022 年 3 月 3 日。

糖尿病病史 20 年，近 1 年出现间断双下肢浮肿，右下肢近踝处有一久不愈合的皮损，曾于别处就诊服用附子理中丸等方药，效不佳。刻诊：语声

低微，精神不佳，口渴，乏力，视物模糊，健忘，偶感心慌胸闷，大便正常，小便时有泡沫，舌胖大，苔白厚腻，脉弦滑。化验：葡萄糖 6.81mmol/L，糖化血红蛋白 9.0%。西医诊断：2 型糖尿病。中医辨证：消渴，脾虚湿盛。治宜健脾益气，升清降浊。方用醒脾升陷汤加减：黄芪 30g，生白术 60g，甘草 9g，桑寄生 30g，川续断 15g，牡蛎 30g，石膏 30g，炒泽泻 15g，干姜 6g，炒白芍 30g，姜厚朴 15g，龙骨 30g。3 剂，每日 1 剂，水煎 400mL，早晚分服。降糖治疗继用原方案。

二诊：2022 年 3 月 7 日。患者服药后诉精神状态改善，胸闷好转，双下肢水肿减轻，时有腿部抽筋。上方加赤芍 15g，丹参 30g，川牛膝 15g，石斛 30g。继服 4 剂，煎服方法同前。

三诊：2022 年 3 月 11 日。患者服药后诉诸症均较前明显减轻，已无明显双下肢水肿，精神不佳、胸闷已不明显，续服上方 7 剂巩固疗效，煎服方法同前。

【按语】

本案患者有多年糖尿病病史，《素问·经脉别论》中认为："饮入于胃，游溢精气，上输于脾，脾气散精，上归于肺，通调水道，下属膀胱。"脾主运化，升清降浊皆赖于脾。运化失常，则口渴不解，水饮留溢出现下肢水肿，精微物质失于固摄，则小便中出现泡沫。本案患者兼有语声低微，胸闷心慌，实为宗气下陷，气虚不能上达。李东垣认为"皆有脾胃先虚，而气不上行之所致也"。因此，本病病位主要在脾，脾为肝之所胜，又后天之本，久病则累及肝、肾，脉象弦滑提示肝郁或水饮。所用方剂"醒脾升陷汤"出自张锡纯所著《医学衷中参西录·治大气下陷方》，由黄芪、白术、山茱萸、龙骨、煅牡蛎、萆薢、续断、桑寄生、炙甘草等组成。原方"治脾气虚极下陷，小便不禁"之病。本方应用大剂量黄芪、白术健脾土，益中气；兼用桑寄生、川续断补益肝肾；牡蛎、龙骨以补肾平肝、收敛固涩；石膏清热生津；干姜温阳健脾；兼以白芍柔肝养阴；厚朴理气开胸；泽泻渗湿利水。既能把握病机，健脾益气，升举宗气，又兼顾症状，标本同治。患者服后感精神愉悦，下肢皮损瘙痒症状好转，复诊提出有腿部抽筋，于是在上方基础上加用四味健步汤，以活血通络，养阴柔筋。四味健步汤由赤芍、牛膝、丹参、石斛四味药物组成。方中赤芍、丹参活血化瘀；怀牛膝补肝肾，强筋骨，活血祛瘀，引血下行；石斛滋阴养胃，清热生津。本案患者症状虽多，然皆为脾气虚极下陷，肝肾亏虚，封藏失职所致，把握病机，补气健脾以治本，兼顾治标，则诸症皆瘥。

【跟诊手记】

《素问·六微旨大论》曰："出入废则神机化灭，升降息则气立孤危。故非出入，则无以生长壮老已，非升降，则无以生长化收藏。是以升降出入，无器不入……故器无不出入，无不升降。化有小大，期有近远，四时之有，而贵守常，反常则灾害至矣。"人体的生命活动都源于气的升降出入，气的运行推动着人体脏腑功能活动和精血津液等有形之物的代谢，是生命活动的物质基础。冯建华临床治疗疾病十分注重气机，认为气的升降出入体现在以下几个方面：肺有宣肃，相反相成；脾升胃降，升降相因；心肾相交，水火既济。肝、脾、肾主升，心、肺、胃、胆、大肠、小肠、三焦、膀胱主降。脏腑升降出入协调，维持相对的动态平衡，人体自然安康。其中，脾胃为气机升降之枢纽，脾胃升降功能是否正常是疾病是否发生的关键。本案患者即为脾胃升降失常致消渴的案例，冯建华应用醒脾升陷汤复脾胃之升降，则气血生化有源，水饮出入有道，脏腑功能恢复正常。

（四）清热解毒，养阴生津治疗糖尿病并发皮肤感染验案

宋某，男，45岁。初诊日期：2006年7月11日。

因颈后肿块疼痛，身热，烦躁，自汗，口干口渴，喜冷饮，大便秘结来诊。查体：患者中年，形体偏胖、壮实，面色红赤，颈后偏左侧一核桃大小高起皮肤之肿块，色红，质硬，压痛；体温36.5℃，舌绛、少津，苔黄，脉实大。实验室检查：血白细胞$8×10^9$/L，餐后2小时血糖19.1mmol/L，尿糖（++++），酮体（+）。西医诊断：糖尿病并发皮肤感染。中医辨证：消渴并颈痈；肺胃热盛，津气两伤。治宜清热解毒，养阴生津。方用白虎加人参汤加减：生石膏30g，知母15g，西洋参6g，金银花30g，蒲公英30g，大黄

6g（后下）。7剂，每日1剂，水煎400mL，早晚分服。并配合盐酸二甲双胍0.5g，每日3次，口服。

二诊：2006年7月17日。肿块变软变小，疼痛消失，身热，烦躁，自汗，口干渴大减，大便通畅，舌红，苔薄黄，脉稍缓和。化验：空腹血糖11.0mmol/L，尿糖（++），酮体（-）。上方西洋参易党参15g。7剂，煎服法同前。

三诊：2006年7月25日。肿块消失，皮肤如常，余无明显不适，舌红，苔薄微黄，脉弦细。化验：空腹血糖7.2mmol/L，尿糖（±），酮体（-）。上方去金银花、蒲公英、大黄，生石膏改15g，加麦冬20g，五味子9g，黄连6g。继服7剂以巩固疗效。

【按语】

白虎加人参汤为张仲景《金匮要略》方，《金匮要略·消渴小便利淋病脉证病治第十三》曰："渴欲饮水，口干舌燥者，白虎加人参汤主之。"该病案由热毒内盛，耗伤气阴，气虚不能化津，阴津亏虚无以上承所致，所以患者出现口干、口渴，喜冷饮，舌绛少津，苔黄，脉实大等。又因患者平素恣食膏粱厚味，以致脾胃运化失常，痰热火毒内生，蕴结于颈部，阻塞经络，气血凝滞，则发疮疡，局部出现红肿热痛。故辨证属肺胃热盛，津气两伤；治宜清热解毒，养阴生津。方选白虎加人参汤加味治疗取得理想疗效。方中生石膏清肺胃热邪；知母生津止渴，又能益胃，以防生石膏寒凉伤胃；西洋参性寒，养阴生津之功胜于人参，且能清火，故改用西洋参益气养阴、清热生津；金银花、蒲公英、大黄清热解毒，活血通下。诸药合用，起到清热解毒、养阴生津、益气和血之功。

【跟诊手记】

皮肤感染为糖尿病常见并发症之一，体内高糖水平以及脂代谢、蛋白质代谢紊乱引起的微循环障碍、营养障碍均可削弱皮肤屏障功能及免疫功能，导致菌群失调而发生感染，中医归属于消渴并发疮疡、痈疽等。冯建华认为，2型糖尿病的临床分型虽然较多，但仍以气阴两虚型最为多见。糖尿病以阴虚燥热为本，随着病程演进，会导致多种并发症，阴虚燥热，热伤津液，进一步导致气阴耗伤、气滞血瘀。而气阴两虚是贯穿消渴始终的病机。肺胃热盛，热邪不但能伤津，亦可耗气，津伤则多饮，气耗不能布化津液，津不上承，则口舌干燥。饮水虽能救津，但若热不除，则气耗而水不化津，故虽渴欲饮水，但仍口舌干燥。治宜清热、益气、生津，方用白虎加人参汤加减。临床研究亦表明，益气养阴之中药可改善胰岛素抵抗，保护胰岛 β 细胞功能，影响信号通路中的基因表达，提高 GLP-1 浓度并减少糖异生。

（五）清热凉血，泻火解毒养阴治疗糖尿病并发皮肤感染验案

张某，男，43 岁，农民，济南市窑头人。初诊日期：2005 年 6 月 18 日。

患者因头部疮疡 2 日，经朋友介绍来诊。自诉饮酒后头部突发疮疡，红肿焮痛，形体壮实，面目红赤，身热头昏，多食易饥，口干咽燥，烦渴多饮，汗多，溲赤便秘，舌质暗红、少津，苔黄燥，脉洪大。患者平素有烟酒嗜好。检查：形体肥胖，头顶部、枕部和左侧部位各有一包块，以枕部为大，连及后颈部位，约 7cm×7cm，其余两处偏小，约 3cm×3cm 大小，高起皮肤，颜色红赤，质地较硬，未破溃，体温 37.6℃，血压 125/80mmHg，化验：血白细胞 $9×10^9$/L，血糖 15.4mmol/L，尿糖（++++），尿酮体（+）。西医诊断：糖尿病合并皮肤感染，糖尿病酮症。中医辨证：消渴并疮疡；肺胃热盛，伤阴败血。治宜清热凉血，泻火解毒，养阴增液。方用消渴方合玉女煎、五味消毒饮加减：黄连 15g，黄芩 15g，金银花 45g，连翘 15g，蒲公英 30g，野菊花 15g，紫花地丁 15g，天葵子 15g，炒栀子 12g，生石膏 30g，知母 15g，天花粉 30g，玄参 15g，生地黄 25g，麦冬 30g，牡丹皮 15g，川牛膝 15g，大黄 9g，生甘草 9g。7 剂，每日 1 剂，水煎 400mL，早晚分服。患者拒用胰岛素治疗，故另嘱其口服盐酸二甲双胍 0.5g，每日 3 次，瑞格列奈 2mg，每日 3 次。

二诊：2005 年 6 月 25 日。头部疮疡热红肿痛、口渴多饮、多食易饥、身体烘热、自汗等症状大减，大便溏，2～3 次 / 日，舌质红，苔黄，脉弦稍滑，空腹血糖 12.6mmol/L，尿糖（+），尿酮体阴性。上方改大黄 6g，黄连 10g，金银花 30g，生地黄 15g，加炒谷芽、炒麦芽各 15g。7 剂，煎服法

同前。

三诊：2005 年 7 月 1 日。头部疮疡消失，唯口干喜饮，余症均消失，舌质偏红，苔薄黄，脉弦细，空腹血糖 9.5mmol/L，尿糖（±）。辨证热毒未尽，阴液耗伤。处方：黄连 10g，麦冬 20g，沙参 30g，天花粉 30g，太子参 15g，五味子 9g，乌梅 9g，芍药 15g，怀山药 15g，牡丹皮 12g，生甘草 6g。7 剂，煎服法同前。血糖控制理想，未再发生皮肤感染。

【按语】

本案为糖尿病并发疮疡。患者平素有烟酒嗜好，嗜食膏粱厚味，形体肥胖，痰热瘀毒壅结于体内，肺胃热盛，阴津耗伤则见口渴多饮、多食易饥、小便黄赤、大便干结等；热毒不去，稽留经脉，血泣不行，热盛肉腐为痈，症见疮疡红肿热痛。辨证属阳证，当以清热解毒为主，配以养阴增液之法。故方用消渴方清热降火，生津止渴；玉女煎清胃泻火，养阴增液；合五味消毒饮清热解毒，消散疮疡。方中黄连、黄芩、山栀子、生石膏清热降火；金银花、连翘、蒲公英、野菊花、紫花地丁、天葵子清热解毒，消散疮疡；知母、天花粉、玄参、生地黄、麦冬滋阴润燥，生津止渴；牡丹皮、川牛膝、大黄清热凉血、活血，兼可引热下行；生甘草清热解毒，调和诸药。由于患者形体壮实，热毒旺盛，非大量清热泻火解毒之品所不及，所以患者服药后收效显著，不但临床症状很快缓解，而且酮体迅速消失，血糖亦明显下降。

【跟诊手记】

《诸病源候论·痈疽病诸候》中称"少苦消渴，年四十以外，多发痈疽"。《诸病源候论·消渴病诸候》曰："以其内热，小便利故也，小便利则津液竭，津液竭则经络涩，经络涩则荣卫不行，荣卫不行，则由热气留滞，故成痈疽。"《太平圣惠方·治渴利后发疮诸方》则言："肺脏风毒，外攻皮肤，生疮瘙痒，心烦。"《圣济总录·消渴后成痈疽》也说："消渴后心肺气独盛，结成痈疽。"《张氏医通·七窍门下》说："平人口甘欲渴，或小便亦甜而浊，俱属土中湿热，脾津上乘，久之必发痈疽。"因此，冯建华认为，糖尿病并发皮肤感染的病机主要是小便利而津液竭，经络涩滞，荣卫血气壅涩，体虚而热气壅滞；或肺经风毒，外攻皮肤，郁而成痈；或肠胃本燥热怫郁，致水液不能浸润周身，火邪与湿热相搏，乃成痈疽。本案患者为肺卫热盛，伤阴败血。予患者消渴方合玉女煎、五味消毒饮加减治疗，清热凉血，泻火解毒，养阴增液，疗效明显。

（六）温阳补血，散寒通脉治疗糖尿病坏疽验案

刘某，男，53岁，济南铁路职工。初诊日期：2010年10月20日。

患者糖尿病史9年，右足踇趾感染、溃破、疼痛1周，在家自行处理不见好转来诊。检查：患者倦怠乏力，精神不振，右足肿胀，肤色暗红，踇趾外侧溃破，有脓液渗出，小趾侧亦有一处深黑色皮损，疼痛，夜间加重，双足背动脉搏动微弱，畏寒怕冷，无汗，四肢不温，以下肢为甚，舌淡暗，苔白厚，脉沉而弦。化验：空腹血糖13.6mmol/L，糖化血红蛋白9%。西医诊断：糖尿病坏疽。中医辨证：消渴坏疽，阳虚痰凝。治宜温阳补血，散寒通脉。方用阳和汤合犀黄丸加减：熟地黄30g，黄芪50g，肉桂6g，生麻黄9g，白芥子9g，炮干姜9g，鹿角胶10g（烊化服），乳香12g，没药12g，人工牛黄0.3g（冲服），细辛3g，水蛭粉3g（冲服），土鳖虫15g，川牛膝30g，生甘草6g。7剂，每日1剂，水煎600mL，早晚分服。

二诊：2010年10月27日。患足疼痛大减，精神好转，足部肿胀好转，溃疡处已无脓液，畏寒减轻，舌淡暗，苔薄腻，脉沉。维持前治法，前方改黄芪90g，去乳香、没药、人工牛黄，加紫花丹参30g，红藤15g。7剂，煎服法同前。

三诊：2010年11月4日。患足疼痛、肿胀较前减轻，溃疡渐趋愈合，畏寒已不甚明显，嘱其续服原方。连续服药35剂后，足部溃破痊愈，疼痛消失，皮肤颜色恢复正常，复查空腹血糖9.4mmol/L，随访5年未复发。

【按语】

糖尿病足坏疽是消渴病治不得法，迁延不愈，逐渐演变成的一种严重的并发症。其发病机制复杂，临床表现也多种多样，是临床上致残率和致死率很高的一种疾病。中医药治疗主张分未溃期和已溃期应分别辨证论治。其中，未溃期分为3型：①气虚血瘀型：治以益气活血、通络止痛，方用补阳

还五汤加减。②血虚寒凝型：治以温阳散寒、补血通滞，方用当归四逆汤加减。③湿热毒盛型：治以清热利湿、活血解毒，方用五味消毒饮加减。已溃期分为5型：①湿热阻滞型：治以清热解毒、活血止痛，方用四妙勇安汤合黄连解毒汤加减。②热毒伤阴型：治以清热解毒、养阴活血，方用顾步汤加减。③阴虚血瘀型：治以滋阴活血，方用六味地黄丸合血府逐瘀汤加减。④阳虚痰凝型：治以温阳化痰，方用肾气丸合阳和汤加减。⑤气血两虚型：治以益气补血、活血通络，方用人参养荣汤加减。本案属于糖尿病足坏疽已溃期，辨证属于阳虚痰凝，方用阳和汤和犀黄丸加减治疗，疗效确切。现代药理实验也已证实，许多温阳通络药有明显的扩张末梢血管、改善微循环以及止痛的疗效。

【跟诊手记】

本案为糖尿病并发足坏疽，为糖尿病常见的难治性血管、神经并发症。本案因消渴病久，阴损及阳，阳气亏虚，营血不足，寒凝血滞，痹阻血脉所致，证属阴疽，故见足部溃破、疼痛、倦怠乏力、精神不振、畏寒怕冷、四肢不温等血虚寒凝之表现。治宜温阳补血，散寒通脉。方中用大剂量熟地黄、黄芪温养气血；配以鹿角胶补肾温阳，填精益髓；肉桂、炮姜温通血脉，破阴通阳；生麻黄、细辛辛温达表，宣通经络；白芥子祛寒痰湿滞，可达皮里膜外；乳香、没药活血止痛，消肿生肌；寒凝血滞，非虫类药不能通，故用水蛭、土鳖虫化瘀通络；牛黄解毒散瘀；牛膝既可活血化瘀，又可引血下行；生甘草调和诸药。诸药合用以温阳补血，散寒通脉，使阳气得复，寒凝得解，气血畅通，毒邪得除。

（七）清胃泻热，养阴增液治疗糖尿病便秘验案

刘某，男，65岁，退休职工，济南市人。初诊日期：2006年9月24日。

患者患糖尿病7年，长期服用降糖药物治疗。近半年出现便秘，每3～5日大便1次，大便努挣，干结难下，伴心烦易怒，口苦咽干，腹部胀满，夜卧不宁，自测末梢空腹血糖13mmol/L，舌红、少津，苔黄，脉滑。测静脉空腹血糖13.7mmol/L。西医诊断：2型糖尿病。中医辨证：消渴，胃热

肠燥。治宜清胃泄热，养阴增液。方用玉女煎合增液承气汤加减：生石膏30g，知母15g，黄连10g，玄参30g，山栀子12g，生地黄25g，麦冬30g，枳实15g，大黄9g，川牛膝15g，荔枝核30g，生甘草9g。7剂，每日1剂，水煎400mL，早晚分服。

二诊：2006年9月30日。服药后大便通畅，每日1次，腹胀消失，口干多饮大减，睡眠良好，舌质仍红，舌薄黄，脉象稍滑。测末梢空腹血糖11.3mmol/L。前方加太子参15g，7剂，煎服方法同前。

三诊：2006年10月8日。续服上方7剂后症状痊愈，测末梢空腹血糖9.6mmol/L。嘱少主食、适量运动，畅情志。

【按语】

本案为糖尿病并发便秘。消渴本为阴虚燥热，病久阴津耗伤，燥热更甚，阴亏热结于胃肠，燥屎不行，下行不得则出现便秘不通、干结难下，腹部胀满，心烦易怒，口苦咽干，夜卧不宁，舌红少津，苔黄脉滑等症。临床上常见糖尿病患者因便秘而出现血糖升高，此乃燥屎结于肠府，腑气不通，不能正常排出代谢产物，体内代谢环境紊乱，导致血糖升高，采用清腑通下的方法，增加肠道的蠕动，大便通畅，减少葡萄糖的吸收，所以血糖亦随之下降。故该案用玉女煎合增液承气汤化裁治之收效明显。方中生石膏、知母、黄连、山栀子清胃泻火；玄参、生地黄、麦冬滋养肺胃之阴；枳实、大黄、川牛膝、荔枝核泄热通便，活血化瘀，引热下行；枳实、荔枝核理气和胃，降糖；甘草调和诸药。

【跟诊手记】

便秘是糖尿病的常见并发症之一，其发病机制与高血糖的渗透作用、胃肠动力不足、胃肠相关激素紊乱、直肠与肛门的功能紊乱以及肠道菌群失调等有关，是一种临床常见有时又颇棘手的病症。西医治疗本病多以胃肠动力药、益生菌及各种泻药对症治疗为主，但临床中难治性便秘患者可能遍服各种泻药效果也不佳，便秘给患者生活带来极大的困扰。《素问·五脏别论》中言"魄门亦为五脏使"，大便的通畅与否直接影响五脏的功能及机体的气机。中医治疗便秘则分虚实辨证治疗：实秘为邪滞肠胃、壅塞不通所致，故以祛邪为主，给予泄热、温散、通导之法，使邪去便通；虚秘为肠失润养、推动无力而致，以扶正为先，给予益气温阳、滋阴养血之法，使正盛便通，如《景岳全书·秘结》曰："阳结者邪有余，宜攻宜泻者也；阴结者正不足，宜补宜滋者也。知斯二者即知秘结之纲领矣。"而本案患者为虚实夹杂之证，专事通下易阴液更竭，一味滋补易胃热更甚。冯建华治疗本病从糖尿病"阴虚为本，燥热为标"的病机出发，加用通下之品，既顾护阴液，又通降肠腑，取得了很好的治疗效果。

（八）温肾暖脾，固肠止泻治疗糖尿病腹泻验案

杨某，男，66岁，退休职工，济南市人。初诊日期：2012年10月19日。

患者糖尿病病史10余年，不明原因的腹泻1个月余，经口服和静脉输注抗生素治疗后效果不佳，大便每日3～5次不等，食不消化，进食生冷饮食后加重，黎明前必临厕，大便前腹中肠鸣而隐痛、下坠，便后即止，无脓血便，神疲乏力，食欲不振，体重减轻，舌质淡，苔薄白，脉细弱。检查：老年男性，皮肤巩膜无黄染，形体消瘦，精神不振，神志正常，腹部凹陷，腹肌软，腹部未触及包块，无压痛及反跳痛，肝、脾未触及，心、肺听诊无明显异常。化验：空腹血糖6.9mmol/L，大便常规无异常。西医诊断：糖尿病胃肠功能紊乱（腹泻）。中医辨证：泄泻，脾肾阳虚。治宜温肾暖脾，固肠止泻。方用四神丸加减：补骨脂20g，肉豆蔻15g，五味子9g，吴茱萸6g，炙黄芪60g，党参15g，炒山药30g，焦白术15g，茯苓15g，炮干姜9g，炒罂粟壳6g，炒白芍18g，车前子30g（包煎），煅牡蛎30g，炙甘草6g。10剂，每日1剂，水煎400mL，早晚分服。

二诊：2012年10月29日。腹泻次数减少，便前肠鸣、腹痛减轻，其他症状及舌脉同前。上方改补骨脂15g，加地榆子15g。继服10剂，煎服法同前。

三诊：2012年11月7日。自诉服药后，大便每日2次，且大便成形，肠鸣、腹痛消失，食欲增加，精神及气力好转，舌质淡红，苔薄，脉较前有力。上方去牡蛎、车前子、罂粟壳、白芍、地榆，改炒山药15g，另加焦三

仙各 15g，煎服法同前。患者以此方加减服药 30 余剂后，腹泻痊愈，体重恢复至腹泻前体重，至今未再复发。

【按语】

本案为糖尿病胃肠病变，是糖尿病常见的消化系统并发症之一，系糖尿病自主神经功能障碍引起的内脏神经功能异常病变，属于中医"泄泻"范畴。泄泻在临床上常根据病情的轻重缓急，患病时间的长短，以暴泻和久泻来统括寒热虚实。暴泻属实，又分寒湿、湿热、伤食三类；久泻属虚，证多有脾虚、肾虚之分；也可见于肝旺乘脾者，多属虚实夹杂。各类之间常有兼夹或转化，故其治法方药，应随证选用。患者有糖尿病病史 10 年，腹泻 1 个月余，五更泄泻，日数次，完谷不化，进食生冷饮食后加重，体重减轻，神疲乏力，食欲不振，舌质淡，苔薄白，脉细弱等一派脾肾阳虚证，故治宜温肾暖脾、固肠止泻，方用四神丸加味治之。方中重用补骨脂为君，补命门之火以温养脾土；肉豆蔻温暖脾胃、涩肠止泻，黄芪、党参健脾益气，山药双补脾肾，白术燥湿健脾，茯苓健脾渗湿，炮姜温暖脾胃，共为臣药，以助君药补中健脾；吴茱萸温暖脾肾，五味子、罂粟壳、白芍药、车前子、煅牡蛎等脾肾双补、收敛止泻、缓急止痛，共为佐药；炙甘草益气和中、调和诸药，为使。另外，罂粟壳具有涩肠止泻的作用，临床用于治疗久泻久痢、心腹诸痛，有良好的效果。但因本品为麻醉药品，不可大量和（或）久服，注意中病即止。

（九）益气活血，通络治疗糖尿病周围神经病变验案

孙某，女，58 岁。初诊日期：2005 年 11 月 6 日。

糖尿病病史 8 年，1 个月前出现双手指麻木，且呈进行性加重，逐渐出现刺痛感，四肢不温，以双手为甚，遇冷加重，伴身倦乏力，舌淡，苔白，舌下脉络青紫，脉沉。化验：空腹血糖 12.1mmol/L，尿糖（++）。双上肢肌电图提示糖尿病周围神经病变。西医诊断：2 型糖尿病，糖尿病周围神经病变。中医辨证：消渴痹症；阳气亏虚，络脉瘀滞。治宜益气活血，通络止痛。方用黄芪桂枝五物汤加减：黄芪 45g，桂枝 9g，当归 15g，赤芍 15g，

川芎12g，细辛3g，土鳖虫10g，甘草6g。7剂，每日1剂，水煎400mL，早晚分服。并配合口服"糖适平"（格列喹酮）片，30mg，每日3次。

二诊：2005年11月14日。以上诸症减轻，舌脉同前。化验：空腹血糖9.5mmol/L，尿糖（−）。上方加荔枝核30g。7剂，煎服法同前。

三诊：2005年11月22日。四肢转温，双手指刺痛消失，麻木感大减，气力如常。化验：空腹血糖7.2mmol/L，尿糖（−）。上方去细辛，桂枝改6g，加枸杞子15g，山茱萸12g。7剂继服。

四诊：2005年12月1日。遇冷水时双手指仍有疼痛、麻木感，其余症状基本消失，舌淡红，苔薄，脉虽沉但有力。化验：空腹血糖6.8mmol/L，尿糖（−）。上方去细辛，加淫羊藿12g，桑枝30g。继服30剂以巩固疗效。患者遵方连续服药30余剂，随访1年未复发。

【按语】

黄芪桂枝五物汤乃张仲景《金匮要略》方，为主治血痹常用方剂，原文："血痹阴阳俱微，寸口关上微，尺中小紧，外证身体不仁，如风痹状，黄芪桂枝五物汤主之。"以四肢麻木，或身体不仁，微恶风寒，舌淡，脉无力为证治要点。方中黄芪为君，甘温益气，补在表之卫气；桂枝散风寒而温卫阳，黄芪得桂枝固表而不留邪；芍药养血和营而通血痹，与桂枝合用，调营卫而和表里，两药为臣；生姜辛温，疏散风邪，以助桂枝之力；大枣甘温，养血益气，以资黄芪、芍药之功；与生姜为伍，又能和营卫，调诸药，以为佐使。方药五味，配伍精当，共奏益气温经、和血通痹之效。本案消渴病日久，气血阴阳俱虚，气虚不能推动血液运行，血瘀脉中；血虚则脉络空虚，络脉失于濡养则不仁；阴虚津亏，血流涩滞，筋脉失养；阳虚不能通达四肢，则末梢不温、怕冷。此乃血痹，治宜益气活血、通络止痛。冯建华在黄芪桂枝五物汤方的基础上去姜、枣，加入当归、川芎、细辛、土鳖虫以增强其活血通脉、温经止痛的作用；并配合小剂量降糖西药以调节血糖，收到良好效果。

【跟诊手记】

糖尿病周围神经病变是糖尿病患者最常见的慢性并发症和致残因素之一。该病以肢端麻木、发凉或伴有疼痛以及感觉障碍等为主要临床表现，严重者后期还可出现神经源性关节和（或）足部坏疽。中医认为本病属于"痹证""血痹""痿证"等范畴，为消渴之变证。古代医家对此病早有认识，如《王旭高医案》曰："消渴日久，但见手足麻木，肢凉如冰。"冯建华认为，本病多为消渴日久，阴损及阳，阴阳俱虚，脏腑功能失调，津液输布排泄失常，痰浊内生，气机阻滞，导致痰瘀互结，痹阻四肢脉络，进而引起气血运行受阻，不能正常温煦、濡养肌肤筋脉而发为本病。因此，冯建华治疗本病多以温补脾肾、化瘀祛痰、通络止痛为法，临床常用自拟温阳通络汤治疗。温阳通络汤药物组成：生黄芪、附子、当归、丹参、赤芍、桂枝、全蝎、蜈蚣、白芥子、生地黄。此方有黄芪桂枝五物汤方的基础，临床治疗糖尿病周围神经病变疗效颇佳。但冯建华提醒大家，治疗糖尿病并发症应始终重视患者的血糖，大枣有升高血糖的作用，所以黄芪桂枝五物汤中的大枣应慎用。

【参考资料】

［1］冯建华. 经方新用［J］. 中国医药科学，2018，8（15）：58-62.

［2］冯建华，张萌，王殿云，等. 清热解毒方对2型糖尿病患者血清炎症因子干预的临床研究［J］. 中国医药科学，2013，3（8）：9-14.

［3］冯建华，李洁，王殿云，等. 清热解毒方对2型糖尿病大鼠胰岛β细胞及骨骼肌细胞NF-κB/IκB信号途径的调节作用［J］. 中华中医药杂志，2013，28（1）：93-95.

［4］冯建华. 清热解毒方对2型糖尿病炎症因子及NF-κB/IκB信号途径的调节作用［D］. 济南：山东中医药大学，2012.

［5］冯建华，李洁，王殿云，等. 清热解毒方对2型糖尿病模型大鼠血清炎症因子TNF-α、IL-1、IL-6的干预研究［J］. 环球中医药，2012，5（8）：573-575.

［6］冯建华，李洁，王殿云，等. 清热解毒方对2型糖尿病大鼠血清炎症因子抵抗

素、瘦素、IL-1 的干预研究［J］. 中国医药科学，2012，2（9）：32-33，36.

［7］王殿云，冯建华，臧玲. 冯建华教授临证用药经验［J］. 现代中医药，2011，31（5）：1-2.

［8］于征，冯建华. 单纯性肥胖患者血清抵抗素与胰高糖素样多肽 -1 及胰岛素的相关性［J］. 广东医学，2010，31（10）：1316-1317.

［9］张萌，冯建华，张诏. 清解合剂对 2 型糖尿病炎症因子水平的影响［J］. 山东中医药大学学报，2009，33（6）：486-488.

［10］李林，贾海涛，冯建华. 冯建华治疗 2 型糖尿病周围神经病变经验［J］. 中医杂志，2009，50（10）：882-883.

［11］冯建华，姜国胜，徐云生，等. 化痰活血法改善 2 型糖尿病模型大鼠胰岛素抵抗的作用机制研究［J］. 中华中医药杂志，2009，24（8）：1014-1019.

［12］张筱玲，冯建华. 糖尿病足中医药治疗的研究进展［J］. 辽宁中医药大学学报，2009，11（2）：71-74.

［13］冯建华，姜国胜，徐云生，等. 化痰活血法改善 2 型糖尿病胰岛素抵抗的作用机制研究［J］. 山东中医药大学学报，2007（4）：338-342.

［14］冯建华，徐云生，杨传华，等. 化痰活血法治疗 2 型糖尿病胰岛素抵抗的临床研究［J］. 山东中医杂志，2007（4）：231-235.

［15］孙爱丽，冯建华，倪一虹，等. 消渴降糖颗粒剂治疗 2 型糖尿病的临床研究［J］. 南京中医药大学学报，2007（2）：82-84.

［16］焦素杰，冯建华. 试从络病理论论治糖尿病周围神经病变［J］. 山东中医药大学学报，2006（2）：116-117.

［17］冯建华，焦素杰. 糖尿病慢性并发症"毒损络脉"病机探微［J］. 甘肃中医学院学报，2006（1）：8-10.

［18］徐云生，冯建华. 胰苏灵对 2 型糖尿病模型大鼠胰岛素抵抗作用的实验研究［J］. 中国中西医结合杂志，2004（S1）：269-271.

［19］刘倩，冯建华. 脂毒性与 2 型糖尿病浅析［J］. 山东中医药大学学报，2004（4）：266-268.

［20］冯建华，徐云生. 化痰活血法治疗 2 型糖尿病 30 例临床研究［J］. 中医杂志，2004（3）：191-194.

［21］冯建华，郭宝荣，董建华. 益气养阴活血方治疗 2 型糖尿病周围神经病变临床

研究［J］. 山东中医药大学学报，2003（5）：342–345.

　　［22］刘倩，冯建华. 2型糖尿病胰岛素抵抗中医研究进展［J］. 山东中医药大学学报，2003（4）：315–319.

　　［23］冯建华. 活血化瘀法防治糖尿病及其并发症的意义［J］. 山东中医药大学学报，2003（1）：8–12.

第六章 ◎ 高彦彬

一、医家简介

高彦彬（1959—　），男，山东鄄城人，首都医科大学二级教授、主任医师、博士研究生导师。第六批全国老中医药专家学术经验继承工作指导老师，北京市第五、第六批老中医药专家学术经验继承工作指导老师，首都名中医，仲景国医名师，北京市政协第十届委员，第十一、第十二届常委。毕业于北京中医药大学，获博士学位。历任首都医科大学中医药学院院长、中医研修学院院长、中医药研究所所长、代谢病研究中心主任，北京中医药大学附属东直门医院肾病内分泌科主任、东方医院肾病糖尿病中心主任，国家中医药管理局重点学科（中医络病学）、重点专科（中医肾病科）学科带头人，国家级一流专业（中医学）负责人，北京市重点学科（中医学）学术带头人。兼任中国代谢病防治创新联盟理事长及专家委员会主任，中华中医药学会慢病管理分会、糖尿病分会副主任委员，世界中医药学会联合会糖尿病专业委员会副会长，北京中医药学会、北京中西医结合学会副会长。承担国家"九五""十五""十一五"国家科技攻关计划、973 计划、国家重点研发计划、国家自然科学基金项目及省部级课题 30 余项。获国家科学技术进步奖一等奖 1 项、省部级科学技术进步奖 10 项，获全国首届优秀中医临床人才、全国中医科技之星、北京市教书育人先锋、中国产学研工匠精神奖、中国代谢病防治卓越贡献奖、络病研究 40 年卓越团队奖等，主编专著 30 余部，发表学术论文 300 余篇。培养研究生 100 余人。

学术上，高彦彬师承国医大师吕仁和教授，并深受施今墨、祝谌予等名家学术经验的影响。他率先将治未病及络病理论应用于糖尿病及慢性并发症的预防，提出络病是糖尿病及慢性并发症的病理基础，通络是防治糖尿病慢性并发症治疗大法；提出糖尿病慢性并发症气阴两虚、络脉瘀阻病机理论及益气养阴化瘀通络治法；经循证医学研究证实，中医药通络干预糖尿病前期、糖尿病期、糖尿病并发症期可明显降低糖尿病发生风险、糖尿病微血管并发症发生风险，可明显提高糖尿病慢性并发症的疗效。

二、学术观点

（一）消渴病是复合病因的综合征，脾肾亏虚、胰脾同病是发病内因

高彦彬认为，西医的糖尿病与中医的消渴基本相似，提出消渴的发生与诸多因素有关，是一种复合病因的综合病证。他强调禀赋不足、遗传因素，五脏虚弱，尤其脾肾亏虚、胰脾同病，是消渴病发病的内在因素；饮食不节、形体肥胖，久坐少动、体力活动减少，精神刺激、情志失调，外感六淫、毒邪侵害，久服某些化学合成药、化燥伤津，长期饮酒、房劳过度等，均是消渴病发病的重要环境因素。内在因素与环境因素相合导致消渴病的发生。他认为，消渴病病程漫长，不同发展阶段的病机特点不同。基本病机为阴津亏耗，燥热偏盛；病程迁延，久病入络，气阴两伤，络脉瘀阻；病变后期，阴损及阳，气血阴阳俱虚，络脉瘀结，脏腑功能衰败。

1. 消渴病发病的内在因素

禀赋不足、遗传因素，五脏虚弱，尤其脾肾亏虚、胰脾同病，是消渴病发病的内在因素。

（1）禀赋不足、遗传因素，五脏虚弱

《灵枢·五变》说："五脏皆柔弱者，善病消瘅。"说明五脏虚弱是消渴病发病的内在基础。五脏为阴，主藏精，五脏虚弱则藏精不力而致阴津素亏，易发消渴病。临床研究发现，消渴病患者多有家族史，患有消渴病的父母，其孩子发生消渴病的概率明显升高。以上中医文献记载及临床研究表明，禀赋不足、遗传因素，五脏虚弱是消渴病发病的重要内在因素。

（2）脾肾亏虚，胰脾同病

津液的生成有赖于胃的"游溢精气""上输于脾"，"脾气散精"、脾的转输，肺的宣降、"通调水道"，肾的蒸腾气化等。若各种致病因素使生化阴津的脏腑受损，影响津液的生成输布，则导致阴津不足。在消渴病发病的内

在因素五脏虚弱中，古今医家更加强调肾脾两脏亏虚在消渴病发病中的重要性：一是肾虚学说，认为消渴病的发生虽与五脏有关，但关键在于肾虚，肾虚为消渴病之本，治疗上重在补肾。东汉张仲景创肾气丸治疗消渴病，开补肾治消渴之先河；唐代《外台秘要》指出："消渴者，原其发动此则肾虚所致。"明代赵献可提出："治消之法，无分上中下，先治肾为急。"清代陈士铎言："消渴之症，虽分上中下。而肾虚以致渴，则无不同也。"近代医家施今墨也指出，本病虽有肺、胃、肾之分，但病本在肾，即标虽有三，其本为一也。至今补肾法仍是消渴病的重要治法。二是脾虚学说，认为脾虚是消渴病的病理基础，治疗上注重健脾。如《素问·脏气法时论》说："脾病者，身重善饥。"《灵枢·本脏》说："脾脆则善病消瘅。"《灵枢·邪气脏腑病形》亦说："脾脉……微小为消瘅"。明代《慎斋遗书·渴》中云："盖食多不饱，饮多不止渴，脾阴不足也。"治疗上十分重视养脾阴。近代医家张锡纯也指出："消渴一证……皆起于中焦而极于上下。因中焦膵病，而累及于脾也。"膵即西医中的胰腺，《难经》称为散膏。在治疗上，张锡纯自拟玉液汤、滋膵饮，重用黄芪、山药、猪胰、鸡内金等益气健脾之品。高彦彬认为，中医脾脏的生理功能基本包括了西医胰腺的生理功能，而胰腺的病理改变也大多归属于脾的病理变化，因此，中医所认识的与消渴病发病密切相关的脾虚病理，实质上包括了胰腺的病理改变，所谓脾虚是消渴病的病理基础，实质上胰脾同病才是消渴病的病理基础。胰脾同病、脾胃肠功能失常、脾虚湿热、胃肠结热是消渴病的重要病机。

2.消渴病发病的环境因素

饮食不节、形体肥胖，久坐少动、体力活动减少，精神刺激、情志失调，外感六淫、毒邪侵害，久服某些化学合成药、化燥伤津，长期饮酒、房劳过度等，均是消渴病发病的重要环境因素。消渴病内在因素与环境因素相合，导致消渴病的发生。

（1）饮食不节，形体肥胖

①饮食不节。长期过食肥甘，醇酒厚味，损伤脾胃，脾胃运化失司，积热内蕴，消谷耗液，损耗阴津，易发生消渴病。如《素问·奇病论》在论

述消渴病的病因病理时指出:"此肥美之所发也,此人必数食甘美而多肥也,肥者令人内热,甘者令人中满,故其气上溢,转为消渴。"宋代《圣济总录·消渴门》也说:"消瘅者膏粱之疾也。"元代《丹溪心法·消渴》载:"酒面无节,酷嗜炙煿……脏腑生热,燥炽盛,津液干焦,渴饮水浆,而不能自禁。"以上均说明饮食不节,过食肥甘厚味与消渴病的发生有密切关系。②形体肥胖。中医早在两千多年前就已经认识到肥胖者易发生消渴病。《素问·通评虚实论》说:"消瘅……肥贵人则膏粱之疾也。"明代《景岳全书》载:"消渴病……其为病之肇端则皆膏粱肥甘之变……皆富贵人病之,而贫贱者鲜有也。"大量流行病学的调查资料表明,长期摄取高热量饮食,体力活动减少,身体肥胖是 2 型糖尿病发生的重要因素。

(2)精神刺激,情志失调

长期过度的精神刺激,情志不舒,或郁怒伤肝,肝失疏泄,气郁化火,上灼肺胃阴津,下灼肾阴;或思虑过度,心气郁结,郁而化火,心火亢盛,损耗心脾精血,灼伤胃肾阴液,均可导致消渴病的发生。有关精神因素与消渴病的关系,中国历代医籍中均有论述,如《灵枢·五变》中说:"怒则气上逆,胸中蓄积,血气逆流……故为消瘅。"金代《刘河间·三消论》说:"消渴者……耗乱精神,过违其度……而燥热郁甚之所成也"。明代《慎斋遗书·渴》说"心思过度……此心火乘脾胃而肾无救也"可发为消渴病。清代《临证指南医案·三消》说:"心境愁郁,内火自燃,乃消症大病。"精神神经因素在糖尿病的发生、发展中的重要作用,近数十年已被公认。西医认为,精神紧张、情绪的激动、心理的压力及突然的创伤等,可引起生长激素、去甲肾上腺素、胰升糖素、肾上腺素、肾上腺皮质激素等拮抗胰岛素的激素分泌增加,使血糖升高。

(3)外感六淫,毒邪侵害

外感六淫,毒邪内侵散膏(胰腺),旁及脏腑,化燥伤津,亦可发生消渴病。如秦景明在《症因脉治》中将消渴病根据病因不同分为外感三消(燥火三消、湿火三消)和内伤三消(积热三消、精虚三消)。外感三消即外感六淫,毒邪内侵散膏(胰腺),旁及脏腑,化燥伤津,可发生消渴病。西医认为，病毒感染是 1 型糖尿病发生的重要环境因素。中国古代医家受历史条件及当时科技水平所限，虽没有提出病毒感染可诱发糖尿病，但已认识到，外感六淫之邪可引起消渴病，这是十分难能可贵的。

（4）久服丹药，化燥伤津

隋唐以后，常有人为了壮阳纵欲或养生延寿而嗜服矿石类药物炼制的丹药，致使燥热内生，阴津耗损而发生消渴病。许多古医籍中都有因嗜服丹药而发生消渴病的记载。如隋代《诸病源候论》载："内消病者……由少服五石，石热结于肾也，内热之所作。"唐代《备急千金要方》载："贞观十年，梓州刺史李文博，先服白石英久，忽然房道强盛，经月余渐患渴……百方治之，渐以增剧，四体羸惙，不能起止，精神恍惚，口舌焦干而卒。"元代朱丹溪亦说："自唐时太平日久，膏粱之家，惑于方士服食致长生说……迨至宋及今，犹未已也。"据史家记述，历代帝王服食丹药者不乏其人，如唐代服丹药的就有太宗、高宗、宪宗、武宗、宣宗等，他们的症状都是"燥甚""病渴且中燥""肤泽日消枯""疽发背而崩"等。现服石药之风不复存在，但长期服用温燥壮阳之剂，亦可导致燥热伤阴，继发消渴。西医认为，一些化学毒物如四氧嘧啶、链脲霉素、吡甲硝苯脲，以及某些药物如口服避孕药、肾上腺皮质激素等均可导致糖尿病的发生。

（5）长期饮酒，房劳过度

中国历代都有医籍记载，嗜酒及房劳过度与消渴病有关，认为长期嗜酒，损伤脾胃，积热内蕴，化燥伤津；或房事不节，劳伤过度，肾精亏损，虚火内生，灼伤阴津可发生消渴病。如《备急千金要方》云："凡积久饮酒，未有不成消渴，然大寒凝海而酒不冻，明其酒性酷热，物无以加，脯炙盐咸，此味酒客耽嗜，不离其口，三觞之后，制不由己，饮啖无度，咀嚼鲊酱，不择酸咸，积年长夜，醄兴不解，遂使三焦猛热，五脏干燥，木石犹且焦枯，在人何能不渴？"又说消渴病因"盛壮之时，不自慎惜，快情纵欲，极意房中，稍至年长，肾气虚竭"所致，《济生方》亦说："消渴之疾，皆起于肾，盛壮之时，不自保养，快情纵欲，饮酒无度……遂使肾水枯竭，心火燔炽，三焦猛烈，五脏干燥，由是消渴生焉。"明代孙东宿曾治一患者"年过五十，糟酒纵欲无惮，忽患下消之症，一日夜小便二十余度……味且甜"。关于房劳与糖尿病的关系，目前尚不清楚，有待今后进一步研究。饮酒对糖尿病的危害已是众所周知的，因为长期大量饮酒可引起肝脏损害，营养不良，导致动脉粥样硬化的发生与发展等，所以饮酒是糖尿病及其并发症的危险因素。

综上所述，消渴病的发生与诸多因素有关，是一种复合病因的综合病症。禀赋不足、遗传因素，五脏虚弱，尤其脾肾亏虚、胰脾同病，是消渴病发病的内在因素；饮食不节、形体肥胖，久坐少动、体力活动减少，精神刺激、情志失调，外感六淫、毒邪侵害，久服某些化学合成药、化燥伤津，长期饮酒、房劳过度等，均是消渴病发病的重要环境因素；内在因素与环境因素相合导致消渴病的发生。

（二）络病是消渴病及慢性并发症病理基础，气阴两虚络脉瘀阻是其核心病机

络脉是从经脉逐级细分的细小分支，纵横交错，网状分布于脏腑组织。络脉的结构特点为支横别出，逐层细分；络体细窄，网状分布；络分阴阳，循行表里。络脉的气血运行特点为气血行缓，面性弥散；末端连通，津血互换；双向流动，功能调节。络脉包括运行经气的气络和运行血液为主的血络，发挥着温煦防御、信息传导、调节控制、渗灌气血、津血互换、营养代谢的功能。各种致病因素导致络脉发生病变即为络病。络病的内涵是络脉的功能障碍及结构损伤，络病的外延是络脉病变的致病因素。

20世纪80年代，高彦彬通过对大量临床病案总结分析，发现消渴病慢性并发症由消渴病日久所致，符合久病多虚、久病多瘀、久病入络的病机特点，故提出络病是消渴病及慢性并发症的病理基础，气阴两虚、络脉瘀阻是其核心病机。消渴病的基本病机为阴津亏耗、燥热偏盛，若消渴病日久，久病入络，气阴两虚，痰瘀浊毒阻络，络脉瘀阻，导致多种慢性并发症的发生。①消渴病心病。气阴两虚，心之络脉瘀阻则出现胸痹、心痛、心悸、怔忡等心系并发症，其病位在心，继发于消渴，故称为消渴病心病。其病机特

点为心络瘀阻，心络绌急，心络瘀塞。②消渴病脑病。肝肾气阴两虚，脑之络脉瘀阻则出现眩晕、中风偏瘫、口僻、健忘、痴呆等脑系并发症，其病位在脑，继发于消渴，故称为消渴病脑病。其基本病机为脑络瘀阻，脑络绌急，脑络瘀塞。③消渴病肾病。肝肾气阴两虚，肾络瘀阻则出现尿浊、水肿、腰痛、癃闭、关格等肾系并发症，其病位在肾，继发于消渴，故称为消渴病肾病。其基本病机为肾元亏虚，肾络瘀滞，肾络瘀阻，肾络瘀结。④消渴病眼病。肝肾亏虚，目络瘀滞，则出现视物模糊，双目干涩，眼底出血，甚则目盲失明等眼部并发症，其病位在眼，继发于消渴，故称为消渴病眼病。⑤消渴病痹痿。肝肾阴虚，络气虚滞，络脉瘀阻，经脉失养，早期出现肢体麻木、疼痛、感觉障碍，晚期出现肌肉萎缩等肢体并发症，其症状类似中医"痹证""痿证"，继发于消渴，故称为消渴病痹痿。⑥消渴病脱疽。肝肾亏虚，肢体络脉瘀阻，则出现肢端发凉，患肢疼痛，间歇跛行，甚则肢端坏疽等足部并发症，其症状类似于中医的"脱疽"，继发于消渴，故称为消渴病脱疽。⑦其他并发症。肾开窍于耳，肾主骨，齿为骨之余，肝肾精血亏虚，肾络失荣则耳鸣耳聋、齿摇齿落；阴津亏耗，燥热内结，络脉瘀阻，营卫不行，气血壅滞，热腐成脓，则出现皮肤疖肿、痈疽疔疮；若疮毒内陷，邪热攻心，扰乱神明，则神昏谵语；若肺肾气阴两虚，感受外邪，毒伤肺络则出现感冒、肺热咳嗽，或并发肺痨；肝胆气郁，湿浊瘀血阻滞肝络则出现胁痛、黄疸等；若肝肾阴虚，湿热下注膀胱则出现尿频急疼，小腹坠胀；若脾气虚弱，脾胃肠功能失常则出现泄泻、呕吐、痞满、呃逆等症；若胃热炽盛，心脾积热则牙龈脓肿，口舌生疮；若皮肤络脉瘀阻，皮肤缺少气血濡养，或兼感受风湿毒邪，则出现皮肤瘙痒、皮癣、水疱、紫癜、溃疡等多种皮肤病变。

消渴病晚期阴损及阳，气血阴阳俱虚，脏腑络脉瘀阻，脏腑络脉失荣，脏腑功能虚衰。若脾阳亏虚，肾阳衰败，肾络瘀结，水湿潴留，浊毒内停，壅塞三焦则出现全身浮肿，四肢厥冷，纳呆呕恶，面色苍白，尿少尿闭，肾衰关格等症；若心肾阳衰，心络瘀结，阳不化阴，水湿浊邪上凌心肺则出现胸闷心悸，水肿喘促，不能平卧，甚则突然出现心阳欲脱，大汗淋漓，四肢厥逆，脉微欲绝等危候；若肝肾阴竭，五脏络气衰微，虚阳外脱，毒损脑络则出现卒然昏仆，神志昏迷，目合口张，鼻鼾息微，手撒肢冷，二便自遗等阴阳离决之象。临床资料表明，消渴病晚期大多因并发消渴病心病、消渴病脑病、消渴病肾病而死亡，或因消渴病眼病、消渴病脱疽而残疾。

（三）通络是消渴病及慢性并发症防治大法，拓展了防治新思路

20 世纪 80 年代，高彦彬通过对大量消渴病临床病案总结分析，提出络病是消渴病及慢性并发症的病理基础，其络病的病理环节虽有络气郁滞、络脉瘀阻、络脉细急、络脉瘀塞、毒损络脉、络脉瘀结等不同，其中络脉瘀阻是络病共同的病机。通络是糖尿病及慢性并发症的治疗大法，通络不等于活血化瘀，而是针对络病的病因，采取具有化瘀、理气、化痰、祛湿、祛风、解毒、软坚散结等作用的药物，祛邪通络，畅通络道，治疗络气郁滞、络脉瘀阻、络脉细急、络脉瘀塞、络息成积、热毒滞络等病证。通络大法依据络病的不同病因可分为祛邪通络、扶正通络两大类。扶正通络有益气通络、滋阴通络、温阳通络、养血通络、益气养阴通络、滋补肝肾通络、育阴温阳通络之不同；祛邪通络又有化瘀通络、理气通络、化痰通络、利湿通络、息风通络、解毒通络、散结通络等。临床在应用祛邪通络和扶正通络治法时配合辛味通络药、虫类通络药、藤类通络药可提高疗效。辛味通络药多辛香走窜、辛香理气、行气通络，能散能行，可开腠理，透达络邪，适用于络气郁闭、络脉失畅的病证；虫类通络药性善走窜、剔邪搜络、搜风解痉通络、化瘀通络；藤类通络药形如络脉，纵横交错，无所不至，对于久病不愈、邪气入络者，可以祛风通络、化瘀通络、散结通络。正如《本草便读》所说："凡藤蔓之属，皆可通经入络。"在糖尿病慢性并发症中，络病常是络虚与络瘀并存，治疗当以通补为宜。临床上要针对糖尿病慢性并发症的共性病理基础，结合不同病因，病在气络、血络的不同，病在脏腑的不同，审因辨证论治，灵活运用祛邪通络和扶正通络治法，拓展了糖尿病及慢性并发症的防治新思路，显著提高了临床疗效。

（四）糖尿病防治必须从儿童抓起，必须以预防为主

高彦彬认为，目前糖尿病尚不能根治，必须以预防为主，强调糖尿病的预防须从儿童抓起，必须防治结合。随着我国经济的发展与人们生活方式的改变，饮食热量高，体力活动减少，身体肥胖在我国青少年中十分常见，已成为 2 型糖尿病发生的重要因素。据《儿童蓝皮书：中国儿童发展报告（2021）》分析：2019 年，中国中小学生超重肥胖率为 24.2%；高中生饮酒率为 41.0%，过量饮酒率为 16.6%；中国儿童青少年抑郁症状的发生率为 26.3%。据《北京市 2020 年度体检统计报告》分析：2020 年，北京市高招体检男生平均超重肥胖率为 44.46%，中招体检男生平均超重肥胖率为 43.12%。青少年肥胖、超重问题突出，儿童心理健康面临重大挑战，糖尿病及其他慢病风险加大。儿童期肥胖不仅对儿童当前的身体发育造成严重影响，而且会导致成年后 2 型糖尿病及其他慢病的发病危险增加；心理因素不仅会导致心理精神类疾病，还能参与糖尿病及其他慢病的发生和发展。因此，糖尿病及其他慢病防治必须从儿童抓起，必须以预防为主、防治结合。要发挥中医治未病优势，要让中医养生知识（起居有常、适量运动、饮食有节、营养均衡、戒烟限酒、身心保养等）进课堂，大力推广传统养生健身法（太极拳，八段锦、养生操等）。帮助青少年从小建立健康文明的生活方式，对儿童期肥胖及心理健康问题及时干预，控制危险因素，从而减少 2 型糖尿病的发生。

（五）强调糖尿病四级预防、主张分期辨证综合防治

高彦彬认为，目前糖尿病三级预防的观念已不适应健康中国战略的需求，必须发挥中医治未病优势，以健康为中心，实施糖尿病零级预防。以未病先防、已病防变为依据，从控制危险因素，建立健康生活方式，降低糖尿病发病率，预防糖尿病并发症，减少糖尿病的病死、病残及提高患者生存质量四个梯度，开展糖尿病的中医四级预防。①糖尿病零级预防：坚持天人合一与绿色发展理念，持续改善生态环境；促进人与自然、人与社会、人与人和谐，回归中医健康理念；推动中医养生知识（起居有常、适量运动、饮食

有节、营养均衡、戒烟限酒、身心保养等）及糖尿病防治知识进课堂、进社区，大力推广养生健身方法，推进全民健康生活方式；加强青少年营养均衡、心理保健等健康知识和行为方式教育，及时干预儿童期肥胖及心理健康问题，实现预防工作关口前移。②糖尿病一级预防：针对糖尿病高危人群，通过健康的生活方式（健康教育、合理的饮食、适当运动、身心保养）配合中医辨证论治早期干预，降低糖尿病及其他慢病的发病率。③糖尿病二级预防：针对糖尿病人群，通过健康的生活方式（健康教育、合理的饮食、适当运动、身心保养），配合中西医药协同（口服降糖药及胰岛素等、中医辨证论治、针灸按摩、中药外治等）干预，预防糖尿病的并发症发生。④糖尿病三级预防：针对糖尿病的慢性并发症，通过健康生活方式、采用中西药协同治疗、综合防治与康复措施，降低糖尿病发生率，预防糖尿病并发症，降低糖尿病致残率和死亡率，提高患者的生存质量。

高彦彬认为，糖尿病病程漫长，不同发展阶段的病机特点不同，防治方法不同，预后也不同。应针对糖尿病的不同发展阶段，确定治疗目标，辨明主要病机，针对主要病机辨证论治，综合防治。糖尿病前期（脾瘅期），中医辨证多为脾虚痰湿证、湿浊痰瘀证、阴津亏虚证、肝郁胃热证等，分别治以健脾化痰祛湿、利湿降浊化痰活血、滋阴增液、疏肝清胃等。糖尿病期（消渴期），中医辨证多为阴虚热盛证、胃肠结热证、肝郁化热证、胃肠湿热证、气阴两虚证、气阴两虚脉络瘀阻证。分别治以滋阴清热、清泄二阳、疏肝清热、清化湿热、益气养阴、益气养阴化瘀通络。其中，益气养阴化瘀通络是防治糖尿病慢性并发症的重要治法。糖尿病并发症期（消瘅期），中医辨证应根据不同并发症（消渴病心病、消渴病脑病、消渴病肾病、消渴病眼病、消渴病痹瘘、消渴病脱疽等）的病机特点，采用通络大法，辨证论治，遣方用药。糖尿病综合防治包括健康生活方式（健康教育、合理的饮食、适当运动、身心调养等）、西医治疗（降糖、降压、调脂等）、中医治疗（中医辨证论治、针灸按摩、中药外治等）、康复治疗等，临床根据糖尿病的不同阶段合理选择，发挥中医药在糖尿病前期的主导作用、在糖尿病期的协同作用、在糖尿病并发症期的核心作用。糖尿病分期辨证、综合防治，可使诊疗思路清晰，治疗目标、辨证用药精准，判断预后明确。

（六）基于治未病与络病理论率先开展糖尿病及并发症防治

基于治未病与络病理论，高彦彬率先开展糖尿病及慢性并发症防治工作。循证研究证实，中医药可显著降低 2 型糖尿病及慢性并发症发生风险，中医药治疗糖尿病慢性并发症疗效显著。①2 型糖尿病的预防研究：2003年，开展糖尿病预防研究，获国家中医药管理局及吴阶平基金资助；主持的"十一五"国家科技支撑计划课题《糖耐量低减中医药干预综合方案研究》，经 13 个医学中心 520 例糖耐量低减患者 3 年的随机对照研究证实，化痰通络方（糖脂平）可降低 2 型糖尿病（T2DM）的相对危险 49%，为 T2DM 的预防提供中药干预新方案。②糖尿病慢性并发症的预防研究：高彦彬提出了糖尿病慢性并发症气阴两虚、络脉瘀阻的病机理论，以及益气养阴、化瘀通络的治则。他与中国中医科学院刘喜明教授共同主持的北京市"十五"攻关课题《中医药干预 2 型糖尿病早期微血管病变研究》，经 12 个医学中心 680例新诊断的 2 型糖尿病患者为期 5 年的随机对照研究证实，益气养阴通络方药干预新诊断的 2 型糖尿病可使糖尿病微血管并发症的相对危险下降 35%，为糖尿病微血管并发症的预防提供了中医药干预新方案。③糖尿病慢性并发症防治研究：高彦彬主持了"九五""十五"国家科技计划攻关课题、973 课题，经循证研究证实，补肾通络方药在糖尿病肾病早期和临床期可明显减少尿蛋白，延缓肾衰进展，疗效优于对照组洛汀新（盐酸贝那普利片）；益气通络方（糖络宁）治疗糖尿病周围神经病变的有效率达 90% 以上，疗效优于对照组弥可保（甲钴胺）。研制了防治糖尿病及慢性并发症系列方药（糖脂平、糖肾宁、糖络宁、糖眼宁等），牵头制定了《糖尿病肾病中医诊疗方案》《糖尿病前期中医诊疗方案》。

三、临床特色

（一）整体观念、系统思维

高彦彬临床诊治糖尿病，坚持中医整体观念，采用系统思维方式。其思维方式具有整体性、结构性、立体性、动态性、综合性的特征。他认为人体是一个有机联系的整体，人与外界环境（自然环境、社会环境）构成一个有机的整体，从人与自然环境、人与社会环境、人与人的关系，心身和谐、人体自身代谢（气血、阴阳、脏腑协调）五个维度提出和谐健康观、和谐养生观及失和的疾病观；从先天禀赋不足、五脏虚弱，尤其是脾肾亏虚、胰脾同病探寻消渴发病的内在因素；从饮食不节、过食肥甘、久坐少动、形体肥胖，精神刺激、情志失调，外感六淫、毒邪侵害，久服某些化学合成药、化燥伤津、长期饮酒、房劳过度等综合考虑消渴病发病的环境因素，提出内在因素与环境因素相合导致消渴病的发生。采用四诊合参结合理化检查多维度收集诊断与辨证信息；采用病证结合诊疗模式，综合运用中西医诊断、八纲辨证、脏腑辨证、络病辨证方法，动态把握消渴病不同发展阶段的病机特点，辨证论治，精准治疗；从心理调整、合理膳食、适量运动、中医辨证论治、针灸按摩、中药外治、预防护理多维度制订综合防治措施。充分体现出其系统思维方式具有整体性、立体性、动态性、综合性的特征。针对主病、主症及主要病机精选中药，优化配伍，实现复方的最佳功效，体现出其系统思维方式具有结构性的特征。

（二）四诊合参、病证结合

1. 重视中医四诊、强调四诊合参，宏微互补

（1）糖尿病的望诊

望形体与面部：肥胖多为脾虚痰湿证，也有肝胃郁热者；瘦而食少多为脾胃虚弱证，形体消瘦、口唇干红、大便燥结多属阴虚火之证；面色㿠白多为肺脾肾气虚证；面色苍白，面唇淡白无华，多为气血亏虚证；唇色紫暗多为络脉瘀阻证；颜面水肿或眼睑浮肿多为脾肾亏虚的糖尿病肾病；面色黧黑，耳轮焦干多为糖尿病肾病脾肾衰败证；口唇青紫、喘咳不能平卧，多见心肾阳虚证，络脉瘀滞，水凌心肺的糖尿病心脏病合并心衰；面部口眼歪斜，多为糖尿病合并中风；眼睑下垂多为糖尿病引起的动眼神经麻痹；鼻流清涕，多为合并外感风寒；鼻流浊涕，多为合并外感风热；咽喉红肿而痛多

为风热外感或肺胃积热。

望舌：察舌质重在辨正气的虚实与邪气的性质；察舌苔重在辨邪气的浅深与性质，也包括胃气之存亡。察舌苔的厚薄可知病的深浅；察舌苔的润燥可知津液的盈亏；察舌苔的腐腻可知湿浊等情况；察舌苔的剥落可知气阴的盛衰。舌质色红为热；舌质深红，在外感病为热入营血，在内伤杂病为阴虚火旺；舌暗有瘀斑、瘀点，舌下络脉紫暗怒张，或紫舌、青舌，多为络脉瘀滞；裂纹舌多为津液耗伤；舌胖大有齿痕多为脾虚湿盛；舌瘦薄多为气血两虚或阴虚火旺；舌红苔黄而干多为实热证；舌淡苔白而润多为里虚寒证。

望排泄物：出汗异常，上半身汗出、下半身无汗多为气阴两虚营卫失和所致，常见于糖尿病自主神经病变；大便燥结如球状多为胃肠燥热津伤所致，大便溏泻或腹泻便秘交替出现多为脾虚湿盛或大肠湿热，多见于糖尿病胃肠自主神经病变；尿液混浊泡沫多不易消失，多为脾肾亏虚的糖尿病肾病蛋白尿；尿频，尿急，尿热，尿痛或见脓尿，多为湿热下注所致的糖尿病合并尿路感染。

（2）糖尿病的问诊

高彦彬认为，问诊可充分收集其他三诊无法取得的、与辨证关系密切的资料。如疾病发生的时间、原因或诱因、理化检测结果、治疗经过、自觉症状，既往史、家族史、个人生活习惯等，对于疾病的诊断、辨证治疗十分重要。在一般问诊基础上，围绕糖尿病的主要症状，以及心、脑、肾、眼、神经、下肢血管等并发症等进行详细有序问诊，认真全面采集病例资料。

（3）糖尿病的脉诊

高彦彬善从"脉位深浅、脉动速率、脉管形态、脉动的力量"来查脉象。常以脉位分浮沉，脉动速率分迟数，脉动的气势或力量分虚实，脉管形态辨其他脉象如滑脉如盘滚珠、涩脉如轻刀刮竹、芤脉似葱管、动脉似豆等。总结了糖尿病的常见脉象及主要病机。沉脉主里证：沉迟多为里寒；沉弦多为肝郁气滞，水饮内停；沉涩多为脉络瘀阻；沉缓多为脾虚湿停；沉细多为气阴两虚或气血两虚；沉细数多为阴虚内热；沉弱无力多为气血阴阳俱虚证。弦数多为肝胃郁热；弦细多为肝肾阴虚或肝郁脾虚；弦滑数多为肝火夹痰，痰火内蕴；洪数多为阴虚热盛；滑数多为痰热；脉结代多为气阴两虚、邪阻脉络所致。足背动脉搏动减弱或消失多为痰瘀阻于脉络所致，多见于糖尿病下肢血管病；下肢触觉、温度觉、痛觉减弱或消失多为肝肾亏虚、络气虚滞、络脉失荣，多见于糖尿病周围神经病变；颈动脉搏动异常伴心悸，多为心气虚衰、络脉瘀阻所致的糖尿病心脏病心衰。

（4）四诊合参，宏微互补

高彦彬在糖尿病的临床诊疗中十分强调四诊合参。他认为只有四诊，没有合参，难以作出正确诊断。重视中医四诊与现代理化检查互补，如超声技术可直接观察血管的结构与舒缩功能状况，造影技术可了解血管有无狭窄及狭窄的程度，核素成像可观察冠脉系统对心肌的供血状况，微循环观察可以了解微血管的功能状况等，这些都是中医四诊的延伸。他主张四诊的宏观征象与理化检查的微观指标互相补充，为正确辨证提供精确的依据。

2. **病证结合，以证为主**

高彦彬临床诊疗糖尿病主张病证结合，以证为主；强调中西医双重诊断结合中医辨证论治模式，使诊断明确，中西协同治疗可以优势互补；判断疗效不仅要关注症状改善，还要关注糖尿病血糖及并发症改善。这种诊疗模式使糖尿病治疗靶向化，预后精确化。诊治代谢病及慢性肾病时，强调重视对疾病的基本病机的认识和研究，强调治疗以证为主，把握糖尿病发生发展的基本病机的演变规律，辨明糖尿病的基本病机及不同发展阶段的病机，把辨证和辨病有机地结合起来；针对主要证候，辨证论治，证同则治同，证异则治异，治随证转变。

（三）重视络病辨证，善用通络治法

高彦彬认为，络病是糖尿病及慢性并发症的基础，临床辨证除应用传统八纲辨证、气血津液辨证、脏腑辨证外，更应重视络病辨证，尤其在糖尿病慢性并发症的治疗中，强调络病辨证。络病辨证强调以下辨证要素：一是辨糖尿病络病的主要临床表现（如眩晕、眼睑下垂、视物模糊、胸闷、胸痛、下肢麻木、疼痛、一过性眩晕、一过性语言不利、半身不遂、水肿、口唇发暗、舌暗有瘀斑瘀点、肌肤甲错、足部感觉障碍、坏疽等）为络病辨证的重要依据。二是辨明导致络病的主要因素（气虚、气滞、湿热、痰湿、热毒、血瘀等）。三是结合脏腑生理功能及病理，辨明脏腑络病的病理特征如络气虚滞、络气瘀滞、络脉瘀阻、络脉绌急、络脉瘀塞、络脉瘀毒、络脉瘀结等。四是辨明是气络病变还是血络病变。高彦彬认为，糖尿病大血管病变及微血管病变以血络病变为主，兼有气络病变；糖尿病神经病变（脑神经、周围神经、自主神经病变）以气络病变为主，兼有血络病变。五是络病辨证与理化检查相结合。如超声技术可直接观察血管的结构与舒缩功能状况，造影技术可了解血管有无狭窄及狭窄的程度，核素成像可观察冠脉系统对心肌的供血状况，微循环观察可以了解微血管的功能状况，都为络病辨证提供了重要依据。

高彦彬认为，络病是糖尿病及慢性并发症的病理基础，通络是治疗糖尿病及慢性并发症的大法，通络大法包括祛邪通络和扶正通络。祛邪通络又有化瘀通络，常用药物为丹参、川芎、赤芍、延胡索、姜黄、桃仁、红花、鸡血藤、苏木、莪术、三棱、牛膝、泽兰等；化痰通络，常用药物为瓜蒌、半夏、胆南星、川贝母、浙贝母、竹沥、竹茹、旋覆花等；利湿通络，常用药物为藿香、佩兰、苍术、厚朴、薏苡仁、猪苓、茯苓、玉米须、车前子、泽泻、茵陈等；息风通络，常用药物为全蝎、蜈蚣、僵蚕、天麻、钩藤、地龙、石决明、紫贝齿、珍珠母等；理气通络，常用药物为陈皮、枳实、枳壳、佛手、香橼、薤白、檀香、甘松、九香虫等；解毒通络，常用药物为金银花、连翘、蒲公英、土茯苓、金荞麦、马齿苋等。扶正通络又有益气通络，常用药为生黄芪、人参、党参、白术、山药、太子参等；养血通络，常用药为生地黄、熟地黄、当归、白芍、丹参等；滋阴通络，常用药物为南沙参、麦冬、石斛、黄精、枸杞子、女贞子、龟甲等；温阳通络，常用药为巴戟天、淫羊藿、仙茅、鹿角胶、肉苁蓉、杜仲、续断、干姜、制附片、菟丝子等。临床应根据不同并发症的不同发展阶段、不同的病机辨证论治，遣方用药。

（四）糖尿病常用治法及代表方药

1. 滋阴清热法

本法适用于糖尿病及其并发症阴虚热盛证。症见口干多饮，食欲旺盛，大便干结，形体肥胖，舌红少津、苔黄或白，脉沉实有力或沉弦。肺胃热盛者常用方为消渴方、白虎汤、增液汤，肝胃郁热者常用大柴胡汤加减，胃肠结热者常用增液承气汤加减。

2. 疏肝理气法

本法适用于糖尿病及其并发症肝郁气滞证。症见情志抑郁，气急易怒，胸胁或少腹胀痛，善太息，或见咽部异物感，或妇女月经不调，甚则闭经，舌苔薄白，脉弦或涩。常用方为四逆散加减。肝郁胃热者常用大柴胡汤加减，肝郁脾虚者常用逍遥散加减。

3. 清化痰湿法

本法适用于糖尿病及其并发症痰湿内蕴证。症见形体肥胖，头身困重，脘腹胀满，呕恶，眩晕，口黏痰多，大便黏滞不爽，舌体胖大，苔白腻脉滑。常用二陈汤加减，偏痰热者用黄连温胆汤加减。

4. 清化湿热法

本法适用于糖尿病及其并发症湿热内蕴证。症见身重疲乏，胸脘痞满，不思饮食，大便黏腻不爽，小便不利或伴水肿，尿浊黄赤，或黄疸等，舌红，苔黄腻，脉滑。中焦湿热者可用连朴饮合藿朴夏芩汤加减，胃肠湿热者用葛根芩连汤加减，肝胆湿热者用龙胆泻肝汤合茵陈蒿汤加减，膀胱湿热者用八正散加减，湿热下注者用四妙丸加减。

5. 活血化瘀法

本法适用于糖尿病及其并发症瘀血证。症见胸闷刺痛，肢体麻木或疼痛，疼痛不移，肌肤甲错，或中风偏瘫，语言謇涩，唇舌紫暗。舌质暗，有瘀斑，舌下脉络青紫迂曲，苔薄白，脉弦或沉而涩。常用血府逐瘀汤加减。

6. 益气健脾法

本法适用于糖尿病及其并发症脾胃气虚证。症见四肢乏力，食欲不振，脘腹发胀，大便溏，舌胖有齿印，苔白而干，脉沉细无力。常用七味白术散加减；脾胃气虚，寒湿停滞，纳少呕吐，常用香砂六君子汤加减；脾虚湿盛，纳少便溏，常用参苓白术散加减。

7. 滋补肝肾法

本法适用于糖尿病及其并发症肝肾亏虚证。症见腰膝酸痛，尿频量多，头昏耳鸣，视物模糊，双目干涩、阳痿遗精，舌红少津，脉细数。肝肾亏虚者常用杞菊地黄汤加减，肾精亏虚者多用六味地黄丸合五子衍宗丸加减。

8. 益气养阴法

本法适用于糖尿病及其并发症气阴两虚证，症见典型的多饮、多尿、多食症状不明显，口干咽干，神疲乏力，腰膝酸软，心悸气短，舌体胖或有齿印，苔白，脉沉细。常用自拟黄芪生脉散合增液汤加减。气虚明显者重用黄芪，阴虚明显者加天冬、石斛、二至丸。

9. 育阴温阳法

本法适用于糖尿病及其并发症阴阳两虚证，症见小便频数，夜尿增多，浑浊如脂如膏，口干咽干，耳轮干枯，面色黧黑；畏寒肢凉，面色苍白，神疲乏力，腰膝酸软，阳痿，面目浮肿，舌淡体胖，苔白而干，脉沉细无力。常用金匮肾气丸加减。偏阴者虚，六味地黄丸或左归饮加减；阴虚火旺者，选用知柏地黄丸加减；偏阳虚者，用右归饮或鹿茸丸加减。

10. 益气养阴通络法

本法适用于糖尿病及其并发症气阴两虚、络脉瘀阻证。常用方药为自拟益气养阴通络方（黄芪、太子参、生地黄、玄参、黄连、丹参、川芎等）。益气养阴通络法是高彦彬常用的治法，此法既可用于糖尿病并发症预防，又可用于糖尿病并发症治疗。高彦彬认为，络病是糖尿病慢性并发症的病理基础，血管并发症以脉络病变为主，同时伴有气络病变；神经并发症以气络病变为主，同时伴有络脉病变。针对糖尿病血管、神经并发症，在络病理论指导下，依据并发症所在脏腑不同、病机不同，从络病论治，分别采用扶正通络、祛邪通络辨证论治，取得较好疗效。

（五）分期综合防治糖尿病经验

高彦彬认为，糖尿病病程漫长，不同发展阶段病机特点不同，防治方法不同，预后也不同。应针对糖尿病的不同分期确定治疗目标，辨明主要病机，针对主要病机辨证论治，综合防治。

1. 糖尿病前期综合防治

前期治疗的目标是预防 2 型糖尿病的发生。治疗的措施：健康教育，合理的饮食，适当运动，中医辨证论治。

（1）阴津亏虚

主症：口干口渴、食欲旺盛，大便干结，舌红少津、苔黄或白，脉沉弦。

治法：滋阴增液。

方药：生地黄 30g，玄参 30g，大黄 10g，泽泻 15g，麦冬 15g，葛根 15g，天花粉 30g，南沙参 15g。

（2）肝郁胃热

主症：口干口苦，食欲旺盛，大便干结，易于急躁，两胁发胀，舌红、苔黄或白，脉弦数。

治法：疏肝清胃。

方药：柴胡 10g，枳实 10g，丹参 30g，茵陈 15g，葛根 12g，天花粉 30g，生地黄 20g，玄参 20g，白芍 15g，大黄 10g，黄连 10g，生石膏 30g。

（3）湿浊痰瘀

主症：形体肥胖，身体重着，困乏神疲，晕眩，胸闷，口干，舌质暗，苔腻或黄腻，脉弦滑。

治法：利湿降浊，化痰活血。

方药：泽泻 15g，冬瓜皮 30g，大黄 8g，瓜蒌 15g，土茯苓 30g，半夏 10g，丹参 30g，黄连 10g。

（4）脾虚痰湿

主症：形体肥胖，四肢乏力，脘腹发胀，大便溏，舌胖有齿印，苔白而腻，脉沉无力。

治法：健脾化痰利湿。

方药：党参 15g，白术 15g，茯苓 15g，陈皮 10g，半夏 10g，山药 15g，黄连 10g。

2.糖尿病期综合防治

治疗的目标是预防糖尿病并发症的发生。治疗的措施：健康教育，合理的饮食，适当运动，血糖监测，合理使用降糖药，中医辨证论治，针灸按摩等。

（1）阴虚热盛

主症：烦渴多饮，多食易饥，尿频量多，舌红少津、苔黄而燥，脉滑数。

治法：滋阴清热。

方药：生地黄 30g，玄参 30g，麦冬 10g，生石膏 30g，知母 15g，葛根 15g，天花粉 30g，黄连 10g，枳实 10g，甘草 6g。

（2）胃肠结热

主症：烦渴多饮，怕热喜冷，多食易饥，大便干结，舌红，苔黄燥，脉滑数。

治法：清泻二阳。

方药：生石膏 30g（先煎），知母 15g，枳实 15g，沙参 30g，玉竹 30g，生地黄 30g，玄参 30g，生大黄 10g，天花粉 30g，葛根 15g。

（3）肝郁化热

主症：多饮，多尿，多食，胸胁苦满，口苦咽干，急躁易怒，头晕目眩，大便秘结，舌质暗红，苔粗黄，脉弦细数。

治法：疏郁清热。

方药：柴胡 10g，赤芍、白芍各 15g，枳壳、枳实各 10g，葛根 15g，黄连 10g，生大黄 10g，甘草 6g，生石膏 30g。

（4）气阴两虚

主症：典型的多饮，多尿，多食症状不明显，口干咽干，神疲乏力，腰膝酸软，心悸气短，舌体胖或有齿印，苔白，脉沉细。

治法：益气养阴。

方药：生黄芪 30g，黄精 15g，太子参 15g，麦冬 10g，五味子 10g，生地黄 15g，玄参 15g，葛根 15g，天花粉 15g。

（5）气阴两虚，络脉瘀阻

主症：典型的多饮、多尿、多食症状不明显，口干咽干，神疲乏力，腰膝酸软，心悸气短，舌体胖或有齿印，舌质暗，舌下静脉紫暗怒张，脉沉细。

治法：益气养阴，化瘀通络。

方药：生黄芪 30g，太子参 15g，麦冬 10g，生地黄 15g，玄参 15g，葛根 15g，黄连 10g，丹参 30g，川芎 15g。

3. 糖尿病并发症期综合治疗

治疗的目标是延缓并发症的进展，降低致残率和死亡率，提高患者的生存质量。治疗的措施：健康教育，合理的饮食，适当运动，血糖监测，合理使用降糖、降压、调脂药，中医辨证论治，针灸按摩、中药外治等。

（1）糖尿病心脏病

①气阴两虚，心络瘀滞

主症：神疲乏力，心悸气短，口干欲饮，大便偏干，胸闷或胸胀痛，善太息，舌胖，舌质暗，或有瘀斑瘀点，苔薄白，脉弦细或沉细。

治法：益气养阴，理气通络。

方药：太子参 15g，麦冬 10g，五味子 10g，旋覆花 10g（包煎），川芎 15g，郁金 10g，降香 9g。

本方多用于糖尿病心脏病早期。方中生脉散益气养阴，旋覆花降气祛痰，川芎、郁金理气活血，降香顺气畅络。若大便干结，可加瓜蒌、大黄；若心气虚明显，症见气短懒言，心悸怔忡，自汗，可加黄芪、人参；若气郁明显，症见胸胁胀痛，或窜痛，每因情志刺激发作或加重，可加四逆散、香橼、佛手等。

②气阴两虚，心络瘀阻

主症：神疲乏力，心悸气短，口干，便干，胸闷痛，痛引肩背，时发时止，舌胖，舌质暗，或有瘀斑瘀点，苔薄或腻，脉沉细涩或结代。

治法：益气养阴，化瘀通络。

方药：人参 6g（另煎），麦冬 10g，五味子 10g，瓜蒌 15g，薤白 10g，赤芍 15g，丹参 30g，川芎 15g，水蛭 6g，郁金 10g，降香 9g。

本方多用于糖尿病心脏病心绞痛。方中生脉散益气养阴，瓜蒌、薤白宣痹通阳，丹参、赤芍、川芎、水蛭活血化瘀通络，郁金、降香理气通络。若痰湿重，症见体胖，苔腻脉滑，加瓜蒌、半夏、泽泻化痰利湿；若阴虚内热，症见口干多饮，舌红苔黄，脉细数，可加生地黄、牡丹皮、黄连；若遇寒冷心络绌急，症见胸闷胸痛发作，则加桂枝、附子；若络气瘀滞，症见两胁发胀，善太息，加香橼、佛手、延胡索、郁金。

③气阴两虚，心络瘀塞

主症：乏力，口干，心悸气短，突发胸痛，痛势剧烈，有压榨感、窒息感、濒死感，持续时间可达数十分钟或数小时不缓解，痛引肩背，伴大汗出，舌质暗有瘀斑瘀点，舌苔薄白或薄黄，脉沉细涩。

治法：益气养阴，通络止痛。

方药：人参 12g（另煎），麦冬 12g，五味子 10g，延胡索 12g，降香 9g，制乳香 6g，制没药 6g，全蝎 10g，水蛭 9g。

本证见于糖尿病合并心肌梗死患者，病情危重，应中西医结合积极抢救。方中生脉散益气养阴，水蛭化瘀通络，全蝎搜风祛痰通络，延胡索、降香、制乳没理气活血止痛。自汗多则重用人参，加山茱萸；若大汗淋漓，四肢逆冷属心阳欲脱，重用红参、炮附子、山茱萸，同时静脉滴注参附针以回阳救逆。

④心气虚衰，络瘀水停

主症：心悸气短，动则加剧，夜间不能平卧，下肢水肿，小便短少，口唇青紫，舌胖有齿印，舌质紫暗，舌苔水滑，脉沉细无力。

治法：益气通络，利水消肿。

方药：黄芪 30g，人参 10g（另煎），葶苈子 30g，猪苓 30g，茯苓 30g，泽泻 15g，泽兰 15g，车前子 15g（包煎），丹参 30g，桂枝 10g。

本方用于糖尿病心脏病心衰患者。方中黄芪、人参大补元气，黄芪益气利水，猪苓、茯苓、泽泻、车前子利水消肿，丹参活血化瘀，桂枝辛温通络，温阳化气。

（2）糖尿病脑血管病

①阴虚风动，瘀血阻络

主症：突发半身不遂，或是偏身麻木，口角㖞斜，舌强语謇，烦躁不安，失眠，眩晕耳鸣。手足心热，烦渴多饮，易饮多食，尿赤便干，舌红绛少津或暗红，少苔或无苔，脉细数或弦细数。

治法：育阴息风，化瘀通络。

方药：生地黄 20g，玄参 15g，天花粉 20g，川石斛 15g，钩藤 30g，甘菊花 10g，女贞子 15g，桑寄生 30g，枸杞子 9g，赤芍、白芍各 15g，丹参 15g，广地龙 15g。

糖尿病脑病患者以阴虚风动、脉络瘀阻多见。本方治在标本兼顾。方中以生地黄、玄参、天花粉、川石斛滋阴清虚热，生津止渴；女贞子、桑寄生、枸杞子滋肝肾之阴，以滋水涵木；钩藤、甘菊花以平肝息风治其标证；以赤芍、白芍、丹参、广地龙活血通经，若虚热征象不明显者，可酌减滋阴清热之品的用量及药味。风象突出，表现较急，病情发展迅速，眩晕耳鸣者，可重用息风药，加天麻 10g，沙苑子、白蒺藜各 15g，生石决明 15g；肝肾阴虚明显，表现为失眠多梦，双目干涩，腰膝酸软无力者，可加龟甲胶 10g，鹿角胶 10g，或改用六味地黄丸合血府逐瘀汤加减应用。

②气阴两虚，脑络绌急

主症：倦怠乏力，口干欲饮，发作性眩晕，偏身麻木，视物昏花，一过性半身不遂，语言謇涩，舌胖，舌质暗有瘀斑瘀点，苔白，脉沉弦细。

治法：益气养阴，搜风通络。

方药：生黄芪 15g，生地黄 20g，当归 12g，赤芍 15g，川芎 15g，全蝎 10g，蜈蚣 2 条。

本方多用于糖尿病合并脑血管痉挛引起的短暂性脑缺血发作。方中黄芪、生地黄益气养阴，当归、赤芍、川芎化痰通络，全蝎、蜈蚣搜风通络。

若头晕胀痛，加天麻、钩藤、羚羊角粉；苔黄腻、脉滑、身重，加胆南星、天竺黄。

③气阴两虚，脑络瘀塞

主症：半身不遂，偏身麻木，或见口角㖞斜，或见舌强语謇，倦怠乏力，气短懒言，口干渴，自汗盗汗，五心烦热，心悸失眠，小便或黄或赤，大便干，舌体胖大，边有齿痕，舌质暗有瘀斑瘀点，舌苔薄或见剥脱，脉弦细无力或弦细数。

治法：益气养阴，活血通络。

方药：黄芪 15g，生地黄 30g，麦冬 15g，当归 15g，川芎 15g，桃仁、红花各 10g，赤芍、白芍各 15g，鸡血藤 30g，牛膝 15g，桑寄生 20g。

此型在糖尿病合并脑血管病中多见，系消渴病日久气阴耗伤、脑络瘀阻所致，病情进展较为缓慢，其肢体偏瘫程度有轻有重。治疗时既要注重其肢体瘫痪、口角㖞斜等中风症状，又要兼顾其气阴两虚的症状。方中黄芪、生地黄、麦冬益气养阴，当归、川芎、桃仁、红花、赤芍、白芍活血化瘀，鸡血藤、当归养血活血通经，牛膝、桑寄生滋补肝肾之阴以治本。若气虚明显甚及阳虚者，也酌加鹿茸末冲服，以温阳化气；伴言语謇涩者，加九节菖蒲、郁金；手足肿胀加茯苓、桂枝健脾温阳通络。

④风痰瘀血，瘀塞脑络

主症：半身不遂，偏身麻木，口角㖞斜，或舌强语言謇涩，头晕目眩，舌质暗淡，舌下脉络暗紫，舌苔薄白或白腻，脉弦滑。

治法：化痰息风，活血通络。

方药：法半夏 10g，生白术 10g，天麻 10g，胆南星 6g，丹参 30g，香附 15g，酒大黄 5g。

本证在糖尿病脑血管病急性期多见，治疗当抓住风、痰、瘀、阻四个关键。方中以半夏、生白术、胆南星、天麻以化痰息风，丹参一味活血通经，香附行气以助血行。若风象突出，病情数变，肢体拘急不安，脉象弦者，可加钩藤、白蒺藜、白僵蚕以平肝息风；若痰象明显，神志迷蒙，头昏沉，言语涩滞，舌苔白厚腻者，加陈皮、茯苓、竹茹，或口服鲜竹沥水以增强化痰之力；若瘀血征象明显，肢体瘫痪较重，唇紫暗，舌有紫气，舌下脉络迂曲紫暗，脉行不畅，可加用当归、川芎、赤芍、白芍、水蛭以破血行瘀；若痰热腑实，症见神昏谵语，烦扰不宁，头晕或痰多，气粗口臭，大便3日以上未行，舌苔黄厚或黄褐而燥，脉弦滑，偏瘫侧脉弦滑而大，则用生大黄、芒硝、全瓜蒌、胆南星、丹参以化痰通腑；若痰湿内盛，症见形体肥胖，半身不遂而肢体松懈瘫软不温，痰涎壅盛，舌苔白厚腻，脉沉滑或沉缓，以涤痰汤加减送服苏合香丸，涤痰化湿，开窍醒神。

⑤痰热腑实，风痰上扰

主症：突发半身不遂，偏身麻木，口角㖞斜，语言謇涩，或见神昏谵语，烦扰不宁，头晕或痰多。气粗口臭，声高气促，大便3日以上未行，舌苔黄厚或黄褐而燥，脉弦滑，偏瘫侧脉弦滑而大。

治则：通腑化痰。

方药：以通腑化痰汤加减。生大黄10g，芒硝10g，全瓜蒌30g，胆南星10g，丹参30g。

本证型在急性期多见。方中以生大黄、芒硝通腑导滞，胆南星、全瓜蒌清化痰热，丹参活血化瘀。如药后大便通畅，则腑气通，痰热减，神志障碍及偏瘫均可有一定程度好转。本方用大黄、芒硝，应视病情及体质而定，消渴患者素体多阴虚气虚，用量过猛过大对病不利，一般用量控制在8～10g，以大便通泻、痰热积滞涤除为度，不可过量，待腑气通后应予清化痰热、活血通络。上方去大黄、芒硝，加赤芍15g，鸡血藤30g；若头晕重者，可加钩藤15g，珍珠母30g。若患者腑气已通，而见烦躁不安，彻夜不眠，舌红，脉弦细数为痰热内蕴而阴虚已见，可酌选用鲜生地黄15g，沙参10g，麦冬15g，夜交藤30g等育阴安神之品。

⑥气虚血瘀，脉络瘀阻

主症：半身不遂，肢体瘫偏，偏身麻木，口角㖞斜，口流清涎，言语謇涩，寡言少语，气短乏力，自汗出，心悸，大便溏，小便清长而多，手足肿胀，舌质暗淡，边有齿痕，舌下脉络暗紫，苔薄白或白腻，脉沉细或细弦。

治法：益气活血，通经活络。

方药：生黄芪45g，当归尾15g，赤芍10g，川芎10g，桃仁10g，藏红花6g，川地龙15g，丹参15g，鸡血藤30g，川牛膝12g。

本证多见于糖尿病脑血管病后遗症期。方中以大量黄芪甘温升阳益气，配当归养血，合赤芍、川芎、红花、地龙以活血化瘀，鸡血藤以通经活血。若偏瘫肢体属低张力型，肌肉松弛无力，可在方中加用党参以增强益气之力；病情更重者，可加用鹿茸粉冲服，蒸首乌、山茱萸、肉苁蓉，以补益肝肾，助阳化气，推动气血运行；若兼语言不利者，可加菖蒲、远志、郁金、茯苓以祛痰开窍；若瘀血征象明显，舌有瘀斑或瘀点，舌下脉络紫暗怒张者，可加服活血散（三七、水蛭、蜈蚣粉）以增强化瘀通络之功。

附：针灸疗法

中风先兆取穴：上星、百会、印堂、肩髃、曲池、足三里、阳陵泉。眩晕，加头维、风池；夜眠不安，加四神聪、神门；烦躁者，加太冲、合谷。方法：上星平刺，百会直刺，印堂斜刺，施捻转补泻法，其余穴位直刺平补平泻法，每日1次，每次30分钟。2周为1个疗程。

中经络取穴：内关、水沟、三阴交、极泉、尺泽、委中。上肢不能伸者，加曲池；手指握固者，加合谷、太冲。方法：先刺双侧内关，捻转提插组合泻法，继刺水沟，用雀啄手法。其他穴位用直刺平补平泻法，每日1次，每次30分钟。2周为1个疗程。

中脏腑取穴：闭证内关、水沟用泻法，十宣以三棱针点刺放血，每穴出血量1～2mL。脱证：内关、水沟用泻法，气海、关元、神阙施隔附子饼灸法，持续4～8小时，太冲、内庭施补法。

后遗症期取穴：口眼㖞斜，取风池、太阳、下关、地仓透颊车、健侧合谷；失语，取上星透百会、风池，取金津、玉液三棱针点刺放血，加廉泉、通里、天柱；上肢不遂，取曲池、风池、极泉、尺泽、合谷、八邪、肩髃、外关；下肢不遂，取委中、三阴交、环跳、阳陵泉、昆仑；构音障碍、吞咽障碍（假性球麻痹），取内关、水沟、风池、廉泉。以上诸穴，除特殊刺法外，均用平补平泻手法，隔日1次，每次30分钟至1小时，1～1.5个月为1个疗程。

（3）糖尿病肾病

①肝肾气阴两虚，肾络瘀滞

主症：腰膝酸痛，神疲乏力，少气懒言，咽干口燥，双目干涩，视物模糊，眩晕耳鸣，或兼心悸自汗，大便秘结，舌体胖，舌质暗，舌下脉络暗紫，苔白或少苔，脉沉细弦。

治法：滋补肝肾，益气养阴，化瘀通络。

方药：枸杞子 10g，山茱萸 10g，生地黄 30g，黄芪 30g，玄参 20g，天花粉 15g，丹参 30g，当归 12g，川芎 15g。

方中枸杞子、山茱萸滋补肝肾，黄芪、生地黄、玄参益气养阴，丹参、当归、川芎以活血通络。兼有肺胃燥热者，加生石膏、知母、花粉、石斛等；兼有血瘀者，可加丹参、赤芍、川芎、莪术、卫矛、山楂、益母草等；兼有肝郁气滞者，可加柴胡、白芍、枳实、佛手、香橼等。

②脾肾气阳两虚，肾络瘀阻

主症：腰膝酸痛，神疲乏力，畏寒肢冷，面足浮肿，脘腹胀满，纳呆便溏，夜尿多，舌胖暗有齿印，舌下脉络暗紫，苔白或腻，脉沉细无力。

治法：温肾健脾，固肾通络。

方药：仙茅 10g，淫羊藿 12g，金樱子 15g，芡实 15g，生黄芪 30g，猪苓 30g，泽泻 15g，泽兰 15g，丹参 30g，水蛭 6g。

方以二仙汤合水陆二仙丹温补脾肾，固肾摄精。黄芪、猪苓、泽泻、泽兰以益气利水，丹参、水蛭化瘀通络。兼有胃肠热结、腑实便秘者，可加大黄、厚朴、枳实、瓜蒌等；兼有外感者，可加服银翘散或感冒清热冲剂。

③气血阴阳俱虚，肾络瘀结

主症：腰膝酸痛，少气懒言，面色黧黑，唇甲舌淡，面足浮肿，畏寒肢冷，尿少或尿闭，大便或干或溏，口干不欲饮，怕冷又怕热，舌胖暗或有裂纹，舌下脉络暗紫，苔白，脉沉细无力。

治法：调补阴阳，益气活血通络。

方药：黄芪 30g，当归 15g，生地黄 15g，泽泻 10g，山茱萸 10g，枸杞子 10g，山药 15g，茯苓 12g，附子片 6g，土茯苓 30 g，车前子 15g，丹参 30g，水蛭 6g。

黄芪、当归益气养血,生地黄、泽泻、山茱萸、枸杞子、山药、茯苓、附子片育阴温阳,泽泻、车前子利水消肿,丹参、水蛭化瘀通络。兼有湿浊中阻、胃失和降者,可加服黄连温胆汤或二陈汤;兼有下焦膀胱湿热者,可加石韦、土茯苓、川草薢、车前草等;兼有浊毒水邪凌心射肺者,加服葶苈大枣泻肺汤合五苓散;有肝阳上亢者,加服天麻、钩藤、怀牛膝;兼有肝血亏虚视物模糊者,加枸杞子、菊花、谷精草等;兼有肝血亏虚、筋脉失养者,加木瓜、牛膝、白芍、甘草等;浊毒伤血者,加三七粉、白及粉、大黄粉;浊毒损伤脑络、蒙闭清窍者,可静脉滴注清开灵,或鼻饲安宫牛黄丸。

（4）糖尿病周围神经病变

①肝肾亏虚,络气虚滞

主症:腰膝酸软,神疲乏力,下肢麻木,肌肤不仁,触之木然,两足如踩棉花,腓肠肌触痛,且觉无力。舌胖嫩红,边有齿痕,苔薄净,脉沉细。

治法:滋补肝肾,益气通络。

方药:山茱萸10g,龟甲15g,狗脊15g,牛膝5g,生黄芪30g,川桂枝10g,鸡血藤10g。

山茱萸、龟甲、狗脊、牛膝以滋补肝肾,生黄芪、川桂枝、鸡血藤以益气通络。若肢体痛甚,加全蝎、蜈蚣以息风通络定痛。

②肝肾不足,络脉瘀阻

主症:始觉足趾发冷,渐次麻木,经年累月,上延至膝,渐及上肢,手指麻木,甚或痛如针刺,或如电灼,拘挛急痛,或如撕裂,昼轻夜重,轻轻抚摸,即觉疼痛。舌暗少苔,脉沉细。

治法:滋补肝肾,化瘀通络。

方药:枸杞10g,山茱萸10g,狗脊15g,牛膝15g,土鳖虫10g,丹参30g,当归12g,全蝎10g,蜈蚣2条。

枸杞、山茱萸、狗脊、牛膝以滋补肝肾,土鳖虫、丹参、当归化瘀通络,全蝎、蜈蚣息风通络。痛如针刺,加延胡索、制乳香、制没药。

③气阴两虚,络虚风动

主症:始则足趾麻木觉冷,或如虫行皮中,行走如踩棉花,渐次蔓延及膝，手指亦觉麻木，延到腕部。继而痛如针刺电灼，甚或掣痛，或如撕裂，下肢远端无汗，皮肤干燥，肌肉萎缩，肌无力，神疲自汗，口干便干，舌嫩红，边有齿痕，苔薄少津，或有剥裂。

治法：益气养阴，息风通络。

方药：黄芪 15g，太子参 15g，生地黄 15g，山茱萸 12g，全蝎 10g，蜈蚣 10g，白僵蚕 10g，当归 12g，丹参 30g，土鳖虫 10g。

黄芪、太子参、生地黄、山茱萸以益气养阴，全蝎、蜈蚣、白僵蚕息风通络，当归、丹参、土鳖虫活血化瘀通络。若腰膝酸软，加狗脊、川断。

（5）糖尿病视网膜病变

①气阴两虚，目络瘀滞

主症：疲倦乏力，气短懒言，口干咽干，或眠少自汗，舌胖暗，少苔，脉沉细。彩色多普勒对眼动脉、视网膜中央动脉测定显示，血流动力学呈低流速、高阻力型改变，眼底荧光造影见视网膜内局部微血管扩张迂曲，管径不规则。

治法：益气养阴，化瘀通络。

方药：黄芪 15g，太子参 15g，生地黄 15g，玄参 15g，葛根 15g，天花粉 15g，当归 12g，丹参 30g。

气阴两虚、目络瘀滞证多见于糖尿病视网膜病变的早期阶段，亦是糖尿病慢性并发症的共同始动环节。对该阶段进行积极地防治，可以延缓糖尿病视网膜病变的发生和发展。

②肝肾亏虚，目络瘀阻

主症：视力下降，自觉眼前黑花如蛛丝飘移，或飞蚊在眼外飞扬缭乱，或视物模糊，或视物变形。

治法：补益肝肾，化瘀通络。

方药：枸杞子 10g，菊花 10g，熟地黄 15g，生地黄 15g，山茱萸 10g，山药 15g，菟丝子 15g，茯苓 15g，牡丹皮 10g，谷精草 10g，密蒙花 10g，当归 10g，丹参 15g。

此证见于出血期，可予滋阴凉血、化瘀止血，可用生蒲黄汤加减：生蒲黄、墨旱莲、荆芥炭、生地黄、仙鹤草、槐花炭、牡丹皮、郁金、三七粉等。此证见于出血静止期，治宜化瘀通络为主，用桃红四物汤加丹参、川芎等。若湿浊留滞，眼底黄斑水肿、硬性渗出，治宜利水渗湿通络，可选泽兰、泽泻、车前子、牛膝、茯苓、薏苡仁、鬼箭羽等。

③阴阳两虚，目络瘀结

主症：视力严重障碍，甚至盲无所见，气短乏力，腰膝酸软，畏寒肢冷，颜面或下肢浮肿，大便溏泻或溏泻与便秘交替，夜尿频数，浑浊如膏，舌淡苔白，脉沉细无力。查眼底：视网膜病变多为增殖型（Ⅳ – Ⅵ期），视网膜新生血管形成，玻璃体积血，纤维增殖，可有灰白增殖条索或与视网膜相牵，甚至视网膜脱离。

治法：阴阳双补，化瘀通络，软坚散结。

方药：熟地黄 15g，生地黄 15g，山药 15g，山茱萸 12g，枸杞子 10g，菊花 10g，肉桂 6g，制附子 6g，红花 10g，丹参 15g，鸡血藤 10g，浙贝母 10g，海藻 10g，昆布 10g。

（6）糖尿病足

①气血两虚，络脉瘀阻

主症：糖尿病足早期，患肢双脚发凉、麻木，腰酸乏力，间歇性跛行，足背动脉搏动减弱，或糖尿病坏疽脓腐已去，新生肉芽红润，上皮爬生，疮面渐收，舌胖质暗苔少，脉沉细无力。

治法：益气养血，化瘀通络。

方药：生黄芪 45g，当归 10g，太子参、丹参、鹿衔草各 30g，鸡血藤 15g，红花、地龙各 12g，川芎、丝瓜络各 9g。

方中生黄芪、当归益气养血，太子参益气养阴，丹参、鸡血藤、红花、地龙、川芎、丝瓜络、鹿衔草化瘀通络。偏于阴虚者，加龟甲、鳖甲；偏于阳虚者，加狗脊、巴戟天、蚕茧、鹿角片；有足趾损害者，加补骨脂、骨碎补、续断。

②气阴两伤，络脉瘀塞

主症：患趾干黑，脓水减少，臭秽之气渐消，坏死部分与正常组织界限日趋清楚，疼痛缓解，口干，乏力，舌胖，质暗，苔薄白或薄腻，脉沉细。

治法：益气养阴，化瘀通络。

方药：生黄芪、太子参、丹参、鹿衔草各30g，麦冬、五味子、桃仁、红花、地龙各12g，川芎、丝瓜络9g，金银花15g。

方中生黄芪、太子参、麦冬、五味子益气养阴，桃仁、红花、川芎、金银花化瘀解毒，地龙、丝瓜络化瘀通络。足部肤瘀暗，舌质暗而有瘀斑者，可加水蛭、莪术；足部不温，趺阳脉微弱或消失，舌质淡边有齿痕者，加鹿角片、巴戟天、杜仲、蚕茧。

③湿热毒盛，络脉瘀塞

主症：患趾腐黑湿烂，脓水色败臭秽，坏疽有蔓延趋势，坏死部分向近心端扩展并累及旁趾，足部红肿疼痛，边界不清，甚者肿及小腿，可伴有发热。舌质暗红或淡、苔黄腻，脉沉滑。

治法：清热利湿，解毒通络。

方药：苍术、黄柏、牛膝、薏苡仁、萆薢、金银花各12g，生地黄、蒲公英各30g，川黄连、红花各9g，忍冬藤15g，赤芍15g，牡丹皮10g，丹参18g。

方中苍术、黄柏、牛膝、薏苡仁、萆薢以清热利湿，金银花、忍冬藤、川黄连、蒲公英清热解毒，生地黄、赤芍、牡丹皮清热凉血，赤芍、丹参、红花化瘀通络。大便不通者，加川厚朴、生大黄、枳实；口干、舌质光红少苔者，加玄参、天花粉。

（7）糖尿病阳痿

①肾阳不足

主症：阳痿阴冷，精薄精冷，头晕耳鸣，面色㿠白，精神萎靡，腰膝酸软，畏寒肢冷，短气乏力，舌淡胖润，或有齿痕，脉沉细尺弱。

治法：温补肾阳。

方药：右归丸加减。鹿角胶10g，附子6g，肉桂6g，熟地黄12g，菟丝子10g，当归12g，杜仲10g，丹参30g，山茱萸10g，枸杞子10g，巴戟天12g，韭菜子15g，金樱子15g。

②心脾两虚

主症：阳痿不举，精神不振，心悸气短，乏力自汗，形瘦神疲，夜寐不安，胃纳不佳，面色不华，舌质淡，脉沉细。

治法：补益心脾。

方药：归脾汤加减。黄芪 15g，白术 10g，茯神 12g，龙眼肉 12g，丹参 30g，当归 12g，远志 21g，酸枣仁 30g，菟丝子 10g，韭菜子 15g，金樱子 15g，甘草 6g。

③湿热下注

主症：阳痿茎软，阴囊潮湿，臊臭或痒痛，下肢酸困，小便短赤，舌苔黄腻，脉濡数。

治法：清热利湿。

方药：龙胆泻肝汤加减。龙胆草 6g，黄芩 10g，山栀子 10g，泽泻 10g，车前子 10g，当归 10g，柴胡 10g，生地黄 15g，薏苡仁 30g，土茯苓 30g，甘草 6g。

④肝郁气滞

主症：阳痿失用，情志抑郁或易激动，失眠多梦，腰膝酸软，舌暗苔白，脉沉弦细。

治法：疏肝理气，兼以活血。

方药：四逆散加减。柴胡 10g，枳壳、枳实各 10g，当归 10g，赤芍、白芍各 15g，蜈蚣 2 条，佛手 12g，刺猬皮 10g，丹参 30g，甘草 6g。

（8）糖尿病神经源性膀胱

①中气不足

主症：小腹坠胀，时欲小便而不得出，神疲气短，食欲不振，纳食减少，语声低细，舌质淡，苔薄白，脉沉弱。

治法：补中益气，化气行水。

方药：补中益气汤合春泽汤。黄芪 15g，人参 10g，当归 10g，陈皮 10g，白术 10g，升麻 6g，柴胡 10g，土茯苓 15g，桂枝 10g，猪苓 30g，泽泻 10g，甘草 6g。

②肾气不足

主症：少腹胀满，小便排出无力，或淋漓不畅，或尿失禁，腰膝酸疼，四末不温，舌质淡、苔薄白，脉沉细而尺弱。

治法：补肾化气利尿。

方药：济生肾气丸加减。熟地黄12g，川牛膝12g，山药15g，肉桂10g，牡丹皮10g，车前子10g，泽泻10g，附子6g，土茯苓15g，山茱萸10g。

③下焦湿热

主症：小便点滴难出，量少短赤灼热，伴尿痛、尿频、尿急，小腹胀急，口苦口黏，或口渴不欲饮，或大便不畅，舌质红，苔根黄腻，脉沉数或濡数。

治法：清利湿热，通利小便。

方药：八正散加减。黄柏10g，石韦15g，车前草15g，瞿麦10g，滑石15g，甘草梢6g，栀子10g，通草6g，大黄6g，土茯苓15g。

④肝郁气滞

主症：小便不通或通而不爽，情志抑郁，多烦易怒，胁腹胀满，夜寐不安，口苦吞酸，舌红苔薄黄，脉弦。

治法：疏利气机，通利小便。

方药：四逆散合沉香散加减。柴胡10g，枳壳10g，当归10g，赤芍15g，沉香粉3g（冲），石韦15g，滑石15g，甘草梢6g，冬葵子10g，王不留行12g。

（9）糖尿病胃轻瘫

①肝胃郁热

主症：食入吞咽困难，胸骨后不适，口渴喜冷饮，烦躁易怒，胸中烧灼感，舌质红、苔黄糙，脉弦滑或弦数。

治法：清泻肝胃。

方药：四逆散合玉女煎加减。柴胡10g，黄芩10g，枳壳10g，赤芍15g，生石膏30g，地黄15g，麦冬10g，知母10g，牛膝12g，厚朴10g。

②脾虚痰凝

主症：吞咽困难，胃脘痞闷，纳少体倦，呕恶痰多，舌苔黏腻，脉濡缓。

治法：健脾化痰。

方药：四君子汤合二陈汤加减。党参 12g，白术 10g，茯苓 12g，陈皮 10g，半夏 10g，厚朴 6g，甘草 6g。

③脾胃虚弱

主症：胸脘不舒，痞塞胀满，食后膨胀，食欲减退，喜热喜按，得温则舒，四肢不暖，气短乏力，体倦懒言，大便稀溏，舌淡苔白，脉沉细或虚大无力。

治法：补气健脾，升清降浊。

方药：补中益气汤加减。黄芪 15g，党参 15g，白术 12g，甘草 5g，当归 10g，陈皮 10g，柴胡 10g，升麻 6g。

④痰湿内阻

主症：胸脘痞塞，满闷不舒，头目眩晕，胸闷不饥，食欲不振，恶心呕吐，身重倦怠，或咳痰不爽，大便不爽，舌苔油腻，脉滑。

治法：祛湿化痰，顺气宽中。

方药：平陈汤加减。半夏 10g，陈皮 10g，茯苓 12g，厚朴 10g，甘草 6g，枳实 10g，砂仁 10g。

⑤肝气郁滞

主症：胸脘不舒，痞塞满闷，食欲不振，心烦易怒，胸胁胀满，或时作叹息，舌苔薄白，脉弦。

治法：疏肝解郁，理气消滞。

方药：柴胡疏肝饮加减。柴胡 10g，陈皮 10g，白芍 15g，枳壳 10g，川芎 10g，香附 10g，甘草 6g，郁金 10g。

（10）糖尿病便秘

①胃肠实热

主症：大便干结，小便短赤，面红心烦，或有身热，口干口臭，腹胀或痛，舌红苔黄燥，脉滑数。

治法：通腑泄热。

方药：小承气汤合白虎汤加减。枳实 10～15g，大黄 6～10g，厚朴 10～30g，生石膏 30g，地黄 30g，知母 15g。

②气虚便秘

主症：大便燥结或软，多时不行，虽有便意，努责乏力，难于解下，挣则汗出，气短，便后虚疲至极，倦怠懒言，语声低怯，腹不胀痛，或有肛门脱垂，形寒面白，唇甲少华，舌淡嫩、苔薄白，脉虚弱。

治法：补气健脾，润肠通便。

方药：黄芪汤加减。黄芪 30g，陈皮 10g，火麻仁 30g，生白术 30g，枳实 10～15g。

③血虚阴亏便秘

主症：大便干燥，排便困难，形体消瘦，咽干少津，面色不泽，心慌头晕，唇甲淡白，舌质淡或舌红少津，脉细或细数无力。

治法：养血滋阴，润燥通便。

方药：润肠丸加减。当归 12g，生地黄 20g，火麻仁 20g，杏仁 10g，枳壳 10g，瓜蒌仁 15g。

（11）糖尿病腹泻

①湿热中阻

主症：泻下急迫，或泻而不爽，色黄褐或带黏液，气味臭秽，肛门灼热，烦热口渴，小便短赤，舌苔黄腻，脉滑数或濡数。

治法：清热利湿。

方药：葛根芩连汤加减。葛根 10g，黄芩 10g，黄连 10g，甘草 6g，藿香 10g，佩兰 10g，薏苡仁 30g。

②脾虚湿盛

主症：大便时溏时泻，迁延反复，完谷不化，饮食减退，食后脘闷不舒，稍进油腻食物则大便次数明显增多，神疲乏力，面色萎黄，舌淡苔白，脉细弱。

治法：健脾益气，利湿止泻。

方药：参苓白术散加减。人参 10g，炒白术 15g，炒山药 15g，茯苓 10g，砂仁 10g，白扁豆 15g，炒薏苡仁 30g，莲子肉 15g，陈皮 10g。

③肝脾不和

主症：泻前不痛，泻下夹有不化食物，泻后痛不减或重，每遇情志不畅而诱发，胸脘胀闷或窜痛，饮食不振，吞酸嗳气，矢气，舌质淡、少苔，脉弦。

治法：疏肝健脾止泻。

方药：痛泻要方加减。炒白术 15g，炒山药 15g，白芍 12g，陈皮 10g，防风 6g，黄连 6g。

④脾肾阳虚

主症：黎明之前脐腹作痛，肠鸣即泻，泻后则安，形寒肢冷，腰膝酸软，舌淡苔白，脉沉细。

治法：温补脾肾，固涩止泻。

方药：理中汤合四神丸加减。党参 15g，干姜 10g，炒白术 15g，炙甘草 6g，补骨脂 10g，炒山药 15g，肉豆蔻 15g。

（12）糖尿病泌汗异常

①阴阳失调

主症：上半身多汗，下半身少汗或无汗，怕冷又怕热，失眠多梦，每遇情绪波动时，常易自汗，甚则汗出淋漓，舌暗苔白，脉沉细。

治法：调和阴阳。

方药：桂枝加龙骨牡蛎汤加味。桂枝 6g，白芍 15g，五味子 10g，龙骨 30g，牡蛎 30g，浮小麦 30g，炙甘草 6g。

②肺脾气虚

主症：心胸头面汗出，进食尤甚，面色㿠白，气短乏力，心悸健忘，纳呆便溏，舌质淡嫩，脉象虚弱。

治法：补益脾肺，固表止汗。

方药：玉屏风散加减。黄芪 30g，白术 12g，防风 10g，党参 12g，黄精 30g，炙甘草 6g，龙骨 30g，牡蛎 30g。

③心肾阴虚

主症：心胸汗出，虚烦失眠，心悸健忘，头晕耳鸣，咽干舌燥，腰酸膝软，多梦遗精，骨蒸潮热，小便短赤，舌红苔白，脉象细弱。

治法：补益心肾，敛阴止汗。

方药：六味地黄丸加减。山茱萸 15g，熟地黄 12g，山药 10g，茯苓 12g，牡丹皮 10g，泽泻 10g，五味子 10g，银柴胡 10g，女贞子 12g，墨旱莲 12g。

（六）重视糖尿病调护

1.控制饮食

适当限制米、面等主食的摄入，适当摄入瘦肉、蛋、豆乳类及水产品等食物，多食富含纤维素及维生素的新鲜蔬菜。忌食肥甘油腻之品，如肥肉、动物油、动物内脏、白糖、红糖、冰糖、各种甜点、甜饮料等，不宜抽烟饮酒。辨证配膳及食疗：阴虚燥热证可选用凉拌苦瓜、苦瓜玉米须汤、蚌肉苦瓜汤等；气阴两虚证可选用鸽肉山药玉竹汤、猪胰煲山药、猪胰煲北芪、玉米须煲乌龟、枸杞煲兔肉等；阴阳两虚者可选用韭菜煮蛤蜊肉；合并高血压，可选用冬瓜草鱼汤、芹菜拌豆腐丝等；合并冠心病，可选用凉拌洋葱、凉拌木耳、丹参葛根汤等。糖尿病患者选用下列食品可有辅助治疗作用：南瓜、苦瓜、麦麸、燕麦、荞麦、荞麦、豆类、黄鳝、田螺、甲鱼、海带、芹菜、苋菜、荠菜、木耳、香菇、洋葱、冬瓜等。

2.适当活动

糖尿病患者在无严重并发症时应多参加体育活动，如慢跑，散步，打太极拳、八段锦、养生操等，应循序渐进、持之以恒。太极拳、八段锦、气功可以增强新陈代谢，提高神经系统、呼吸系统、循环系统的功能，可降低血压、降低血糖，对糖尿病、高血压等多种慢性疾病有较好的疗效。可选用内养功、松静功、鹤翔庄功等。

3.生活规律、情绪稳定

建立规律的生活习惯，劳逸结合，起居有常，适应气候寒温变化，预防外邪侵袭。情绪稳定，心情舒畅，有利于疾病康复。

4. 注意个人卫生

糖尿病患者极易并发感染，因此要讲卫生，勤换衣、勤洗澡、保持皮肤清洁；注意口腔卫生；保持外阴清洁，防止泌尿系统感染；加强足部保护：每天用温水及软皂洗脚，保持双脚的卫生，每日检查足部，当发现有水疱、皮裂、磨伤、鸡眼、胼胝、甲沟炎时应及时处理以防感染，不要赤足行走，严禁使用强刺激的消毒药物如碘酒等涂擦患处，袜子要平软，鞋要合脚、透气性能好。每日坚持小腿及足部轻轻按摩有利于局部血液循环。

四、验案精选

（一）滋阴清热法治疗糖尿病验案

李某，男，62岁，干部。初诊日期：2021年9月20日。

主诉：多饮、多尿2个月余。现病史：2021年7月无明显诱因出现多饮、多尿，在北京某大医院查空腹血糖11.4mmol/L，尿糖（+++），诊为糖尿病。予饮食控制及二甲双胍口服（每日750mg）治疗，症状有所缓解，空腹血糖降至8.6mmol/L，尿糖（+）。近1个月因出差过度疲劳，饮食未严格控制，多饮、多尿症状加重。二甲双胍加至每日1500mg，症状无缓解。现症：口渴多饮，日饮水约4500mL，尿频量多，夜尿3次，主食每日350g，仍有饥饿感。大便干结，3日1次，呈球状，舌质红，苔黄燥，脉弦数。查体：形体适中，心肺、肝脾未见异常，身高168cm，体重62kg，血压130/80 mmHg。实验室检查，空腹血糖13.6mmol/L，餐后2小时血糖16.2mmol/L，尿糖（++++），糖化血红蛋白11.8%，血胆固醇6.1mmol/L，甘油三酯3.5mmol/L，高密度脂蛋白0.88mmol/L，眼底、心电图、胸片检查未见异常。西医诊断：2型糖尿病，血脂异常症。中医诊断：消渴。中医辨证：肺胃热盛，二阳结热。治则：滋阴清热，清泻二阳。方药：生石膏60g（先煎），知母15g，天花粉30g，生地黄30g，玄参30g，葛根15g，枳实15g，厚朴15g，生大黄10g，（后下），黄连10g，玉竹30g，决明子30g，甘草6g。7剂，每日1剂，水煎分 2 次服。原服二甲双胍继服。医嘱：控制主食，清淡饮食，少食辛辣肥甘之品，戒烟限酒；适当运动、以散步为主，可配合八段锦、太极拳；起居规律，不熬夜；保持心情舒畅。

二诊：2021 年 9 月 20 日。服药 7 剂，口渴饥饿感、减，大便通畅，舌质红，苔薄黄，脉沉弦。空腹血糖 11.6mmol/L，餐后 2 小时血糖 13.2mmol/L，尿糖（+++）。中医辨证：肺胃热盛。治则：滋阴清热。方药：生石膏 30g(先煎)，知母 15g，天花粉 30g，生地黄 30g，玄参 30g，葛根 15g，枳实 15g，厚朴 15g，玉竹 15g，决明子 15g，黄连 10g，甘草 6g。14 剂，每日 1 剂，水煎分 2 次服。继服二甲双胍。医嘱同上。

三诊：2021 年 10 月 7 日。服药 14 剂，多饮、多尿、饥饿感等症状基本消失，大便通畅，舌质红，苔薄黄，脉沉弦。空腹血糖 8.4mmol/L，餐后 2 小时血糖 10.2mmol/L，尿糖（+）。中医辨证：肺胃热盛。治则：滋阴清热。方药：生石膏 30g，（先煎），知母 15g，天花粉 30g，生地黄 30g，玄参 30g，葛根 15g，决明子 15g，黄连 10g，甘草 6g。21 剂，每日 1 剂，水煎分 2 次服。继服二甲双胍。医嘱同上。

四诊：2021 年 10 月 28 日。服药 21 剂，症状基本消失，大便通畅，舌质偏红，苔薄白，脉沉弦。空腹血糖 7.4mmol/L，餐后 2 小时血糖 8.7mmol/L，糖化血红蛋白 7.6%，血胆固醇 4.7mmol/L，甘油三酯 2.1mmol/L，高密度脂蛋白 1.3mmol/L。病情好转。继服上方 14 剂，以巩固疗效。

【按语】

中医历代文献大多认为消渴病的基本病机为阴虚燥热，这种观点一直指导着古今临床医家论治消渴。中医经典医籍《内经》奠定了消渴病阴虚燥热观的基础，认为过食肥甘、情志失调、五脏柔弱等因素与消渴病的发病有密切关系，指出胃肠热结，津液耗伤是消渴病的主要病机，如《素问·阴阳别论》曰："二阳结谓之消。"继《内经》之后，东汉张仲景在《金匮要略》中也以阴虚燥热立论，认为胃热肾虚是消渴病的基本病机，创白虎汤、白虎加人参汤、肾气丸等治疗方剂。唐代《备急千金要方》云："夫内消之为病，当由热中所作也。"收载了治疗消渴病的方剂 52 首，用药以天花粉、麦冬、黄连、地黄等清热滋阴生津之品为多。金元时期的刘河间、张子和等发展了三消理论，提倡三消燥热学说，主张治三消当以清热泻火、养阴生津为要。清代《医学心悟》说："三消之证，皆燥热结聚也。"《临证指南医案》则明确指出："三消之症，虽有上、中、下之分，其实不越阴亏阳亢、津涸热淫而已。"至今仍认为消渴病的基本病机在于阴津亏耗，燥热偏盛，阴虚为本，燥热为标。基于对消渴病阴虚燥热的病机认识，滋阴清热一直是古今医家辨治消渴的总则。清代医家程国彭在《医学心悟》中指出："大法，治上消者，宜润其肺，兼清其胃……治中消者，宜清其胃，兼滋其肾……治下消者，宜滋其肾，兼补其肺。"基本概括了滋阴清热的治疗方法。肺胃热盛者多选用白虎汤、玉女煎、白虎加人参汤、消渴方、二冬汤、甘露饮、竹叶石膏汤、凉膈散等，二阳结滞、肠燥津伤，多选用调胃承气汤、小承气汤、增液承气汤；阴虚火旺者多选用知柏地黄汤、大补阴丸等。滋阴清热最常用的药物是生地黄、天花粉、麦冬、知母、石膏、黄连、芦根、石斛、沙参、芍药、甘草、龟甲、枸杞子等。这些至今仍是治疗消渴病的有效方药。

分析本案主症口渴多饮，尿频量多，多食易饥，大便干结，舌红苔黄燥，脉弦数。基本病机为肺胃热盛，二阳结热。治宜滋阴清热，清泻二阳。方药以白虎汤合增液承气汤加减。二诊，二阳结热已解、肺胃热盛仍在，治宜滋阴清热，方药以白虎汤合增液汤加减。糖尿病的高血糖与多饮、多尿、多食的三多症状，与中医阴虚燥热病机成正相关；血糖持续升高则三多症状典型，阴虚燥热证候明显；血糖控制良好则三多症状及阴虚燥热证候不明显。古代不能够查血糖也没有健康查体，因此大多患者实际上血糖已经很高，出现了典型的多饮、多尿、多食、消瘦的三多一少症状，阴虚燥热证候十分明显时才去看病，故古代消渴病的三多一少症状十分明显，阴虚燥热证候比较多见。现代健康查体较普及，大多患者血糖不是很高即可诊治，因此，现代消渴病的三多一少症状多不明显，阴虚燥热证候也相对较少。一般肺胃热盛、二阳结热证多见于血糖控制不好或血糖持续升高阶段，随着血糖得到控制，肺胃热盛证将逐渐减轻并向气阴两虚证转化。

【跟诊手记】

根据患者初诊主症，中医辨证为肺胃热盛，二阳结热。治则采用滋阴清热，清泻二阳。方药以白虎汤合增液承气汤加减。方中生石膏、知母、黄连清肺胃之热；天花粉、葛根生津止渴；生地黄、玄参、枳实、厚朴、生大黄滋阴增液，清泻二阳。高彦彬治疗糖尿病常用药对，如生石膏配知母，清热生津止渴。生石膏辛甘大寒，入肺、胃二经，清热生津，除烦止渴，为治疗糖尿病的要药；知母苦甘性寒，入肺、肾、胃三经，苦寒清热，甘寒滋阴润燥；生石膏配知母，清泄气分大热，清泄肺胃之热，滋阴除烦止渴，主治阳明热盛、气分大热、肺胃热盛所致之消渴病证，具有清热泻火、生津止渴功效，有较好降低血糖作用。再如黄连配生地黄，养阴清热生津。黄连苦寒，入心、肝、胃、大肠经，清热燥湿，泻火解毒，长于清心胃之火；生地黄甘苦性寒，入心、肝、肺经，清热凉血，养阴生津。黄连配生地黄乃千金黄连丸，主治阴虚热盛之消渴，有较好的降低血糖作用。另外，本案高彦彬用决明子，其意有二：一是取决明子润肠通便，治疗糖尿病便秘；二是依据决明子降血压、降血脂的现代药理作用，治疗糖尿病伴发的血脂异常症。决明子味苦、甘、咸，性微寒，入肝、肾、大肠经；可润肠通便，降脂明目，临床可治疗糖尿病合并便秘、高血脂、高血压。高彦彬用玉竹，其意有三：一是取玉竹养阴清热、生津止渴作用，治疗糖尿病口渴多饮症；二是取玉竹大量使用有滋腻之效，用于治疗糖尿病多食易饥症；三是取玉竹降糖、降压、降脂的现代药理作用，治疗糖尿病伴发的血脂异常症。

高彦彬治疗糖尿病不仅重视中医辨证论治，而且重视基础治疗。如控制饮食，清淡饮食，少食辛辣肥甘之品，戒烟限酒；适当运动，以散步为主，可配合八段锦、太极拳；起居规律，不熬夜；保持心情舒畅等。另外，高彦彬对患者和蔼可亲、十分耐心，耐心地听取患者诉说，给患者讲解糖尿病的危害、如何饮食、如何运动、中药如何煎服等；他诊察患者十分细心，一丝不苟，生怕遗漏信息，造成误诊漏诊；他体谅患者的痛苦，对患者十分关心，对初诊患者、心情抑郁的患者总是耐心地讲解如何调理心情，鼓励患者树立战胜疾病的信心，用无微不至的关怀去温暖每一个患者。他对患者的耐心、细心、关心，体现出他治病救人、心有大爱的高尚医德。

（二）益气养阴清热法治疗糖尿病验案

任某，汉族，女，55岁，干部。初诊日期：2019年3月28日。

主诉：口渴多饮1个月余。现病史：于2019年2月无明显诱因出现口渴多饮，伴随消谷善饥，腰膝酸软，失眠，倦怠乏力，未诊治。刻下症：口渴而多饮，多食易饥，小便倍增，体重减轻，倦怠乏力，腰膝酸软，失眠，大便秘而不爽，舌红光少苔，脉沉细无力。理化检查：空腹血糖12.1mmol/L，餐后2小时血糖14.3mmol/L，糖化血红蛋白9.6%。身高160cm，体重65kg。平素嗜食肥甘食品、性情急躁、否认糖尿病家族史。西医诊断：2型糖尿病。中医诊断：消渴。中医辨证：肾气阴两虚，肺胃燥热。中医治法：益气养阴滋肾，兼清肺胃燥热。处方：生脉散、六味地黄汤、白虎汤加减。生黄芪30g，麦冬20g，北沙参20g，生地黄15g，熟地黄15g，生山药15g，山茱萸15g，五味子10g，天花粉30g，生石膏30g，知母15g，黄连10g，石斛20g。14剂，水煎服，日1剂，分两次服。医嘱：控制主食，清淡饮食，少食辛辣肥甘之品，戒烟限酒，适当运动，以散步为主，可配合八段锦、太极拳；起居规律，不熬夜；保持心情舒畅；食疗以凉拌苦瓜、玉米须代茶饮。

二诊：2019年4月28日。服药14剂后，渴而多饮，消谷善饥，小便倍增，倦怠乏力，腰膝酸软诸症减轻，仍有失眠，大便干。舌红少苔，沉弦细。理化检查：空腹血糖9.1mmol/L，餐后2小时血糖10.5mmol/L。中医辨证：肾气阴两虚，肺胃燥热。中医治法：益气养阴滋肾，清肺胃燥热，兼通腑安神。处方：生黄芪30g，麦冬20g，北沙参20g，知母15g，生地黄15g，熟地黄15g，生山药15g，山茱萸15g，五味子10g，天花粉30g，生石膏30g，石斛20g，大黄10g，夜交藤15g，合欢皮15g，远志15g。14剂，水煎服，日1剂，分两次服用。医嘱同上。

三诊：2019年5月15日。服药14剂后，渴而多饮，消谷善饥，小便倍增，腰膝酸软、大便干诸症基本消失，仍有乏力、失眠。舌红苔薄白，脉缓无力。理化检查：空腹血糖 7.8mmol/L，餐后 2 小时血糖 9.3mmol/L，糖化血红蛋白 7%。中医辨证：肾气阴两虚。中医治法：益气养阴滋肾。处方：生脉散、六味地黄汤加减。生黄芪 30g，麦冬 20g，北沙参 20g，知母 15g，生地黄 15g，熟地黄 15g，生山药 15g，山茱萸 15g，五味子 10g，天花粉 30g，石斛 20g，酸枣仁 30g，夜交藤 15g，合欢皮 15g，远志 15g。14 剂，水煎服，日 1 剂，分两次服用。医嘱同上。

【按语】

患者为中年女性，平素嗜食肥甘食品，积热内蕴，化燥伤津，发为消渴病。正如《素问·奇病论》所言："此肥美之所发也，此人必数食甘美而多肥也，肥者令人内热，甘者令人中满，故其气上溢，转为消渴。"患者平素性情急躁、情志失调、气郁化火伤津，终致阴津亏耗、燥热偏盛，发为消渴病。正如《临证指南医案·三消》所言："心境愁郁，内火自燃，乃消症大病。"肺胃热盛伤津则渴而多饮；胃火炽盛消磨水谷则消谷善饥；燥热伤及胃肠津液，则肠燥便秘；肺胃燥热可伤阴耗气，而致肾气阴两伤；腰为肾之府，肾气阴不足、肾精不能滋养骨髓，故腰膝酸软、神疲乏力；肾气虚，开阖固摄失权，则水谷精微直趋下泄，故尿频量多、小便倍增；舌红光少苔，沉细无力，为气阴两伤之舌脉征象。四诊合参，病位在肺、胃、肾。病机为肾气阴两伤，肺胃燥热。治法：益气养阴滋肾，兼清肺胃燥热。方选生脉散合六味地黄汤益气养阴滋肾，白虎汤加减兼清肺胃燥热，生津止渴。

【跟诊手记】

本案患者主症为口渴而多饮，多食易饥，小便倍增，体重减轻，倦怠乏力，腰膝酸软，失眠，大便秘而不爽，舌红光少苔，脉沉细无力。高彦彬辨证为肾气阴两虚，肺胃燥热。治以益气养阴滋肾，兼清肺胃燥热。方以生脉散、六味地黄汤、白虎汤加减。方中生黄芪、麦冬、五味子、北沙参益气养阴，生地黄、熟地黄、生山药、山茱萸滋阴补肾，生石膏、知母、黄连清肺胃燥热，天花粉、石斛生津止渴。诸药合用，共奏益气养阴、生津止渴，兼清燥热之功，配合饮食、运动治疗获较好疗效。

224

高彦彬认为气阴两虚为消渴病常见证型，特别是年龄大、病史长的患者，约70%辨证为气阴两虚。消渴病气虚的原因多为：①阴损耗气：气属阳，津属阴，气津相关，气能生津、化津、摄津，津能载气。若阴津亏耗无以载气，可致气虚。②燥热耗气：燥热为阳邪，最易伤阴耗气。③先天不足，后天失养：先天禀赋不足，素体阳虚气弱，或劳倦内伤，久病不复而致气的生成不足。④过度安逸，体力活动减少：适当的体育锻炼可增强体质，畅通气血。若过度安逸，体力活动减少，缺乏锻炼，则气血不畅，气虚体胖。阴虚的形成多由于素体阴虚、禀赋不足，或过食肥甘积久化热伤阴，或五志化火灼伤阴液，或过用温燥药物耗伤阴液，或房事不节、劳欲伤阴。气阴两虚为消渴病的重要病机，治疗常用生脉散合增液汤益气养阴。若消渴病兼有虚热者，常用白芍、生地黄、麦冬、玄参、乌梅等，取其酸甘化阴，生津补液，兼清虚热；若消渴病兼有实热，口渴多饮、脉洪数有力，常用人参白虎汤清热生津、益气养阴；兼肾气虚常用金匮肾气丸加减，兼肾阴虚常用六味地黄丸加减。本案病位在肺、胃、肾。病机为肾气阴两伤，肺胃燥热。治以益气养阴滋肾，兼清肺胃燥热。方选生脉散合六味地黄汤益气养阴滋肾，白虎汤加减兼清肺胃燥热，生津止渴。高彦彬治疗糖尿病不仅重视中医辨证论治，而且重视综合治疗。如控制饮食，清淡饮食，少食辛辣肥甘之品，戒烟限酒；适当运动，以散步为主，可配合八段锦、太极拳；起居规律，不熬夜；保持心情舒畅等；配合食疗，指导患者多食苦瓜、木耳、南瓜，或用玉米须、番石榴代茶饮等有利于控制血糖。

（三）补肾通络平肝法治疗糖尿病肾病验案

刘某，男，56岁，干部。初诊日期：2019年3月1日。

主诉：患糖尿病12年，腰酸乏力伴尿蛋白半年余。现病史：患糖尿病12年，注射胰岛素控制血糖。高血压病史1年，服用"代文"治疗，平素吸烟、饮酒，嗜食肥甘厚味。刻下症：腰酸乏力，口干思饮，时有头晕，二便调，心烦气急，怕热汗出。舌胖质暗红，舌苔白，脉弦细数。辅助检查：空腹血糖10.3mmol/L；餐后2小时血糖13.5 mmol/L，糖化血红蛋白9.8%。尿常规：蛋白（++），潜血（+），24小时蛋白定量1.6g，血压：140/90mmHg，身高173cm，体重77kg。西医诊断：糖尿病肾病，高血压。中医诊断：消渴病肾病，眩晕。中医辨证：肝肾气阴两虚，肾络瘀滞，阴虚阳亢。中医治法：益气养阴，固肾通络，疏肝平肝潜阳。处方：生黄芪20g，生地黄15g，芡实15g，金樱子15g，倒扣草30g，柴胡10g，枳壳10g，赤芍15g，白芍15g，牡丹皮15g，炒山栀10g，天麻10g，钩藤15g，菊花10g，丹参30g，知母15g，炙甘草6g。14剂，水煎服，日1剂，分两次服用。医嘱：清淡饮食，少食辛辣肥甘之品，戒烟限酒；起居规律，不熬夜；适当运动，以散步为主；保持心情舒畅。原用西药继用，注射胰岛素控制血糖，服用"代文"控制高血压。

二诊：2019年3月16日。服药后乏力、口干、头晕、心烦气急好转，仍怕热、腰酸。舌胖质暗红，舌苔白，脉弦细数。辅助检查：空腹血糖8.3mmol/L，餐后2小时血糖10.5 mmol/L，糖化血红蛋白8.7%。尿常规：蛋白（+），潜血（-）。24小时蛋白定量0.7g，血压130/80mmHg。中医辨证：肝肾气阴两虚，肾络瘀滞，阴虚阳亢。中医治法：益气养阴，固肾通络，疏肝平肝潜阳。处方：生黄芪20g，生地黄15g，芡实15g，金樱子15g，倒扣草30g，柴胡10g，枳壳10g，枳实10g，赤芍15g，白芍15g，天麻10g，钩藤15g，菊花10g，丹参30g，知母15g，炙甘草6g，牡丹皮15g，炒山栀10g，狗脊15g，川牛膝15g。14剂，水煎服，日1剂，分两次服用，医嘱同上。

三诊：2021年9月14日。服药后乏力、口干、头晕、心烦气急明显好转，怕热、腰酸好转。舌胖质暗红，舌苔白，脉弦细。辅助检查：空腹血糖8.3mmol/L；餐后2小时血糖9.7 mmol/L，糖化血红蛋白7.8%。尿常规：蛋白（-），潜血（-）。24小时蛋白定量0.15g，血压122/70mmHg，中医辨证：肝肾气阴两虚，肾络瘀滞，阴虚阳亢。中医治法：益气养阴，固肾通络，疏肝平肝潜阳。处方：生黄芪20g，生地黄15g，芡实15g，金樱子15g，倒扣草30g，丹参30g，柴胡10g，枳壳10g，赤芍15g，白芍15g，天麻10g，钩藤 15g，菊花 10g，知母 15g，牡丹皮 15g，炒山栀 10g，狗脊 15g，川牛膝 15g。炙甘草 6g。30 剂，水煎服，日 1 剂，分两次服用。医嘱同上。

【按语】

中国古典医籍中尽管没有糖尿病肾病这一名称，但对本病的临床表现及发病机理早有论述。宋代《太平圣惠方》云："夫消肾，小便白浊如脂。"《圣济总录》云："消渴……病多传变，宜知慎忌。""此病久不愈，能为水肿痈疽之病。"又指出，消渴病久，肾气受伤，肾主水，肾气虚衰，气化失常，开阖不利，水液聚于体内而出现水肿。这里描述的消渴病日久出现水肿、尿浊如脂，与临床糖尿病肾病极为相似，并且指出本病的发病机制为消渴病日久，肾体受损，肾阳虚衰。高彦彬综合古今文献，结合长期大量病例的观察，认为糖尿病肾病为消渴日久、久病入络、久病及肾，导致肾气阴两虚，肾络瘀阻则出现尿浊、水肿、腰痛、癃闭、关格等肾系并发症，其病位在肾，继发于消渴，故称为消渴病肾病。络病是糖尿病慢性并发症的病理基础，络病依托络脉，络脉是从经脉支横别出、逐层细分、纵横交错、遍布全身，广泛分布于脏腑组织之间的网状系统。络分气络、血络。气络是人体内运行经气的网络，发挥着信息传导、自稳调控、防御卫护等功能；血络是人体内运行血液的网络，发挥着渗灌气血、濡养代谢、津血互换等功能。当络脉发生结构损伤、功能失常时即为络病。肾为先天之本、水火之宅，寓真阴元阳；肾主水，主藏精，主纳气。肾的生理功能有赖于肾之气化、固摄实现。肾络是构成肾脏结构的重要组成部分，也是实现肾脏功能的基础。肾络中气血运行，弥散流动，可调节体内水液平衡，封藏五脏六腑之精气。肾络为气血汇聚之所，因其迂曲细小，气血行缓，肾络病变多为常表现为肾络瘀滞、肾络瘀阻、肾络瘀结，虚实夹杂，正虚邪伏。

消渴病肾病的病机特点：早期多为肝肾气阴两虚、肾络瘀滞。肾气阴两虚、肾络瘀滞，固摄无权，而见尿频尿多，尿浊而甜。肝肾同源，精血互生，肝肾阴虚，目络瘀滞，精血不能上承于目而致两目干涩，视物模糊；阴虚火旺，灼伤目之血络则见眼底出血；肾阴亏虚，水不涵木，肝阳上亢则见眩晕耳鸣；肝肾阴虚，筋脉失养，瘀血阻络，则见肢体麻木疼痛。中期多为脾肾亏虚、肾络瘀阻。脾肾亏虚，运化失司，肾络瘀阻，水湿潴留，泛溢肌肤，则面足水肿；肾用失司，固摄无权则尿浊而甜。病变后期，气血阴阳俱虚，肾络瘀结，肾体劳衰，肾用失司，浊毒内停，变证蜂起。浊毒上犯，胃失和降，则恶心呕吐、食欲不振；脾肾衰败，浊毒内停，精血化生无源，则见面色萎黄、唇甲舌淡等血虚之候；水湿浊毒上凌心肺，则见心悸气短，胸闷喘息不能平卧，少尿，或全身水肿等危重证候。

本案为糖尿病肾病、高血压患者。中医辨证为气阴两虚，肾络瘀滞、肝郁化热、阴虚阳亢，治以益气养阴、固肾通络为主，兼以疏肝平肝潜阳。方选生黄芪、生地黄益气养阴；芡实、金樱子、丹参、赤芍、倒扣草益肾固精，化瘀通络，清利通络；四逆散加牡丹皮、山栀疏肝清热；天麻、钩藤、菊花平肝潜阳。

【跟诊手记】

本案患者平素嗜烟酒，过食肥甘厚味，损伤脾胃，积热内蕴，化燥伤津，发为消渴病。病程迁延，燥热伤阴耗气而致气阴两虚；病程迁延，久病及肾、久病入络，导致肾气阴两虚、肾络瘀滞，发为消渴病肾病；腰为肾之府，肾气不足故腰酸乏力；肝肾阴虚，津不上承，故出现口干；肝肾阴虚，水不涵木，肝失疏泄，肝阳上亢，故眩晕；肝肾阴虚，肝郁化热扰心，故心烦气急，怕热汗出；舌胖质暗红，舌苔白，脉弦细数为气阴两虚、肾络瘀滞、肝郁化热之舌脉征象。四诊合参，病机为肝肾气阴两虚，肾络瘀滞、肝郁化热、阴虚阳亢，治疗应以益气养阴、固肾通络为主，兼以疏肝平肝潜阳。方选生黄芪、生地黄益气养阴，芡实、金樱子益肾固精、丹参、赤芍化瘀通络，倒扣草清利通络，四逆散加牡丹皮、山栀疏肝清热，天麻、钩藤、菊花平肝潜阳。诸药合用，共奏益气养阴、固肾通络、疏肝平肝潜阳之功。辨证精准，选药精当，药证相符，疗效显著。

糖尿病肾病是由糖尿病引起的肾脏损伤，糖尿病肾病是糖尿病最主要的微血管并发症之一，是目前终末期肾病的首要原因。我国糖尿病肾病的患病率在社区患者中为30%～50%，在住院患者中为40%左右。高彦彬认为，糖尿病肾病因消渴病日久，久病入络，肝肾气阴两虚，肾络瘀阻则出现尿浊、水肿、腰疼、癃闭、关格等肾系并发症，其病位在肾，继发于消渴病，故称为消渴病肾病。高彦彬将肾脏病理与中医病机相结合，从络病论治糖尿病肾病，明显改善临床症状，减少尿蛋白，延缓糖尿病肾病肾衰进展。临床采用分期辨证论治：糖尿病肾病早期表现为肾小球肥大、肾小球高滤过，中医分期为肾络瘀滞期，病机为气阴两虚、肾络瘀滞，治用芪归地黄汤加减，益气养阴，化瘀通络。糖尿病肾病中期表现为肾小球基底膜增厚和系膜基质增生，肾小球滤过率下降，中医分期为肾络瘀阻期，病机为肝肾两虚、脾肾两虚、肾络瘀阻，治用杞菊地黄汤加减滋补肝肾通络，或用水陆二仙丹合参苓散补益脾肾通络。糖尿病肾病晚期表现为肾小球硬化，肾小球滤过率明显下降，中医分期为肾络瘀结期，病机为肾体劳衰、肾用失司、气血亏虚、浊毒内停。治宜益气养血、健脾益肾为主，配合解毒化浊、利湿消癥通络、辨证论治。

（四）益气养阴固肾通络法治疗糖尿病肾病验案

陈某，男，58 岁。初诊日期：2021 年 8 月 13 日。

主诉：患糖尿病 14 年，伴蛋白 1 年。现病史：患糖尿病 14 年，注射胰岛素控制血糖。刻下症：腰膝酸软，神疲乏力，口干，大便干，尿浊有泡沫，舌胖有齿印，舌质暗有瘀点，苔白腻，脉沉细。辅助检查：空腹血糖 10.3mmol/L。尿常规：蛋白（++），潜血（+）。24 小时尿微量白蛋白排泄量 180mg，血压 130/80mmHg。西医诊断：糖尿病，糖尿病肾病。中医诊断：消渴，消渴病肾病。中医辨证：气阴两虚，肾络瘀滞。中医治法：益气养阴，固肾通络。处方：生黄芪 30g，生地黄 30g，玄参 30g，芡实 15g，金樱子 15g，倒扣草 30g，土茯苓 30g，生大黄 8g，丹参 30g，赤芍 15g，川芎 15g，狗脊 15g，川断 15g，桑寄生 15g，炙甘草 6g。14 剂，水煎服。日 1 剂，分两次服。医嘱：清淡饮食，少食辛辣肥甘之品，戒烟限酒；起居规律，不熬夜；适当运动，以散步为主；保持心情舒畅。

二诊：2021 年 8 月 28 日。服药后大便通畅，腰膝酸软、神疲乏力、口干、尿浊有泡沫好转，仍感腰酸，乏力，舌胖有齿印，舌质暗有瘀点，苔白微腻，脉沉细。中医辨证：气阴两虚，肾络瘀滞。中医治法：益气养阴，固肾通络。处方：生黄芪50g，生地黄30g，玄参30g，芡实15g，金樱子15g，倒扣草30g，土茯苓30g，丹参30g，赤芍15g，川芎15g，狗脊15g，川断15g，桑寄生15g，炙甘草6g。14剂，水煎服。日1剂，分两次服。医嘱同上。

三诊：2021年9月14日。服药后腰膝酸软、神疲乏力、口干、尿浊有泡沫消失，乏力、口干、头晕明显好转，舌胖有齿印，舌质暗有瘀点，苔白微腻，脉沉细。空腹血糖7.1mmol/L；尿常规：蛋白（+），潜血（-）。24小时尿微量白蛋白排泄量95mg。中医辨证：气阴两虚，肾络瘀滞。中医治法：益气养阴，固肾通络。处方：生黄芪50g，生地黄20g，玄参20g，芡实15g，金樱子15g，倒扣草30g，土茯苓30g，丹参30g，赤芍15g，川芎15g，狗脊15g，川断15g，桑寄生15g，炙甘草6g。30剂，水煎服。日1剂。医嘱同上。

四诊：2021年10月14日。服药后腰膝酸软、神疲乏力、口干诸症消失，舌胖有齿印，舌质暗有瘀点，苔白，脉沉细。空腹血糖6.7mmol/L；尿常规：蛋白（-），潜血（-）。24小时尿微量白蛋白排泄量50mg。服中成药保肾康巩固疗效，医嘱同上。

【按语】

糖尿病肾病是糖尿病主要的微血管并发症之一，也是终末期肾病的主要原因。高彦彬认为，消渴日久，久病入络、久病及肾，肝肾气阴两虚，肾络瘀阻则出现尿浊、水肿、腰疼、癃闭、关格等肾系并发症，其病位在肾，继发于消渴，故称为消渴病肾病。其基本病机特点为早期肝肾气阴两虚，肾络瘀滞；中期脾肾亏虚，肾络瘀阻；晚期气血阴阳俱虚，肾络瘀结，肾体劳衰，肾用失司，浊毒内停。本案糖尿病肾病病机的特点为肾气阴两虚，湿热瘀血阻滞肾络；治法益气养阴，固肾通络。方选生黄芪、生地黄、玄参益气养阴；芡实、金樱子益肾固精；丹参、赤芍、川芎化瘀通络；土茯苓、倒扣草清利湿热通络；狗脊、川断、桑寄生补肝肾，强腰脊；大黄通腑逐瘀。诸药合用，共奏益气养阴、补肾通络之功。药证相符，故获症状改善、尿蛋白减少之较好疗效。

【跟诊手记】

　　糖尿病的基本病机为阴津亏耗、燥热偏盛，病程迁延，燥热伤阴耗气而致气阴两伤，且患病 14 年，久病入络、久病及肾、久病必瘀，终致肝肾气阴两虚，肾络瘀滞。肾主骨，腰为肾之府，肾气不足故腰膝酸软、神疲乏力；肾虚不固，肾络瘀滞，精微物质下泄，故出现尿浊有泡沫、蛋白尿；肝肾阴虚，阴津不上足，故口干，大便干；舌胖有齿印，舌质暗有瘀点，苔白腻，脉沉细，为肾气阴两虚、湿热内蕴、肾络瘀滞之舌脉之象。四诊合参，病位在肾；病机为肾气阴两虚，湿热内蕴，肾络瘀滞；治法益气养阴，固肾通络，兼以清利。方选生黄芪、生地黄、玄参益气养阴；芡实、金樱子益肾固精；丹参、赤芍、川芎化瘀通络；土茯苓、倒扣草清利湿热通络；狗脊、川续断、桑寄生补肝肾，强腰脊，壮筋骨；大黄通腑活血逐瘀。诸药合用，共奏益气养阴、补肾通络之功。

（五）益气养阴滋补肝肾通络法治疗糖尿病性视网膜病变验案

　　张某，男，58 岁。初诊日期：2021 年 10 月 10 日。

　　主诉：患糖尿病 16 年，伴口干乏力、视力下降 2 年，右眼失明 2 个月。

　　现病史：患者于 2005 年因多饮、多尿伴视物不清确诊为糖尿病，予饮食控制及口服降糖西药治疗，血糖不稳定，视力逐渐下降。2019 年 3 月在北京同仁医院眼科检查诊断为糖尿病性视网膜病变Ⅳ期，行激光治疗 3 个月。当年 9 月因负重劳作导致右眼底大出血而失明，仅有光感和可见手动，当时在北京同仁医院眼科检查发现，右眼底有一条状出血，视乳头呈增殖性玻璃体视网膜病变。经治疗视力未见恢复。眼科检查：左眼视力 0.1，眼底出血较前吸收，颞下增殖膜伴新生血管；右眼视力仅见手动，右眼仅见机化膜，玻璃体混浊。目前注射胰岛素控制血糖，每日 36IU。空腹血糖 8.7mmol/L，餐后 2 小时血糖 11.6mmol/L，尿蛋白（－）。血压：130/80mmHg。现症：左眼视物模糊不清，右眼仅有光感和手动。口干，腰膝酸软，神疲乏力，大便秘结。舌胖有齿印，舌质暗有瘀点，苔白，脉沉细。西医诊断：糖尿病，糖尿病性视网膜病变Ⅳ期。中医诊断：消渴，消渴病眼病。中医辨证：肝肾气阴两虚，目络瘀阻。中医治法：益气养阴，滋补肝肾，化瘀通络。处方：生黄芪 30g，太子参 15g，生地黄 30g，玄参 30g，葛根 15g，丹参 30g，川芎 10g，菊花 10g，密蒙花 10g，木贼草 10g，决明子 30g，牡丹皮 15g，枸杞子 12g，女贞子 15g，山茱萸 15g，当归 15g，生大黄 6g（后下），白芍 15g。14 剂，每日 1 剂，水煎分两次服。医嘱：清淡饮食，少食辛辣肥甘之品，戒烟限酒；起居规律，不熬夜；避免剧烈活动，以散步为主；保持心情舒畅。仍注射胰岛素控制血糖。

二诊：2021 年 10 月 25 日。服药后神疲乏力、口干减轻，大便通畅，仍腰膝酸软，视物模糊不清无变化。舌脉同上，上方加川续断 15 g，桑寄生 15 g，14 剂，每日 1 剂，水煎分两次服。医嘱同上。

三诊：2021 年 11 月 13 日。服药后神疲乏力、口干、腰膝酸软减轻，大便通畅。左眼视力又有下降，眼科查左眼视力 0.07，左眼颞下机化团处出血，视盘上下方玻璃体条形出血混浊，黄斑小圆点出血，右眼仍见手动，眼底检查：中心光不清。右眼颞侧机化团盘斑间变薄。舌脉同上。上方加重凉血止血之药。处方：生黄芪 30g，生地黄 30g，玄参 30g，葛根 15g，丹参 20g，当归 12g，生大黄 6g，菊花 10g，密蒙花 10g，木贼草 10g，决明子 30g，牡丹皮 15g，枸杞子 12g，女贞子 15g，山茱萸 15g，三七粉 3g（冲），生蒲黄 12g，仙鹤草 20g，槐花炭 15g，大蓟 15g，小蓟 15g，白芍 15g。14 剂，每日 1 剂，水煎分两次服。医嘱同上。

四诊：2021 年 11 月 28 日。服药后神疲乏力、口干、腰膝酸软明显减轻，大便通畅。左眼视物较前清晰，右眼仍见手动。舌脉同上。宗上方 30 剂，每日 1 剂，水煎分两次服。医嘱同上。

五诊：2021 年 12 月 28 日。服药后神疲乏力、口干、腰膝酸软基本消失，大便通畅，左眼视物较前清晰，右眼复明，眼科复查左眼视力为 0.1，右眼视力为 0.06，眼底可见激光斑，未见出血。空腹血糖 6.7mmol/L，餐后 2 小时血糖 8.6mmol/L，病情相对稳定，遂将原方配制水丸长期服用以图巩固，医嘱同上。随诊至今，病情相对稳定。

【按语】

糖尿病性视网膜病变是糖尿病主要的微血管并发症之一，若发生增殖性视网膜病变，视网膜上出现新生血管，则可引起玻璃体出血、纤维组织增生、视网膜剥离等严重后果，是失明的重要原因。有关糖尿病眼部并发症，中国历代均有医书记载。如《儒门事亲》说："夫消渴者，多变聋盲，疮癣，痤痱之类。"《证治要诀》也说："三消久之，精血既亏，或目无见。"高彦彬认为，病变早期肝肾气阴两虚，目络瘀滞，血流瘀缓，眼底可见目之络脉扩张形成葡萄珠样微血管瘤；病变中期肝肾阴虚，阴虚火旺，灼伤目络则眼底出血，或痰湿瘀阻目络，则视物模糊；病变晚期肝肾亏虚痰瘀互阻，目络瘀结则目盲失明。

本案患者患糖尿病16年，主症为视物模糊不清、口干乏力、腰膝酸软、大便秘结。舌胖有齿印，舌质暗有瘀点，脉沉细，为消渴日久，久病入络，肝肾气阴两虚，目络瘀滞导致。中医治以益气养阴，滋补肝肾，化瘀通络。方用黄芪生脉散合增液汤加减益气养阴，杞菊地黄汤加减滋补肝肾明目；当归、葛根、丹参、川芎养血活血，化瘀通络。三诊时，眼底再次出血，在原方基础上加大蓟、小蓟、生蒲黄、仙鹤草、槐花炭、三七粉，重在凉血止血。高彦彬认为，糖尿病性视网膜病变的基本病机为肝肾气阴两虚、目络瘀滞，益气养阴、滋补肝肾、化瘀通络为基本治则。若为出血期，予滋阴凉血、化瘀止血，可用生蒲黄汤加减：生蒲黄、墨旱莲、荆芥炭、生地黄、仙鹤草、槐花炭、牡丹皮、郁金、三七粉等。若为出血静止期，治宜化瘀通络为主，用桃红四物汤加丹参、川芎等。若湿浊留滞，眼底黄斑水肿、硬性渗出，治宜利水渗湿通络，可选泽兰、泽泻、车前子、牛膝、茯苓、薏苡仁、鬼箭羽等。

【跟诊手记】

糖尿病性视网膜病变属于中医之"视瞻昏渺""血灌瞳神"或暴盲的范畴。高彦彬认为，消渴日久，久病入络、久病及肾，肝肾气阴两虚，目络瘀滞导致的视物模糊、双目干涩、眼底出血、目盲失明等眼部并发症，为消渴病眼病。高彦彬临床从络病辨治糖尿病视网膜病变，主张以虚定型，以实定候。本虚分气阴两虚、肝肾亏虚、阴阳两虚3个证型，标实分为目络虚滞、目络瘀阻、热伤目络、湿浊留滞、目络瘀结5个证候。本虚三证治疗：①气阴两虚证治宜益气养阴，常用生脉散加增液汤加减；②肝肾亏虚证治宜补益肝肾，常用杞菊地黄丸加减；③阴阳两虚证治宜阴阳双补，偏于肾阴虚者用左归丸加减，偏于肾阳虚者用右归丸加减。标实五候治疗：①目络虚滞证，视力尚可，或感目睛干涩，彩色多普勒对眼动脉、视网膜中央动脉测定，显示血流动力学呈低流速、高阻力型改变，眼底荧光造影见视网膜内局部微血管扩张迂曲，管径不规则。治宜益气养血活血，常选药物有生黄芪、当归、丹参、鸡血藤等。②目络瘀阻证，视力始降，视物模糊，或视物变形。眼底可见视网膜微细血管瘤，黄白色硬性渗出，棉絮状斑点。治宜活血化瘀通络，常选药物有桃仁、红花、川芎、郁金、牡丹皮等。③热伤目络证，自觉眼前黑花如蛛丝飘移，或飞蚊在眼外飞扬缭乱。眼底：新旧点片状或火焰状出血，或伴有渗出物。治宜凉血止血，常选药物有生蒲黄、白茅根、仙鹤草、槐花炭、荆芥炭、墨旱莲、栀子等。④湿浊留滞证，见视力下降，视物昏蒙。眼底：黄斑水肿可介于单纯型和增殖型之间，见黄斑区局部视网膜增厚，水肿区有微动脉瘤，周围有硬性渗出，黄斑区大面积毛细血管异常可导致弥漫性黄斑水肿。治宜利水渗湿通络。常选药物为泽兰、泽泻、车前子、牛膝、茯苓、薏苡仁、鬼箭羽等。⑤目络瘀结证，视力严重减退，视瞻昏渺，甚则不可见。眼底：视网膜新生血管形成，玻璃体积血，纤维增殖，可有灰白增殖条索或与视网膜相牵，甚至视网膜脱离。治宜软坚散结通络。常选药物为浙贝母、海藻、昆布、煅牡蛎、三七粉（冲服）等。

对于糖尿病视网膜病变及白内障早期证属肝肾阴虚者，高彦彬认为服用石斛夜光丸，对提高视力有一定作用。此外，严格控制血糖、血压接近正常水平，保持情绪稳定，保持大便通畅对糖尿病视网膜病变的防治也是十分重要的。

本案系糖尿病性视网膜病变晚期，虽经激光治疗，但双眼底仍反复出血，左眼视力严重下降，右眼仅见手动，西医治疗十分棘手，高彦彬四诊合参，初诊中医辨证为肝肾气阴两虚、目络瘀阻。中医治法为益气养阴，滋补肝肾，化瘀通络。方用黄芪生脉散合增液汤加减益气养阴，杞菊地黄汤加减滋补肝肾明目，当归、葛根、丹参、川芎养血化瘀通络。三诊时，眼底再次出血，高彦彬在原方基础上加大蓟、小蓟、生蒲黄、仙鹤草、槐花炭、三七粉，重在凉血止血。经高彦彬辨证论治，精心治疗，使患者左眼出血得到控制，右眼复明，血糖基本正常，且疗效巩固，其辨证精准、处方用药独到之处，足启后学深思。

（六）益气养阴通络法治疗糖尿病合并冠心病验案

刘某，女 56 岁。初诊日期：2021 年 8 月 10 日。

主诉：糖尿病 10 年，发作性胸闷痛 3 年。现病史：患者于 2011 年 8 月因多饮、多尿确诊为糖尿病，予饮食控制及口服降糖西药治疗，血糖不稳定，后用胰岛素控制血糖较稳定。3 年前开始出现胸痛，疼痛位于胸骨后，多于凌晨发作，为闷痛，经休息 2～5 分钟可自行缓解，口服硝酸甘油有效，2020 年 9 月 12 日当地医院行冠脉造影检查提示右冠状动脉中段 80% 狭窄，于右冠状动脉植入支架 1 枚。予口服阿司匹林（0.1g，每日 1 次），波立维（75mg，每日 1 次），缓释倍他乐克（25mg，每日 1 次），立普妥（20mg，每晚 1 次）。但仍间断心前区憋闷，含服硝酸甘油可以缓解。2 日前因家事纠纷、情志不畅，心前区闷痛，牵及后背、两胁肋及左肩臂，就诊于中医门诊。刻下症：患者形体肥胖，阵发性心前区闷痛，向左手臂至手放射，与情绪、气候寒冷、劳累有关，两胁发胀，口干，无明显多饮、多尿，肢体沉重，乏力气短，便干，失眠，口唇淡紫，舌胖有齿印，舌质暗有瘀点，苔白，脉弦细。空腹血糖 6.9mmol/L，餐后 2 小时血糖 9.6mmol/L。心肌核素检查示左室下后壁、后间壁心肌缺血。西医诊断：冠状动脉粥样硬化性心脏病，2 型糖尿病。中医诊断：消渴，消渴病心病。中医辨证：心气阴两虚，肝郁气滞，痰瘀阻于心络。中医治则：益气养阴，疏肝理气，化痰活血通络。方药：黄芪 30g，太子参 15g，麦冬 15g，瓜蒌 20g，薤白 10g，法半夏 10g，柴胡 12g，枳实 12g，厚朴 15g，赤芍 15g，白芍 15g，川芎 15g，丹参 30g，炙甘草 9g。14 剂，每日 1 剂，水煎分两次服。医嘱：清淡饮食，少食辛辣肥甘之品，戒烟限酒；起居规律，不熬夜；避免剧烈活动，以散步为主；保持心情舒畅。仍注射胰岛素控制血糖。

二诊：2021 年 8 月 24 日。服用前方后，患者自觉心前区闷痛胸明显减轻，发作次数减少，两胁发胀明显减轻，口干、乏力、气短减轻，大便通畅，仍有失眠，舌胖有齿印，舌脉同上。空腹血糖 6.4mmol/L，餐后 2 小时血糖：8.6mmol/L。故前方加炒枣仁 30g 养心安神，14 剂，每日 1 剂，水煎分两次服。医嘱同上。

三诊：2021 年 9 月 10 日。患者心前区闷痛、两胁发胀、口干、乏力基本消失，失眠好转，偶有胸闷、气短，大便不成形，舌胖有齿印，舌质暗有瘀点，苔白，脉沉细。中医辨证：心气阴两虚，心络瘀阻。中医治则：益气养阴，化痰活血通络。方药：黄芪 60g，太子参 15g，麦冬 15g，瓜蒌 15g，薤白 10g，法半夏 10g，赤芍 15g，白芍 15g，川芎 15g，丹参 30g，莪术 15g，炙甘草 9g。14 剂，每日 1 剂，水煎分两次服。医嘱同上。

四诊：2021 年 9 月 10 日。患者自觉诸症基本消失，舌胖，舌质暗有瘀点，苔白，脉沉细。守方 14 剂。随访半年，患者在当地间断服用上方。病情稳定。

【按语】

消渴病心病为消渴病日久，久病入络，导致心气阴两虚，心之络脉瘀阻，则出现胸痹、心痛、心悸、怔忡等心系并发症。消渴病心病的病机特点为本虚标实：本虚多为心气阴两虚或心阳气虚；标实多为气滞、血瘀、痰浊、热蕴、寒凝阻于心之络脉，导致心之络脉病变。心络病变规律为心络瘀滞、心络瘀阻、心络绌急、心络瘀塞。治疗以益气养阴、化痰通络为核心，根据心气、心阴、心阳之不足及心之络脉病变形成的原因（气滞、血瘀、痰浊、热蕴、寒凝等）辨证论治。

本案初诊主症为形体肥胖，心前区闷痛，两胁发胀，口干，便干，乏力气短，舌胖质暗有瘀点，脉弦细。高彦彬辨证为心气阴两虚，肝郁气滞，痰瘀阻于心络。治以益气养阴，疏肝理气，化痰活血通络。方选黄芪生脉散加减益气养阴，四逆散加减疏肝理气通络，瓜蒌薤白半夏汤加减宣痹通阳、化痰通络，加赤芍、川芎、丹参化瘀通络。益气养阴治其本，理气通络、化痰通络、化瘀通络治其标，紧扣病机，辨证精准，选方用药精当，疗效较好。

【跟诊手记】

本案患者糖尿病10年，发作性胸闷痛3年，诊为消渴病心病。初诊主症为形体肥胖，阵发性心前区闷痛，向左手臂至手放射，两胁发胀，口干，便干，乏力气短，舌胖质暗有瘀点，脉弦细。病机分析：消渴病基本病机为阴虚燥热，消渴病日久，伤阴耗气而致气阴两虚；津液代谢异常，津液凝聚为痰，血液凝聚为瘀，痰瘀阻络，导致心气阴两虚，心之络脉瘀阻，故出现口干，便干，乏力气短，阵发性心前区闷痛，舌暗有瘀点；肝郁气滞则两胁发胀、脉弦；形体肥胖为多痰多湿。四诊合参，中医辨证为心气阴两虚，肝郁气滞，痰瘀阻于心络。治以益气养阴，疏肝理气，化痰活血通络。方选黄芪生脉散加减益气养阴；四逆散加枳实、厚朴理气通络；瓜蒌薤白半夏汤加减宣痹通阳，化痰通络；赤芍、川芎、丹参化瘀通络。诸药合用，益气养阴，疏肝理气，化痰活血通络。药证相符，疗效显著。

高彦彬认为消渴日久，久病入络，导致心气阴两虚，心之络脉瘀阻，可出现胸痹、心痛、心悸、怔忡等心系并发症，继发于消渴病，故称为消渴病心病。其基本病机为心气阴两虚或心阳气虚，心络瘀阻。其病位在心，心络病变是消渴病心病的病理基础，心络病变规律为心络瘀滞、心络瘀阻、心络绌急、心络瘀塞等。临床从络病论治获较好疗效。消渴病心病证属气阴两虚、心络郁滞者，治宜益气养阴，理气通络。方用生脉散合旋覆花汤加减，生脉散益气养阴，旋覆花降气祛痰，常加川芎、郁金理气活血，降香流气畅络。若大便干结，可加瓜蒌、大黄；若心气虚明显，可加黄芪、人参；若气郁明显，症见胸胁胀痛，或窜痛，每因情志刺激发作或加重，可加四逆散、香橼、佛手等。证属气阴两虚、心络瘀阻者，治宜益气养阴，化瘀通络。方用生脉散合瓜蒌薤白半夏汤加减，常加丹参、赤芍、川芎、水蛭活血化瘀通络，郁金、降香理气通络。证属气阴两虚、心络瘀塞者，治宜益气养阴，通络止痛。方药：人参、麦冬、五味子、延胡索、降香、制乳香、制没药、全蝎、水蛭等，若大汗淋漓，四肢逆冷属心阳欲脱，重用红参、炮附子、山茱萸，同时静点参附针以回阳救逆。消渴病心病合并心衰证属心气虚衰、络瘀水停者，治宜益气通络，利水消肿。方药：黄芪、人参、葶苈子、猪苓、茯苓、泽泻、泽兰、车前子、丹参、桂枝等。消渴病心病合并心律失常证属气阴两虚、心神失养者，治宜益气养阴，通络安神。药用人参、麦冬、五味子益气养阴，桑寄生补宗气助络气，山茱萸、酸枣仁益心阴，丹参、赤芍、甘松活血通络，黄连清心安神，龙骨重镇安神。

（七）益气补肾通络法治疗糖尿病周围神经病变验案

张某，男，78 岁。初诊日期：2020 年 8 月 10 日。

主诉：糖尿病 17 年，伴双下肢无力麻木疼痛 3 年。现病史：患者于 2003 年 8 月因多饮、多尿确诊为糖尿病，予饮食控制及口服降糖西药治疗，血糖不稳定，后用胰岛素控制血糖较稳定。3 年前开始出现双下肢无力、麻木、疼痛，曾在北京多家医院诊疗，均诊为糖尿病周围神经病变，曾服甲钴胺、依帕司他，静脉滴注硫辛酸注射液，病情无明显好转，求中医诊治。现症：双下肢大腿内侧、膝关节以下、足部持续性麻木疼痛，伴灼热感，下肢时有抽动，夜间加剧，影响睡眠，双上肢麻木，口干，乏力，腰部软无力，大便干，舌胖暗有瘀点，苔白，脉沉细。双侧踝反射减弱，痛觉、压力觉异常。空腹血糖 7.4mmol/L，餐后 2 小时血糖 10.6mmol/L。西医诊断：2 型糖尿病，糖尿病周围神经病变。中医诊断：消渴，消渴病痹痿。中医辨证：肝肾阴虚，络气虚滞，络脉瘀阻。中医治则：滋补肝肾，益气养阴，化瘀通络。方药：山茱萸 15g，龟甲 15g，狗脊 15g，牛膝 5g，生黄芪 30g，生地黄 30g，土鳖虫 10g，丹参 30g，当归 12g，鸡血藤 30g，全蝎 10g，蜈蚣 2 条。14 剂，每日 1 剂，水煎分两次服。用药渣加温水（40℃以下）泡洗双足部，并配合揉按双侧足三里、委中、承山、三阴交、足背及足底。医嘱：清淡饮食，少食辛辣肥甘之品，戒烟限酒；起居规律，不熬夜；避免剧烈活动，以散步为主；保持心情舒畅；保证足部卫生及避免足部受伤。仍注射胰岛素控制血糖。

二诊：2020 年 8 月 25 日。采用以上方法综合治疗两周，双下肢麻木疼痛范围减小、疼痛减轻，下肢抽动消失，夜间麻木疼痛明显减轻，已不影响睡眠，大便通畅。口干，乏力，腰软无力减轻。舌脉同上，宗上方 14 剂，每日 1 剂，水煎分两次服。用药渣泡洗双足部，并配合双足部揉按。医嘱同上。

三诊：2020 年 9 月 17 日。双下肢麻木减轻，灼热感、疼痛基本消失，睡眠可，大便通畅，仍有乏力，腰软。舌脉同上。宗上方加川续断 15g，桑寄生 15g。30 剂，每日 1 剂，水煎分两次服。用药渣泡洗双足部，并配合双足部揉按。医嘱同上。

四诊：2020 年 10 月 18 日。仅有双下肢、足部轻度麻木，其余诸症基本缓解。空腹血糖 6.4mmol/L，餐后 2 小时血糖 8.6mmol/L。宗上方制成丸药服用，随访半年，病情稳定。

【按语】

糖尿病周围神经病变是糖尿病最常见的慢性并发症之一。临床表现为对称性疼痛或（和）感觉异常。疼痛性质呈刺痛、灼痛、钻凿痛，有时剧痛如截肢，每于晚间就寝后数小时加重，开始行走后可减轻。感觉异常有麻木、蚁走、虫爬、发热、触电样感觉，往往从远端脚趾或手指开始，上行可达膝上，分布如袜子与手套，感觉减退。当运动神经累及时，肌力常有不同程度的减退。晚期有营养不良性萎缩。体征：跟腱反射、膝腱反射减弱或消失；振动觉减弱或消失，位置觉减弱或消失。周围神经痛的发生可双侧、可单侧，可对称、可不对称，总以双侧对称性最为多见。其病因和发病机制尚未完全阐明。糖尿病神经病变的危害很大，目前尚无针对糖尿病神经损伤的特殊治疗手段。目前针对糖尿病神经病变的病因和发病机制，治疗包括控制血糖、营养神经、抗氧化应激、抑制醛糖还原酶活性、改善微循环等。

有关糖尿病周围神经病变的临床症状，中医早有记载。如金代李杲的《兰室秘藏》曾记载消渴患者有"四肢痿弱"，元代的《丹溪心法》记载消渴患者有"腿膝枯细，骨节酸疼"。明代的《证治要诀》指出："三消久之，精血既亏，或目无见，或手足偏废，如风疾，非风也。"消渴病医案中也有

"手足麻木""肢体疼痛""足痿乏力"的记载。高彦彬认为，消渴病慢性并发症是消渴日久所致，符合久病多虚、久病多瘀、久病入络的病机特点，故提出络病是消渴病及慢性并发症病理基础，久病及肾，肝肾阴虚，络气虚滞，络脉瘀阻，经脉失养，早期出现肢体麻木、疼痛、感觉障碍，晚期出现肌肉萎缩等肢体并发症，其症状类似中医"痹证""痿证"，继发于消渴，故称为消渴病痹痿。高彦彬认为，糖尿病大血管病变及微血管病变以血络病变为主，兼有气络病变；糖尿病神经病变（脑神经、周围神经、自主神经病变）以气络病变为主，兼有血络病变。消渴病痹痿的基本病机为肝肾亏虚，络气虚滞，络脉瘀阻，经脉失养；基本治法为滋补肝肾，益气养阴，化瘀通络。

《黄帝内经素问·上古天真论》言："丈夫八岁，肾气实，发长齿更……七八，肝气衰，筋不能动。八八，天癸竭，精少，肾脏衰，形体皆极。则齿发去。"本案患者年近八十，肝肾虚衰，且患糖尿病多年，符合久病多虚、久病多瘀、久病入络、久病及肾的病机特点，中医病机为肝肾亏虚，络气虚滞，络脉瘀阻，经脉失养。基本治法为滋补肝肾，益气养阴，化瘀通络。方中山茱萸、龟甲滋补肝肾，狗脊、川续断、桑寄生补肝肾，强筋骨；生黄芪、生地黄益气养阴；川牛膝、土鳖虫、丹参、当归、鸡血藤养血活血，化瘀通络；全蝎、蜈蚣息风解痉，通络止痛。中药口服同时配合中药泡洗、局部穴位按揉可改善局部血液循环，有利于神经损伤修复。

【跟诊手记】

近年报道中医药治疗糖尿病周围神经病变常用的治则治法：①注重补肾。国内报道采用八味丸、济生肾气丸、金匮肾气丸、知柏地黄丸加减治疗糖尿病周围神经病变获较好疗效。日本城石氏报道，用八味地黄丸和桂枝加术附汤治疗22例神经病变患者，结果畏寒、疼痛、麻木改善率为68%。吉田氏报道，八味地黄丸可加快下肢末梢神经传导速度。佐藤氏等用双盲法就济生肾气丸和钴宾酰胺（甲钴胺）的疗效进行对照观察，结果济生肾气丸治疗糖尿病神经病变的总有效率为74.3%，明显优于钴宾酰胺组。谷内氏等研究表明，济生肾气丸在治疗糖尿病神经病变的同时，使血脂有所下降。因此，补肾方药治疗糖尿病神经病变作用的机制可能通过改善脂质代谢和抑制醛糖还原酶的活性而发挥作用。②活血化瘀。国内有报道采用丹参生地注射液静滴治疗糖尿病周围神经病变可明显改善症状、体征，认为丹参注射液能解除微血管痉挛，改善微循环，促进末梢血管神经代谢，并对神经有保护性抑制作用，达到镇静止痛的效果。③补肾活血。国医大师吕仁和主要采用益气补肾、活血通络的中药：生黄芪、太子参、狗脊、木瓜、牛膝、秦艽、皂刺、川芎、红花、全蝎、生地黄、芡实、金樱子等。配合针刺按摩，取穴：髀关、关元、下脘、肾俞、悬钟、风市等。治疗糖尿病腰腿酸痛、麻木40例，症状明显缓解者38例。北京协和医院郭赛珊以补肾活血法为主治疗糖尿病周围神经病变也获较好疗效。④益气活血。有报道选用黄芪桂枝五物汤加减、补阳还五汤加减，或自拟益气活血通络方等治疗糖尿病周围神经病变获较好疗效。⑤针灸推拿疗法：国内外有报道，针刺治疗可改善糖尿病神经病变临床症状，缓解肢体疼痛。国外报道用电针治疗糖尿病周围神经病变，患者的神经传导速度和临床症状均获改善。推拿选穴：下肢在承山、昆仑、阴廉处拿筋，揉捏伏兔、承扶、殷门部肌筋，点腰阳关、环跳、足三里、委中、解溪、内庭等穴。手劲刚柔并济，以深透为主。

高彦彬提出络病是糖尿病及慢性并发症病理基础，认为糖尿病大血管病变及微血管病变以血络病变为主，兼有气络病变；糖尿病神经病变（脑神经、周围神经、自主神经病变）以气络病变为主，兼有血络病变。他认为糖尿病周围神经病变与消渴病痹痿相似，提出糖尿病周围神经病变基本病机为肝肾亏虚，络气虚滞，络脉瘀阻，经脉失养。基本治法为滋补肝肾，益气养阴，化瘀通络。本案患者年近八十，肝肾亏虚，且患糖尿病17年，久病多瘀、久病入络、久病及肾，导致肝肾亏虚，络气虚滞，络脉瘀阻，经脉失养。高彦彬常用山茱萸、龟甲、狗脊、川续断、桑寄生滋补肝肾、强壮筋骨；生黄芪、生地黄益气养阴；多用川牛膝、土鳖虫、丹参、当归、鸡血藤养血活血、化瘀通络；善用虫类通络药如全蝎、蜈蚣息风解痉、通络止痛。诸药合用，滋补肝肾，益气养阴，化瘀通络。高彦彬治疗糖尿病周围神经病变多采用强化序贯疗法。强化治疗包括血糖控制、静脉滴注中药、口服中药、中药泡洗、针刺按摩,多在住院期间进行;序贯疗法为出院后在门诊继续采用口服中药、中药泡洗、针刺按摩等疗法。大多患者的病情在 3 ～ 6 个月完全缓解。

(八)针药并用治疗糖尿病动眼神经麻痹验案

李某,男,62 岁。2021 年 10 月 19 日就诊。

糖尿病 11 年,伴右眼痛不能睁眼两周。患者于 2010 年 10 月无明显诱因出现多饮、多尿、多食,在当地医院查血糖增高,诊为糖尿病,予饮食控制及口服降糖药(二甲双胍每日 1.5g,拜糖平每日 150mg)治疗,病情控制不满意。2021 年 8 月出现下肢麻木、疼痛,夜间尤甚,经治疗无明显改善。2021 年 10 月 15 日出现右眼疼痛,视物模糊,右眼睑下垂,右眼不能睁开。随即到北京某医院检查(结果不详)诊为糖尿病视网膜病变、动眼神经麻痹,并建议到神经科进一步检查。为进一步诊治收住院。请高彦彬会诊,现症:多饮、多尿不明显,急躁易怒,右眼疼痛,右眼睑下垂,右眼不能睁开,彻夜不眠,时有心慌、乏力、口干、自汗,大便干,2 日一行,下肢麻木、疼痛,舌体胖,舌质暗红,苔薄黄,脉沉细弦。既往于 1999 年患脑血栓,经治疗肢体功能恢复,遗留轻度右侧口角㖞斜。否认高血压病史。入院检查:体温 36.2℃,呼吸 18 次 / 分,心率 72 次 / 分,血压 142/90 mmHg。心肺、肝脾、腹部检查未见异常。神经系统检查:右眼睑不能上抬,右侧额纹及鼻唇沟变浅,鼓腮及示齿口角均偏向左侧,伸舌居中,悬雍垂不偏,两侧软腭对称,全身深浅感觉对称存在,四肢肌力正常,双膝腱反射减弱。病理反射未引出。实验室检查:空腹血糖 11.2mmol/L,餐后 2 小时血糖 12.8mmo1/L,心电图、血脂、肝功能、肾功能检查均正常。眼科检查:右眼视力 0.5,右眼球向鼻侧运动受限,双侧视野无缺损,右晶状体皮质轻度混浊,双眼底散在点片状出血及白色渗出。头颅 CT 检查未见异常。西医诊断:糖尿病,糖尿病动眼神经麻痹,糖尿病周围神经病变,糖尿病性视网膜病变(Ⅲ期),糖尿病合并白内障。中医诊断:消渴,消渴病眼病,消渴病痹痿。中医辨证:气阴两虚,肝郁化热,络脉瘀阻。治则:益气养阴,疏肝清热,化瘀通络。中药处方：太子参15g，生地黄30g，玄参30g，葛根15g，天花粉30g，柴胡10g，枳实15g，生大黄10g，白芍15g，全蝎10g，僵蚕10g，当归10g，川芎10g。7剂，水煎服，每日1剂，分2次服。配合丹参注射液：每日40mL，静脉滴注。配合针刺取穴：患侧睛明、攒竹、阳白、瞳子髎、足三里、三阴交。平补平泻法，每日针刺1次。口服降糖药继用。医嘱：清淡饮食，少食辛辣肥甘之品，戒烟限酒；起居规律，不熬夜；避免剧烈活动，以散步为主；保持心情舒畅。

二诊：2021年10月25日。经上述综合方法治疗1周，患者急躁易怒，右眼痛明显减轻，患者夜间已能入睡，大便通畅，仍乏力、口干，下肢麻木、疼痛，舌体胖，舌质暗，苔薄白，脉沉细弦。空腹血糖9.2mmol/L，餐后2小时血糖10.8mmol/L。中医辨证：气阴两虚，络脉瘀阻。中医治则：益气养阴，化瘀通络。处方：生黄芪30g，太子参15g，生地黄30g，玄参30g，葛根15g，天花粉30g，枳实15g，丹参30g，菊花10g，赤芍15g，白芍15g，全蝎10g，僵蚕10g，当归10g，川芎10g。14剂，水煎服，每日1剂，分2次服。停丹参注射液静脉滴注，仍配合针刺治疗。医嘱同上。

三诊：2021年11月12日。经上述综合方法治疗2周，急躁易怒，右眼痛基本消失，右眼可以部分睁开，患者心情好，大便通畅，乏力、口干明显减轻，下肢麻痛减轻，感觉腰部酸胀，舌脉同上。宗上方加狗脊15g，牛膝15g，木瓜15g。14剂，水煎服，每日1剂，分2次服。仍配合针刺治疗。医嘱同上。

四诊：2021年11月27日。患者急躁易怒、右眼痛、乏力、口干、腰部酸胀基本消失，下肢麻痛明显减轻，右眼完全睁开，但看东西时间过长有酸胀感，舌体胖，舌质暗，苔薄白，脉沉细弦。空腹血糖7.2mmol/L，餐后2小时血糖8.8mmol/L。上方制成丸药继续服4周。6个月后随访，病情平稳。

【按语】

动眼神经麻痹相当于中医的"上胞下垂""睑废""睑倦"等，其病名、病因病机及治疗在古代医书中多有记载，如《诸病源候论》言，因本病常借助仰首使瞳孔显露，以使视物，故称睢目。因其多由风邪客于胞睑引起，故又称侵风，其病因多由脾虚气弱，风痰阻滞经络或肝血不足，肝风内动所致，治宜祛风、涤痰、通络及滋补肝肾。本例患者糖尿病已10余年，初诊症见急躁易怒，右眼疼痛，右眼睑下垂，彻夜不眠，乏力、口干、大便干，下肢麻痛，舌胖质暗苔黄，脉沉细弦。中医病机为消渴日久，气阴两虚，络脉瘀阻，肝肾阴虚，肝郁化热。气阴两虚则乏力、口干、大便干、舌胖脉沉细；肝肾阴虚，肝郁化热则急躁易怒，右眼疼痛，右眼睑下垂，彻夜不眠，脉沉弦；肝肾阴虚、络脉瘀阻则下肢麻痛、舌质发暗。中医治则：益气养阴，疏肝清热，化瘀通络。方中太子参、生地黄、玄参、葛根、天花粉益气养阴，生津止渴；柴胡、枳实、生大黄、白芍疏肝清热；当归、川芎、静点丹参注射液加强活血化瘀通络；全蝎、僵蚕息风解痉，通络止痛。同时配合针刺治疗，睛明乃手太阳、足太阳、足阳明、阴跷、阳跷五脉之会，又是足太阳经的起点，针此穴可疏通颅脑之血络通路，促进目经之气血运行，使眸子得养，故为主穴；四白、承泣、阳白、瞳子髎，均使局部血流通畅；足三里、三阴交可益气养阴，滋补肝肾，通经活络。针药合用，故取得满意疗效。

【跟诊手记】

糖尿病动眼神经麻痹在糖尿病并发症中不是常见并发症，是糖尿病导致外展神经受损引发的眼肌麻痹，临床表现主要为上眼睑下垂、复视、眼球运动受限，眼痛伴有同侧额部疼痛的临床表现也不少见，少数患者有瞳孔受累。西医多在控制血糖的基础上配合营养神经、改善循环等治疗，患者可在3～6个月内治愈。中医认为，本病的病机为肝肾阴虚，脾胃虚弱，痰浊阻窍；治疗上多采用滋补肝肾、健脾益气、活血化瘀。针刺多选眼周围穴如睛明、四白、承泣、阳白、瞳子髎等，可配合足三里、三阴交等穴位。

本例患者急躁易怒，右眼疼痛，右眼睑下垂，彻夜不眠，下肢麻痛，乏力、口干、大便干，舌胖质暗苔黄，脉沉细弦。高彦彬辨证为气阴两虚，肝郁化热，络脉瘀阻。治以益气养阴，疏肝清热，化瘀通络。治疗方法为综合治疗：①基础治疗。包括口服降糖药、饮食控制、戒烟限酒、适当运动、调畅情志。②中药汤剂以益气养阴，疏肝清热，化瘀通络为法。方中黄芪、太子参、生地黄、玄参、葛根、天花粉益气养阴，生津止渴；柴胡、白芍、枳实、生大黄疏肝清热；当归、川芎化瘀通络；全蝎、僵蚕息风通络止痛。③中药静脉滴注丹参注射液以加强化瘀通络作用。④针刺疗法。取穴睛明、四白、承泣、阳白、瞳子髎、足三里、三阴交，具有益气养阴、滋补肝肾、通经活络作用。经上述综合方法治疗5周，病情康复。本案患者初诊时急躁易怒，心情焦虑不安，不配合治疗，高彦彬十分耐心地给患者讲解病情，进行心理疏导，鼓励患者树立战胜疾病的信心。他的耐心、细心、关心，体现出他治病救人、心有大爱的高尚医德。高彦彬不仅中医药临床技术精湛，对针刺疗法也很精通。他临床治疗糖尿病及慢性并发症时常常是针药同用，或中药内服与外用同用，可明显提高疗效。

【参考资料】

［1］高彦彬. 中国糖尿病医论医案精选［M］. 北京：中国中医药出版社，2019：154-168.

［2］南征，高彦彬，钱秋海. 糖尿病中西医综合治疗［M］. 北京：人民卫生出版社，2002：309-343.

［3］高彦彬. 糖尿病（消渴病）中医诊治荟萃［M］. 北京：中国医药科技出版社，1999：255-300.

［4］高彦彬. 中国糖尿病防治特色［M］. 哈尔滨：黑龙江科技出版社，1995：493-495.

［5］高彦彬，吕仁和. 糖尿病558例临床资料分析［J］. 北京中医学院学报，1992（4）：50-54.

［6］高彦彬，赵慧玲. 从络病学说论治糖尿病慢性并发症［J］. 世界中医药，2007（6）：357-359.

［7］高彦彬. 络病与糖尿病慢性并发症［J］. 北京中医药大学学报（中医临床版），2008（3）：17-20.

［8］高彦彬. 中医药治疗糖尿病慢性并发症验案［J］. 北京中医药大学学报（中医临床版），2008，（3）：17-20.

［9］高彦彬，赵慧玲. 糖尿病肾病的中医诊治［J］. 北京中医药大学学报（中医临床版），2009（5）：36-37.

［10］高彦彬，刘铜华，南征，等. 糖尿病肾脏疾病中医诊疗标准［J］. 世界中西医结合杂志，2011，6（6）：548-552.

［11］李勤，李敏州，邹大威，等. 高彦彬教授治疗糖尿病周围神经病变经验［J］. 中医药学报，2011，39（5）：89-90.

［12］李勤，高彦彬. 高彦彬教授治疗糖尿病视网膜病变经验拾荟［J］. 中华中医药杂志，2012（11）：2857-2859.